临床中西医治疗与康复

主　编　郎园园

吉林科学技术出版社

图书在版编目（CIP）数据

临床中西医治疗与康复 / 郎园园等主编. -- 长春：
吉林科学技术出版社, 2022.6
ISBN 978-7-5578-9479-5

Ⅰ.①临… Ⅱ.①郎… Ⅲ.①常见病－中西医结合疗
法②常见病－中西医结合－康复医学 Ⅳ.①R45②R49

中国版本图书馆CIP数据核字(2022)第115979号

临床中西医治疗与康复

主　　编　郎园园 等
出 版 人　宛　霞
责任编辑　孟　盟
封面设计　潍坊高新区行人广告设计中心
制　　版　山东道克图文快印有限公司
幅面尺寸　185mm×260mm
字　　数　600 千字
印　　张　19.75
印　　数　1-1500 册
版　　次　2022年6月第1版
印　　次　2023年3月第1次印刷

出　　版　吉林科学技术出版社
发　　行　吉林科学技术出版社
地　　址　长春市福祉大路5788号
邮　　编　130118
发行部电话/传真　0431-81629529 81629530 81629531
　　　　　　　　　　81629532 81629533 81629534
储运部电话　0431-86059116
编辑部电话　0431-81629518
印　　刷　三河市嵩川印刷有限公司

书　　号　ISBN 978-7-5578-9479-5
定　　价　128.00元

编 委 会

主　编　郎园园（潍坊医学院附属医院）

副主编　刘晓卿　　张忠霞　　韩茹春　　孙立平
　　　　咸东彪　　张梦娇　　王　敏　　王国良
　　　　王晓琦　　任国辉　　刘佳萍　　刘爱芹
　　　　刘焕玉　　汪　燕　　宋惠惠　　马双双
　　　　刘艺萌　　李秀云　　周　楠

目　录

第一章 手到病自除

第一节 感冒

感冒又称伤风，是感受触冒风邪、邪犯卫表而导致的常见外感疾患。以鼻塞、流涕、喷嚏、咳嗽、头痛、恶寒、发热、全身不适等为主要临床特征。

诊断要点：

1. 有明显的呼吸道症状，如鼻塞、流涕、打喷嚏、咽干痛、声音嘶哑、干咳。
2. 全身症状轻微，低热、全身不适、头痛、腰背酸痛、乏力。
3. 血象无特殊变化，但合并细菌感染时白细胞增高。

[治疗方法]

《临床实用点穴疗法》

1. 取穴　风池、合谷、大椎。鼻塞不通者加迎香穴，头痛者加太阳穴，高烧时加曲池穴，咽喉痛时按摩喉结旁的增音穴。
2. 手法　一般用中强度刺激。按压风池穴对解除头痛和鼻塞有良好作用，有解表之功。全身不适者点或按压、按拨大椎穴，此穴为督脉经穴，又称"诸阳之会""纯阳之表"，可解表退热。

《点穴疗法》

泻合谷、列缺穴，能清热退表，有止痛发汗作用，治头痛、鼻塞、发热、恶寒等症；补风池，引少阳之火下行，可止寒热往来；补足三里，能引足阳明之热下降。热重者，加泻大椎穴，能清诸阳之热；内有伏邪者，泻内关；阴虚者，补内关、三阴交穴；阳明实热者，泻内庭穴；内热盛者，加补太溪穴，有大补肾阴、引水制火之力，并须配内庭穴，泻阳明之实热，疗效比较显著；胃肠不畅，或腹部有疼痛感觉者，加泻中脘，补天枢，助以腹部震颤，加强大肠与胃之间的作用，补气海，恢复肠胃机能，如恢复过程肾虚或气虚者，加补太渊穴；阴虚内热引起精神及睡眠不安者，加补关元、三阴交等穴。每穴平揉、压放各100次。一般伤风感冒，每穴另加点打法100次。咳嗽重者，肺有风热，泻风府穴。点大椎穴唯恐无效时，可另加陶道穴行泻法，并宜在此2穴的两侧酌情下推。感冒日久不愈或体弱感冒者，除点合谷、列缺、风池等穴外，加补内关穴。

《气功点穴按摩术》

1. 风寒型感冒

准备：患者取坐式，年老体弱者也可取仰卧式，闭目，全身放松。

取穴：印堂、太阳、迎香、鼻通、大椎、肩外俞、肩井、曲池、合谷、足三里等穴。

手法：点按法、揉法、推法、拿法、震颤法等。

2. 风热型感冒

准备：患者取坐式，年老体弱者也可取仰卧式，闭目，全身放松。

取穴：印堂、太阳、上星、百会、风池、风府、肩外俞、肺俞、肩井、中府、云门、天突、曲池、合谷、鱼际等穴。

手法：点按法、推法、揉法、拿法、震颤法等。

《乾龙门点穴秘法》

食指由印堂至额中擦推3次，食指点压发际5秒，食指点压上星5秒，食指重压迎香10秒，中指轻揉承泣12次，食指和拇指轻捏颈后大筋49次，拇指和食指按压玉枕3秒，两食指轻揉太阳12次，拇指和食指轻揉听宫12次，拇指重压合谷5秒，拇指重压中渚5秒，拇指按压天突5秒，拇指按压膻中5秒，双手握拳轻捶灵台21秒。

《疏通经络点穴法》

1. 选穴　印堂、太阳、风池、攒门、百会、大椎、曲池、合谷、足三里、肺俞、肩井。

2. 手法　患者取坐位。

（1）左手大指按百会穴，右手大指与食指成钳状揉按攒门穴。

（2）按揉印堂、太阳穴，平推抹前额。

（3）拿肩井、风池穴，自风池穴向大椎处推两项大筋，按大椎。

（4）平推背部，见汗即止。

（5）拿风池、合谷穴，手法可略重，推前臂肌肉。亦可在曲池附近寻阿是穴重点揉。

（6）咳嗽加揉肺俞、列缺穴，鼻塞加迎香穴，体弱加足三里穴，咽痛掐少商穴。

《凤阳门点穴秘法》

上星穴——龙指，点、搓、揉；发际穴——龙指，点、搓、揉；印堂穴——龙指，力点、揉；承泣穴——龙指，轻揉；太阳穴——龙指，轻点、压，缓搓；听宫穴——龙指，轻点、压，缓推；合谷穴——拇指，点、重压；中渚穴——拇指，点、重压；百会穴——风指，重压；风府穴——龙指，点、揉；风池穴——龙指，点、揉；崇骨穴——龙指，点、揉；风门穴——龙指，点、揉；腋窝——抓筋；委中穴——抓筋；天突穴——龙指，轻点、往下擦；璇玑穴——龙指，轻点、往下擦；华盖穴——龙指，轻点、往下擦；紫宫穴——龙指，轻点、往下擦；玉堂穴——龙指，轻点、往下擦；膻中穴——龙指，轻点、往下擦；后背——手掌，轻拍、轻打。

[自我保健]

《家庭按摩治病与健康》

1. 对于平时体质虚弱的易感冒者，可每天坚持用食指、中指搓鼻翼两侧2～3分钟，直到发热为度。

2. 用小鱼际搓风池穴2～3分钟，直到发热为止。

3. 对于已患感冒者，除用上法外，还可用双手根相对揉头部两侧太阳穴一带20～30次。

4. 按压太阳、迎香、曲池、合谷穴各1分钟。

以上手法，每天早、晚各1次。

《百病自我按摩保健》

1. 按穴位　选风池、合谷、外关、大椎等穴。将两手拇指腹放在两侧风池穴外，由轻渐重按揉1～2分钟；然后食指、中指、无名指、小指并拢，从大椎穴处分别向风池穴处擦10～20遍，以局部发热为度；最后在合谷、外关穴外分别按揉半分钟。

若风寒偏重者加列缺、风门分别按揉1分钟；风热偏重者加曲池、尺泽分别按揉1分钟；暑湿偏重者加孔最、足三里分别揉1分钟。

2. 抹太阳　将双手拇指螺纹面分别贴于两侧太阳穴的皮肤上，向外上方头维穴处往返移动，用力要轻而不浮、重而不滞，一般1～2分钟。

3. 预防感冒按摩法　每天自我用手指按摩迎香、合谷2～3次，每穴时间约3～5分钟，以局部有酸胀感觉、皮肤微红为度。

《自我保健穴位推拿》

4. 手法治疗　揉印堂，按揉太阳，分推前额，揉按迎香，上擦鼻旁，按揉风池，拿内、外关，拿按合谷，揉膻中，擦上胸。

5. 随证加穴　无汗怕冷、鼻塞流涕者加按揉风门、擦大椎、摩中脘；支热、出汗、痰黄、咽喉肿痛和口渴者加点按大椎、按揉肺俞和尺泽、拿按曲池；咳嗽痰白、倦怠无力、气短懒言、无汗或自汗、四肢不温者加揉按肺俞、脾俞和肾俞、按揉足三里、揉按三阴交。

[注意事项]

1. 加强锻炼，增强体质。
2. 患病期间注意休息，保证充足睡眠，多饮水，忌食辛辣。
3. 每次点穴治疗后，宜覆被保温，避免风寒刺激。

第二节 咳嗽

咳嗽是肺系疾病的主要症状之一，分别言之，有声无痰为咳，有痰无声为嗽。一般多为痰、声并见，难以截然分开，故以咳嗽并称。

诊断要点：

1. 以咳嗽为主症。
2. 兼有外感症状。
3. 兼有内伤症状。

[治疗方法]

《实用按摩推拿大全》

1. 风寒咳嗽 点按风池，以疏风散寒解表；点按肺俞，达以宣肺。
2. 风热咳嗽 点按大椎而清热，循各个俞穴而推搓，以清热肃肺。
3. 痰湿蕴肺 着重点按肺俞、脾俞，以健脾燥湿，镇咳祛痰。
4. 肝火犯肺 点按大椎以清热；点按肺俞、肝俞，以平肝镇咳；点按太冲，以清肺泻肝。

《点穴疗法》

外感未退咳嗽的，先用治外感方法治疗，外感退，咳嗽也随之减轻或痊愈。若外感已退，仍然咳嗽的，补太渊穴，泻偏历穴，补风门、肺俞、膻中穴，泻璇玑等穴，有通肺气、抑制咳嗽的作用。泻中脘穴，补气海、足三里等穴，能健胃化痰。各穴平揉、压放、点打各100次。热盛咳嗽的，风门、肺俞穴用泻法，并减去点打法。

《指针疗法》

1. 手法 揉扪法。
2. 取穴 肺俞、风门、风池、膻中、合谷、少商、中脘、气海、足三里。

《凤阳门点穴秘法》

中泉→点、按、揉、搓；天突→轻点、下擦；璇玑→龙指，轻点、下擦；华盖→龙指，轻点、下擦；紫宫→龙指，轻点、下擦；玉堂→龙指，轻点、下擦；膻中→龙指，轻点、下擦；背后→手掌，轻拍打。

[自我保健]

《家庭按摩治病与健康》

1. 用手掌推摩胸肩部20～30次。
2. 捏揉胸、肩部20～30次。
3. 按压中府、尺泽、鱼际各1分钟。

以上手法，每日早、晚各1次。

《百病自我按摩保健》

1. 点按腧穴　选肺俞、风门、太渊、尺泽，用拇指指腹置于风门穴，先叩点10～20次，然后按揉1～2分钟；肺俞穴用中指指尖叩击10～20次，然后按揉1～2分钟；太渊、尺泽用按揉的方法分别按1～2分钟，每日1次。

若外感风寒咳嗽加外关、列缺，按揉1分钟；外感内热咳嗽加曲池、合谷，按揉1分钟；内伤咳嗽、痰湿蕴肺者加脾俞、丰隆、足三里，分别按揉半分钟；内伤咳嗽肝火犯肺者加太冲、行间、经渠，分别按揉半分钟。

2. 捏天突　将食指、中指、无名指并拢与拇指相对应，捏于天突穴部位的皮肤与皮下组织，由天突向廉泉穴循环挤压，均匀而有节律，一般10～20遍，以局部发红为度。

《自我保健穴位推拿》

1. 手法治疗　擦大椎，按揉肺俞，抒膻中，擦上胸，摩中脘，拿合谷，拿按内、外关，按揉足三里。

2. 随证加穴　起病急、咳嗽痰白、发热恶寒者加按揉脾俞、拿按曲池和尺泽、按揉丰隆；咳嗽痰多、痰白而黏、胸脘胀闷、食少易困者加按揉脾俞和丰隆、揉按三阴交、摩中脘；老年或久病体弱，咳嗽反复发作，怕冷自汗、劳累后或夜间加重，少气或气喘者加按揉肺俞和脾俞、揉擦肾俞和志室、揉气海、揉按三阴交和太溪。

[注意事项]

1. 加强体育锻炼，增强体质，提高机体抗病能力。
2. 禁烟、酒及辛辣肥甘饮食。

[临床报道]

杨远京，治疗肺动静功加点穴治疗严重肺气肿14例。其中中重度5例，极重度9例，病程平均10.4年，历法共8段：抖手舒胸，指洗肺经，甩袖中府，开阖肺叶，凝神松肌，调息养丹，浮海捞月，漱津化痰，然后收功。每周3个上午由录音机播放疗肺动静功曲，练功约12～15次。在进行到第5段时或功后配合点穴：肺俞、中府、膻中、命门等穴。结果：显效1例，有效6例，微效5例，无效2例。

第三节　哮喘

哮喘是一种发作性的痰鸣气喘疾患。发作时喉中哮鸣有声，呼吸气促困难，甚则喘息不能平卧。

诊断要点：

1. 呼吸道症状　呼吸气促，喉中哮鸣有声，胸膈满闷，甚则不能平卧。
2. 反复发作。

[治疗方法]

《实用按摩推拿大全》

1. 风寒袭肺　点按风池、风府穴以祛风散寒；点按肺俞、风门、定喘穴以宣通肺气，止咳定喘；再点按大椎穴，以宣通阳气、调和营卫，除寒热；点按膻中穴以降气宽胸，平治喘逆。

2. 表寒里热　点按定喘、风门、肺俞、大椎等穴，以止咳定喘，宣通肺气，散寒解表，宣肺泄热；点按膻中、中府穴，以补气、降逆、润肺、定喘；点按合谷、尺泽，以泻热清肺，行气祛浊，肃降肺气，而咳止喘平。

3. 痰热郁肺　点按肺俞、定喘、大椎穴，以理气宣肺，清热止喘；点按尺泽，以清泻肺热，疏调肺气；点按中脘穴，以分清降浊，化湿除脘闷；点按丰隆，以化痰降浊。

4. 痰浊阻肺　点按肺俞，以通调肺气，止咳平喘；同时点脾俞以分清化浊，点按膻中、中脘穴，以舒气降逆，升清降浊，理脾行气，化痰平喘；点按中府、天突穴，以理气化痰，止咳定喘；点按丰隆穴，以和运脾胃，降湿化痰。

5. 肺气郁闭　点按肝俞、肺俞、心俞穴，以平肝理气；点按定喘穴，以解郁而平喘；点按内关穴，能宽胸理气，缓解心悸，开郁降气。

6. 肺虚　点按肺俞、脾俞、肾俞、定喘穴以理气止咳，升清降浊，培土生金，益气定喘；点按膻中、中脘，以益肺气，止咳喘。

7. 肾虚　点按脾俞、肾俞、肺俞穴，以补肾阴，消虚热，辅肾气，益肾水，壮水制火；点按关元、气海穴，以大补肾脏之元气，纳气归肺，肺肾气充，上有所主，下有所纳，气机通畅，则呼吸均匀。

《疏通经络点穴法》

1. 选穴　大椎、肺俞、肩井、曲池、合谷、鱼际、膻中、天突、中府、丰隆、足三里、肾俞。

2. 手法。

（1）按摩大椎、肺俞、中府穴，掐鱼际穴。

（2）体弱加揉足三里、肾俞穴。

（3）痰多揉丰隆穴，喘急按天突穴，发热拿曲池、风池穴。

（4）手推肺俞至肾俞的背腰部，平推前胸腹膻中穴。

（5）最后以拿肩井、拿上肢肌肉结束。

《中华气功点穴疗法精粹》

1. 治疗手法　选择用颈、胸腹部气功点穴常规方法，并配用气功推、拿、点等手法。

2. 操作要领

（1）患者取坐位，医者立于一侧，用拇指内侧偏锋运气分别推患侧与健侧颈项"矫弓"（自耳根至缺盆成一斜线），每侧各6～12次，再运气按摩患者额部，最后，点拿患侧部（风池、风府穴），反复3～6遍。

（2）医者立于患者一侧，用气功舒推法施于患者胸腹部，先推按上胸脾胃，后推按腰背部并点按肺俞、肾俞、命门等穴位。气功舒推时均以透热轻松为宜。

（3）患者取坐或俯卧位，医者立于一侧，用气功推拿法施于患者脊柱（从大椎至命门穴），以透热轻松为宜。

《乾龙门点穴秘法》

两手拇指按压云门5秒；两手拇指按压天池5秒；两食指按压洼市5秒，按揉12次；两手五指并拢，中指插压始素5秒，弹动3次；拇指按压太渊5秒。

《凤阳门点穴秘法》

云门穴——点、按、捻、揉；天池穴——点、按、捻、揉；洼市穴——点、按、捻、揉；始素穴——点、按、捻、揉；太渊穴——点、按、捻、揉。

《中国按摩大全》

患者仰卧，医者以两手掌着力，自患者天突穴开始，向下推至膻中穴，反复多次。医者再以两手大拇指指肚着力，自胸骨上缘开始，向下按至膻中穴。然后再以两手大拇指顺其两侧肋间自内向外推按，使其郁闭之气下移，反复操作多次。

[自我按摩]

《百病自我按摩保健》

选定喘、肺俞、天突、膻中，两手拇指指腹分别放置于两侧定喘穴，用力按揉1～2分钟，再用右手中指达到左侧肺俞穴按揉半分钟，左手中指达到右侧肺俞穴按揉半分钟。然后用拇指指腹分别在膻中和天突穴处按揉1～2分钟。早晨起床后按摩，每日1次，实证加风池、大椎、合谷；虚证加肾俞、脾俞、足三里。每穴分别按揉半分钟。

[注意事项]

1. 哮喘系慢性反复发作性疾病，很难根除，要注意缓解期治疗。
2. 点穴治疗时轻、中度哮喘疗效尚可。
3. 寻找激发因素，脱离致敏原。
4. 慎起居、避风寒、节饮食、戒烟酒。
5. 因情志致喘者，尤需怡情悦志，避免不良刺激。

[临床报道]

用指压法刺激咳嗽排痰352例简介。患者取半卧位，医者以手指轻轻压揉天突穴上1～2厘米处，使患者产生不可抑制的刺激性咳嗽3～4声而排痰。结果：经1次、2次和3次治疗，排痰者分别为300例、50例和2例。本法适用于气管、支气管内有痰液阻滞而致呼吸困难者，但对重症或体弱者当慎用或禁用。

第四节　心悸

心悸是自觉心中悸动、惊惕不安，甚则不能自主的一种病证。临床一般多呈阵发性，每因情志波动或劳累过度而发，且常与眩晕、耳鸣、失眠、健忘等症同见。西医各种原因引起的心律失常，如心脏病、甲亢、贫血、心力衰竭、神经官能症等引起的心慌不安的症状，均可参考心悸进行辨证论治。

诊断要点：

1. 以心慌、惊惕不安为主症。脉象可见数、缓、迟、促、结、代等。

2. 常突然发作，亦有的开始轻，逐渐加重，并伴胸闷、气短、头晕、汗出、恶心，或阵发性心痛，或有咳喘不能平卧等。

[治疗方法]

《实用按摩推拿大全》

1. 心虚胆怯　患者坐位，医者以双手拇指点按心俞、胆俞，以疏通心络，调理气血，安定心神，理气宽胸；点按风府、安眠穴，以安神养血；点按内关、劳宫、神门、极泉，以宁心安神，镇惊清心，通络宁心，共达镇惊定志，以安心神。

2. 心血不足　患者坐位，医者以拇指点按心俞、脾俞，以益气健脾，安神定志；点按内关、神门，以镇静安神，益气宁心，点按关元、气海，以益气养血，滋阴复脉。

3. 阴虚火旺　患者坐位，医者以拇指点按心俞，以养心安神；点按关元、气海，以补元阳，助肾阴，滋阴降火；点按三阴交，以滋阴养血，养阴清热。

4. 心阳不振　患者坐位，医者以双手拇指点按心俞，以补益心气，通调心阳；点按内关，以调理心经，宁心安神；点按心俞、肓门，以补益心阳，调理心经，大补肾中真阳，以温煦诸脏。

5. 水饮凌心　患者坐位，医者以双手拇指点按脾俞、三焦俞，以除痰饮；点按神门、内关，以安神镇静；点按关元，以益气活血，温阳制水。

6. 心血瘀阻　患者坐位，医者以拇指点按心俞，以疏通心络，调理气血，安宁心神；点按膻中，以理气通脉，活血化瘀，心络通畅，则悸痛自止。

《内科按摩学》

1. 心神不宁

治则：镇惊安神，养血宁心。

选穴：心俞、厥阴俞、安眠$_1$、安眠$_2$、风府、涌泉、极泉、内关、神门、劳宫。

2. 心血不足

治则：益气补血，养心宁神。

选穴：肺俞、心俞、肾俞、安眠$_1$、安眠$_2$、涌泉、极泉、神门、内关、劳宫。

3. 阴虚火旺

治则：滋阴清火，养心安神。

选穴：百会、心俞、肾俞、命门、合谷、涌泉、太溪。心悸甚者，可同取双内关按压1分钟；咽燥甚，口干苦，甚至口舌生疮者，可同取双合谷、双中冲，以清心火。

4. 心气虚弱

治则：益气安神。

选穴：心俞、气海俞、安眠$_1$、安眠$_2$、膻中、关元。

《中国医用点穴学》

取内关穴（补）、合谷穴（泻）、列缺穴（补）、太溪穴（补）、三阴交穴（补）、足三里穴（补）、百会穴（补）、风池穴（补）、膻中穴（补）、巨阙穴（补）、中脘穴（泻）、关元穴（补）、心俞穴（补）、膈俞穴（补）、肝俞穴（补）、脾俞穴（补）、肾俞穴（补）。每穴平揉、压放各50~70次。

《武当派点穴秘法》

以右手拇指用力点左臂的郄门穴，5~10次。

《乾龙门点穴秘法》

拇指重压两手劳宫5秒；食指按压大陵5秒；拇指掐压内关5秒；拇指适力揉按12次；拇指按压天泉5秒，适力揉按12次；拇指按压神门5秒；拇指及食指轻捏颈后各大筋4~9次；两手五指指端由前向后轻点额头部3回；拇指按压膻中5秒，适力揉按12次；五指并拢，以中指插压巨阙5秒；拇指由下向上按压三阴交5秒。

[自我保健]

《家庭按摩疗法》

1. 掐郄门穴　用拇指峰，掐按对侧郄门穴2~3分钟，使局部有酸胀感，再按揉内关穴1~2分钟。

2. 摩揉膻中穴　将右手的食指、中指、无名指三指并拢，摩揉两乳之间膻中处2~3分钟。

3. 摩左胸　用右手掌在左胸部摩揉心前区2~3分钟，使心区有热感为宜，顺势可用中指按揉中府穴、乳根穴10次。

4. 拿极泉穴　用拇指、食指捏拿对侧腋窝下的大筋（极泉穴）3次，使麻感向手指放散，然后再拿对侧肩井穴3~5次。

5. 按揉足三里穴　用拇指分别按揉两侧足三里穴各1分钟。

《家庭按摩治病与健康》

1. 用手掌推摩头颈部，每侧可做20~30次。

2. 按压内关、巨阙穴各1分钟。

以上手法，每日早、晚各1次。

《百病自我按摩保健》

1. 按穴位 取心俞、厥阴俞、神道、至阳、内关、三阴交。俯卧位，先由家人在背部按摩心俞、厥阴俞、神道、至阳等穴，每穴按摩1分钟，然后患者自己分别在上肢内关、下肢三阴交，分别按揉1~2分钟。

2. 揉膻中 仰卧位，全身放松，呼吸均匀。将右手的食指、中指、无名指三指并拢，轻轻揉摩两乳间的膻中穴处，力量可由轻渐重，使胸部感觉舒畅为度。

3. 拿极泉 仰卧位或端坐位。用一侧拇指、食指捏拿对侧腋窝下的大筋（相当极泉穴处）3~5次，使麻的感觉向手放散，然后再拿对侧肩井3~5次。

[注意事项]

1. 保持心情愉快，饮食宜清淡，不可过饱，并忌烟酒。
2. 保持适量体力活动，避免剧烈劳动和情绪波动。

第五节　胸痹

胸痹是指以胸部闷痛，甚则胸痛彻背，短气，喘息不得卧为主症的一种疾病。轻者仅感胸闷如窒，呼吸欠畅；重者则胸痛；严重者胸痛彻背，背痛彻心。

诊断要点：

1. 多见于中老年患者，常在劳累、情绪激动、寒冷、饱餐后发生。
2. 疼痛常伴沉闷感或压迫感，甚则有窒息感。
3. 疼痛以胸骨后及上腹部为主，亦可放射至左侧肩臂及手臂。
4. 疼痛持续数分钟至数小时，也有持续数日者。

[治疗方法]

1. 心血瘀阻 患者坐位，医者以拇指点按心俞，以疏通心络，调理气血。嘱患者俯卧位，医者施用提拿夹脊法，点按督俞，以达活血祛痰、调整气机之功，气行则血行，活血理气法，以调理气机，疏散胸中之郁闷；点按内关，以理气止痛；再施推运胃脘法，以温胃畅中，温中理气；点按极泉、膻中以理气止痛。

2. 痰浊壅塞 患者坐位，医者双手置患者背部循背俞施用搓运夹脊法，点按肺俞、脾俞、大椎，以涤痰降气，通阳豁痰，调理肺气；以一手握患腕，另手置患者手三阴、手三阳施用揉拿手三阳法、揉拿手三阴法，点按孔最、太渊、少冲、神门，以通阳救逆，豁痰下气，清热降逆，宽胸理气。

3. 阴寒凝滞　患者坐位，医者以双手置于患者背部施用鹰爪抓脊法，辛温通阳，开痹散寒。点按大椎，以解表通阳，涤痰降气。嘱患者仰卧位，医者以双手置于患者腹部施用推脾运胃法，点揪掐里法，以温中理气，活血通络；点按膻中、天突，以理气化痰，宣肺通气，调气降逆，宽胸利膈，理气温中。

4. 心肾阴虚　患者坐位，医者以双手拇指点按心俞、肺俞、命门、脾俞，以健脾助生化之源，滋阴益肾，养心安神，养血通络，益气养血。嘱患者仰卧位，医者以双手置于患者双下肢施用提拿足三阴法，点按三阴交，以滋阴潜阳，滋阴益肾，养心安神。

5. 气阴两虚　患者坐位，医者以双手拇指置于患者背部，点按脾俞、心俞、肺俞，以健脾益气，助生化之源，养心安神。嘱患者仰卧位，施用推脾运胃法，点鸠掐里法，以活血通络，助生化气血之源；施用提拿足三阴法，点按三阴交、血海，以滋阴养血，滋阴复脉，活血通络。

6. 阳气虚衰　患者坐位，医者以食指置于患者头顶正中施用一指托天法，点按命门，以温壮真阳，回阳救逆固脱。嘱患者俯卧位，医者以双拇指施用双龙点肾法，点按督俞、膏肓俞，以益气补虚，补益肾精。嘱患者仰卧位，施用提拿足三阴法、捏拿足三阳法，点按三阴交、血海、足三里，以温阳滋阴，温阳行水，益气温阳，活血通络。

《气功点穴按摩术》

1. 准备　患者取坐式，年老体弱者也可取仰卧式，闭目，放松。
2. 取穴　肩井、天宗、极泉、曲池、郗门、内关、外关、神门、合谷等穴。
3. 手法　拿法、点按法、揉法、震颤法等。
4. 患者改为俯卧式，腰带松开，闭目，全身放松。
5. 取穴　厥阴俞、心俞、膈俞、肝俞、胆俞、神道、昆仑、涌泉等穴。
6. 手法　点按法、揉法、震颤法、轻拍法等。
7. 准备　患者改为仰卧式，闭目，全身放松。
8. 取穴　中府、云门、膻中、足三里等穴。
9. 手法　点按法、摩法、震颤法等。

《疏通经络点穴法》

1. 选穴　至阳、心俞、膈俞、膏肓、中府、云门、天突、璇玑、华盖、彧中、膻中、内关、足三里。
2. 手法
（1）胸痛发作时，用拇指端掐切至阳穴，可以缓解疼痛。或左右侧肩井、大椎到至阳穴之间寻找敏感点、用力按揉。
（2）术者双手中指按揉左右云门穴。
（3）左手大指、食指按彧中穴，右手大指按膻中穴。
（4）搓两胁。

（5）拿风池穴，按大椎穴，掐双肩井穴。

（6）按揉心俞、膈俞、膏肓俞。

《武当派点穴秘法》

以拇指用力点压左冲穴。

《凤阳门点穴秘法》

劳宫穴——重点、压、揉；大陵穴——重点、压、揉；天泉穴——轻点、按、揉；神门穴——轻点、按、揉；内关穴——轻点、按、揉；膻中穴——轻点、按、揉；巨阙穴——轻点、按、揉；三阴交穴——轻点、按、揉。

《内科按摩学》

1. 气滞血瘀

治则：行气活血，化瘀通络。

选穴：极泉、神门、内关、劳宫、心俞、厥阴俞、灵墟、天池、屋翳。

2. 痰浊痹阻

治则：宣阳通痹，理气豁痰。

选穴：屋翳、灵墟、天池、涌泉、安眠、膻中。

[自我保健]

《家庭按摩治病与健康》

1. 用手掌推摩胸部20～30次。重点在左侧。

2. 用手捏拿胸部及肩部肌肉20～30次。

3. 按压巨阙、郄门、内关、神门各1分钟。

以上手法，每日早、晚各1次。

《百病自我按摩保健》

发作期取心俞、厥阴俞、通里、足三里、内关；缓解期取膻中、三阴交、神门、大陵。将拇指指腹或食指指峰放于上述穴位上，先揉后按，揉按结合，以按为主，由上而下，分别操作。每穴按揉半分钟，以酸胀向心扩散为宜。每日1次。

《自我保健穴位推拿》

1. 手法治疗　擦大椎；按揉脾俞；揉、擦肾俞；揉膻中；摩中脘；擦胸胁；拿内、外关；掐、揉神门；拿按合谷；按揉足三里。

2. 随证加穴

（1）心胸持续疼痛、痛彻背部，胸闷憋气，心悸气短，面色苍白者加：揉气海，拿按血海和三阴交，点按太冲。

（2）胸闷心悸、动则气喘、头晕恶心、腰背酸冷、面色苍白者加：揉按肺俞、揉气海，按揉三阴交，揉、擦命门。

（3）胸闷心悸、呼吸不畅、头昏目眩、失眠健忘、神疲无力、饮食不振、大便时溏者加：揉、擦章门，揉关元，按揉手三里和尺泽。

（4）胸闷易怒、五心烦热、耳鸣失眠、面色潮红、腰膝酸软、大便干燥者加：揉、擦志室，揉气海，揉按三阴交，点按太冲。

[注意事项]

1. 要保持心情舒畅，饮食清淡，少吃油腻及刺激性食物，特别注意要戒烟、酒。
2. 适当做体育锻炼，如气功、太极拳等。

第六节　胃脘痛

胃脘痛是指以上腹胃脘部近心窝处经常发生疼痛为主症的疾病。西医的消化性溃疡、急性胃炎、慢性胃炎、胃神经官能症可参考此病进行辨证治疗。

诊断要点：

1. 耻骨以下、肚脐以上部位疼痛。
2. 中脘穴、脾俞穴、胃俞穴常有压痛。
3. 多有饮食不节、劳累过度、胃部受寒、多思暴怒等病史。
4. 参考条件　胃镜检查、钡餐造影胃有炎症或溃疡；大便潜血阳性。

[治疗方法]

《实用按摩推拿大全》

1. 寒邪客胃　患者坐位，医者以双手拇指点按胃俞、脾俞，以调理胃气，温中散寒。嘱患者仰卧位，施用补神阙法，点按天枢，以补益中焦，祛散阴寒。

2. 饮食停滞　患者坐位，医者拇指点按璇玑，以调理气机，消食降逆。嘱患者仰卧位点按内关、手三里，以通经活络，理气和胃。

3. 肝气犯胃　患者坐位，医者以双手拇指点按肝俞、胆俞、脾俞、胃俞、三焦俞，以疏肝利胆，泄热调气，调理气血，达助生化之源，除水湿，健运化，补脾阳，振奋胃阳，健脾、胃之功。嘱患者仰卧位，点双侧章门穴，以疏肝理气，健脾和胃；点按行间，以疏泄肝气，降气散郁。

4. 肝胃郁热　患者坐位，医者以双手拇指点按肝俞、脾俞、胆俞、胃俞、三焦俞，达以疏肝理气，通经活络，泄热调气，补脾阳，健脾和胃，振奋胃阳，调气利水；点按手三里，以通经活络。嘱患者仰卧位，点双侧章门穴，以理气消滞，和胃定痛；施用点三脘开四门，达以消食下气，和胃止痛，解郁散结，清热定痛。

5. 瘀血停滞　患者坐位，医者以双手拇指点按膈俞，以活血祛瘀。嘱患者仰卧位，施用点三脘开四门法，以消食下气，和胃定痛；点按三阴交、血海，以调和气血，补脾胃，助运化，共达活血化瘀、理气和胃、祛瘀止痛之功。患者仰卧位，施用点三脘开四门法，以消食下气，和胃定痛；点按三阴交、血海，以调和气血，补脾胃，助运化，共达活血化瘀、理气和胃、祛瘀止痛之功。

6. 胃阴亏虚　患者坐位，医者以双手拇指点按胃俞、脾俞、肝俞、三焦俞，以疏肝利胆，清头明目，补益营血，健脾和胃，调气利水。嘱患者仰卧位，施用点三脘开四门法，以消食下气，和胃定痛；点按三阴交，以调气养血，养阴益胃。

7. 脾胃虚寒　患者坐位，医者点按肝俞、脾俞、三焦俞，以温脾散寒，补益中气，暖肝温胃，温胃化饮，温中和胃。嘱患者仰卧位，点按关元，以补益元气，补元阳，调气机，达助健脾运。

《点穴疗法》

1. 胃酸过多，慢性胃炎，胃溃疡，十二指肠溃疡等，总的配穴法：泻合谷穴（大便稀和精神不好的用补法，或减去合谷穴，补太渊穴），补内关、膈俞、脾俞、胃俞穴，泻中脘穴，补气海、天枢、足三里穴，泻太冲穴，每穴平揉压放各100次。手法慢，力量重。膈俞、脾俞穴，力量不宜重，可加倍手法次数，对治疗本病有决定性作用。但年老体弱的患者，则宜用中等手法。如有呕吐的，另加背部循压法，由上向下取穴。在上的穴，手法轻；在下的穴，手法重。头疼的加头部推运及压穴法，如无呕吐者，可减去太冲穴，另加三阴交穴。腹部疼痛，应助以震颤法，兼有膝关节疼的，加局部压穴法（膝眼、鹤顶等穴）。患者如有烦躁情况，平揉的圈儿要极小，压放的距离要极短，这样就能引着动，进入静，有抑制烦躁的作用，隔日治疗1次。急性发作时，可每日点穴1次。

2. 点穴次序　先点上肢穴，再点下肢穴，后点腹部、背部穴。

3. 疗效　对胃酸过多者，1次能见效，10次左右可治愈。慢性胃炎，2~3次见效，2个月左右可治愈。消化性溃疡，5次见效，10次左右可减轻症状，3个月左右可治愈。

《气功点穴按摩术》

1. 准备　患者取俯卧式，腰带松开，闭目，全身放松。

2. 取穴　至阳、膈俞、肝俞、脾俞、胃俞、三焦俞、承山等穴。

3. 手法　点按法、掌按法、揉法、拍法等。

胃阴亏虚：患者坐位，医者以双手拇指点按胃俞、脾俞、肝俞、三焦俞，以疏肝利胆，清头明目，补益营血，健脾和胃，调气利水。嘱患者仰卧位，施用点三脘开四门法，以消食下气，和胃定痛；点按三阴交，以调气养血，养阴益胃。

4. 患者改为仰卧式，闭目，全身放松。

5. 取穴 合谷、内关、膻中、中脘、气海、足三里等穴。

6. 手法 点按法、掌按法、摩法、震颤法等。

《疏通经络点穴法》

1. 选穴 合谷、内关、膈俞、脾俞、膻中、石关、梁门、中脘、气海、天枢、足三里、三阴交。

2. 手法 患者取仰卧、俯卧、坐位三式。

（1）先用手掌摩推中脘部位，患者感觉微热为度。

（2）左手按幽门穴，右手三指分别点按石关、梁门、中脘穴并施以揉法。

（3）左手按幽门穴，右手按揉建里、天枢、气海、关元穴。

（4）施拿法于两侧带脉穴。

（5）按揉章门穴。

（6）推揉小腹部。

（7）双手按揉肺俞、脾俞、胃俞穴，并施以推法或揉法于背部脊柱两侧肌肉。

（8）施拿法于肩井、内关、合谷穴。

（9）按揉足三里、三阴交穴。

《指针疗法》

1. 手法 揉扪法，平补平泻。

2. 取穴 中脘、气海、天枢、脾俞、胃俞、内关、足三里。

《乾龙门点穴秘法》

1. 应用穴道 胃经：足三里。胆经：阳陵泉。任脉：中脘、气海。督脉：百会。

2. 点穴法 中脘15秒，中指及食指点插压。中脘3次，中指及食指弹弹。气海15秒，中指及食指点插弹。气海3次，中指及食指插弹。足三里5秒，拇指由上向下压点。阳陵泉12秒，指法拇指由上向下压揉。百会5秒，食指点压。

《凤阳门点穴秘法》

气海穴——轻点、按、揉、压；关元穴——轻点、按、揉、压；下脘穴——热掌，两掌相叠，轻压、轻摩，多摩为佳；中脘穴——热掌，两掌相叠，轻压、圈摩，多摩为佳；上脘穴——热掌，两掌相叠，轻压、圈摩，多摩为佳；公孙穴——重捏、拉、捻；胃俞穴——点、按、叩打、揉、擦。

《中华气功点穴疗法精粹》

1. 治疗手法 运气点、按、揉痛点及按胸腹部气功点穴常规。

2. 操作要领　患者先取仰卧屈膝位，医者立于患者右侧。先按胸腹部气功点穴常规施术，再取俯卧位，下肢伸直，运气点按脊柱。后随证辨证施术。

3. 辨证施治

（1）肝气郁结：运气摩按患侧，点按脊柱6～12遍。

（2）食滞胃脘：运气旋摩胃脘，捏拿膀胱经6～12遍。

（3）中气下陷：运气后用推法、揉法、振荡、捏背。

《少林点穴秘法》

选穴：中脘、三阴交、阳陵泉、梁丘、足三里。

《中国按摩大全》

1. 治则　理气和胃止痛。

2. 手法

（1）患者仰卧位，医者居患者右侧。如胃痛发作时，先用点穴法止痛。医者一手点内关，另一手点中脘，再点天枢、足三里，疼痛缓解后再行其他手法。医者以轻快的一指推摩法于胃脘部，使热量深透于胃腑。

（2）患者俯卧位。用一指推法，从背部脊柱两旁沿膀胱经顺序而下至三焦俞止，然后用力按揉肝俞、脾俞、三焦俞。

（3）患者坐位。拿肩井循臂肘而下，在手三里、内关、合谷等穴作较强的刺激，并以轻快的手法搓其两胁。

（4）胸闷者，可以用柔和的一指推法，白天突向下至中脘穴，重点在膻中穴。

[自我保健]

《家庭按摩疗法》

1. 掐按梁丘穴　胃痛此较厉害时，用两拇指用力掐按对侧的梁丘穴1分钟，然后再按足三里穴1～2分钟，胃痛慢慢可以缓解。

2. 掐内关穴和足三里穴　先用对侧的拇指掐内关穴1～2分钟。

3. 点中脘穴　患者将右手的食指、中指和无名指并拢伸直，按在中脘穴上，左手抓握右手腕，由轻到重猛点一次；再突然将手拿开。

《家庭按摩治病与健康》

1. 如受寒凉和胃痉挛而产生的胃痛，可一手按压另一手2、3掌骨缝的落零五穴，局部有酸痛感，止痛效果好。还可捏起胃痛位的表皮，提捻片刻，胃里有发热的感觉，疼痛可减轻或消失。

2. 用手掌自心口向脐部做推法数次，然后用中指点中脘，再用拇指按压内关、足三里、三阴交各1分钟。

以上手法，每日早、晚各1次。

《百病自我按摩保健》

1. 按穴位　取梁丘、内关、足三里。急性胃痛，先用两手拇指尖用力掐按双侧梁丘穴1～2分钟，胃痛可以慢慢缓解。然后用对侧拇指掐内关穴各1分钟，再后分别按两侧足三里1～2分钟。实证加公孙、中脘；虚证加脾俞、胃俞，分别按揉1分钟。

2. 点中脘　仰卧位，将右手的食指、中指、无名指并拢伸直，按在中脘穴的部位，左手紧握右手腕，由轻到重，猛点1次，再突然将手拿开，反复进行5～7次。

《自我保健穴位推拿》

1. 手法治疗　按揉脾俞，按揉胃俞，摩中脘，揉、擦章门。按揉手三里，拿内、外关，拿揉合谷，拿按足三里，揉按三阴交。

2. 随证加穴

（1）胃脘胀痛、食后尤甚，痛无定处，嗳气反酸，情绪变化常可加剧症状者加：拿按肩井，揉章门，拿阴、阳陵泉，点按太冲。

（2）胃脘烧灼样痛，痛无定时，午后或空腹痛显、得食痛缓，或有吐血者加：拿阴、阳陵泉，点按内庭，掐揉太冲。

（3）胃脘隐隐作痛、揉按痛减，喜热饮食，神疲乏力，四肢不温者加：擦大椎，揉按肾俞，揉气海。

[注意事项]

1. 忌食辛辣、生冷和不易消化的食物。宜少食多餐。
2. 保持心情愉快，不可过度疲劳。
3. 诊断未明前，避免滥用止痛药，以免掩盖病情。

[临床报道]

1. 曲日开等，下腿压痛点对胃及十二指肠溃疡病诊断意义的初步观察。用右手拇指沿被检查小腿胃经走行方向，轻轻按压，当压到足三里穴附近时，出现明显压痛者谓之阳性。作者发现经X线证实的36例胃溃疡患者中，91.8%左侧有压痛，8.2%两侧有压痛；121例十二指肠溃疡中，96.7%右侧有压痛，3例两侧均有压痛，1例阴性。10例复合性溃疡，患者均双侧有压痛。10例临床诊断为溃疡病的患者，3例压痛在左侧，6例在右侧，1例在两侧。总的阳性率为99.5%。170例正常人中98%以上压痛点为阴性。在145例其他疾病患者中，阳性者多发现于消化系统和呼吸系统的患者，分别为10%和6.2%。另11例临床有典型溃疡病史患者其压痛点为阳性而X线第一次结果均为阴性，后经反复检查及其他方法证实而确有溃疡病存在。作者认为胃溃疡压痛多在左侧，十二指肠溃疡多在右侧，复合性者则两侧均有压痛。

2. 吴绪荣，穴位压诊诊断胃部疾患220例。以拇指或食指指腹按压在穴位，压痛点在中脘、左承满为胃炎；中脘、三阴交为胃下垂；中脘、左承满、右胃仓为胃溃疡；中脘、右承满、右梁门为十二指肠球部溃疡。寻找压痛点法，诊断胃部疾病220例，与钡餐或胃镜检查对照等符合率达70.26%～88%。

3. 恽敏，手指点压中脘穴解除幽门痉挛的初步X线观察，用点压中脘加原处按摩法治疗本病110例，X线透视下可见全部病例点压后均见胃蠕动增强，94例的波频增加，波速增快，幽门痉挛随之解除，钡剂即通过幽门进入小肠。12例经3～5次点压并加压推挤后，钡剂通过幽门，余4例未通过。

第七节　胃下垂

胃下垂指站立时胃小弯切迹低于髂嵴连线以下、十二指肠球部向左偏移之症，属中医"腹胀""嗳气"等范畴。

诊断要点：

1. 本病患者多为瘦长体型，可伴眩晕、心悸、直立性低血压、昏厥等症。

2. 轻度胃下垂无症状，重者可有腹胀、腹痛、恶心、呕吐、腹泻便秘交替出现的症状。上腹部可扪及强烈主动脉搏动，食后叩诊胃下极可下移至盆腔，同时有肝、肾内脏下垂。

3. 胃肠钡餐造影，立位胃小弯切迹低于髂嵴连线水平，张力减退，十二指肠壅滞。

[治疗方法]

《气功点穴按摩术》

1. 准备　患者取俯卧式，腰带松开，闭目，全身放松。

2. 取穴　脾俞、胃俞、三焦俞等穴。

3. 手法　点按法、揉法、摩法、推法等。并运气于手掌，从长强穴推至大椎穴，然后用摩法，原路返回至长强穴。这样一推一摩为一遍，如此往复9遍。

4. 患者改为仰卧式，闭目，全身放松。

5. 取穴　中脘、下脘、气海、天枢、足三里等穴。

6. 手法　点按法、摩法、推法、震颤法等。

《中国按摩大全》

1. 治则　升举中气，健脾和胃。

2. 手法

（1）患者仰卧，医者位于其右侧，先以轻手法推按中脘、鸠尾、气海、天枢3分钟，再以双手四指沿肋缘反复横摩5分钟，并轻轻提拿腹部肌肉至微胀感；以拇指在腹中线脐以上，由下至上，反复推按数次，再以四指并拢，螺纹着力，自下而上托之。同时，用指振法轻轻颤动3分钟；双手半握拳，拇指向上，食指上缘平顶双侧章门穴，双手交替用力，轮番按揉双侧章门穴3分钟；按揉足三里5分钟，以酸胀为度。

（2）患者俯卧，以双手拇指点按肝俞、脾俞、胃俞；再以双手拇指自下而上沿脊柱将两侧肌肉由外向内按、挤、弹、拨到酸胀感。

《实用按摩推拿大全》

患者坐位，医者施用一指禅托天法，以举陷升提，补虚益气，补益脾气；点按脾俞、三焦俞，以补益脾气，促生化之源，通利三焦之气。患者仰卧位，施用点三脘开四门法，以调理脾胃，滋生化之源；旋用运运颤颤法，点按天枢、关元、气海，以补益下元，益气举陷，调节胃肠，消除腹胀；点按足三里，以补中益气，健脾和胃。

[自我保健]

《家庭按摩疗法》

1. 捏拉腹肌　取坐位或仰卧位，用两手的拇指和食指同时捏起上腹的肌肉用力向上牵拉，然后松掉，再改换牵拉部位，反复操作3～5分钟。

2. 点按中脘和天枢穴　同右手中指先点按中脘穴后，再点按天枢穴。手法由轻到重各点按1分钟。

3. 托左下腹　用左手小鱼际托起掉入骨盆的胃底，从左小腹耻骨边开始，向上托至左肋下，反复托几十遍。

4. 屈膝抬臀　仰卧屈膝，两足踏床面，将臀部抬起，然后再放下，抬时吸气，放臀时呼气，并收缩肛门，反复练习30～50次。

5. 仰卧起坐　仰卧，两手放在身体两侧，用腹力使身体起坐，然后躺下。坐起时吸气，躺下时呼气，反复练习30～50次。

6. 摇大腿　仰卧，把左大腿抬起，膝部伸直离开床面，然后以髋为轴，做下肢大幅度的旋转摇动，两下肢交替各做10～20次。

7. 双腿抬高　仰卧，两下肢伸直抬起，使两足底贴着墙，两手托腰，然后收缩腰背部肌肉，使肩背成斜倒立姿势，维持0.5分钟放下，反复练习10多次。

《百病自我按摩保健》

选足三里、中脘、天枢、阴陵泉。先采取坐位，用两手拇指的指尖，先按阴陵泉，再按足三里，按揉时以穴位周围有酸胀感为宜。每穴1分钟左右；然后采用仰卧位，再点按天枢穴，手法由轻到重，各点按1分钟。

《自我保健穴位推拿》

1. 手法治疗　揉百会50～100次，擦大椎40～60次，摩中脘80～150次，揉气海80～150次，擦章门30～50次，擦少腹40～60次，按揉脾俞，点按胃俞，揉、擦肾俞，揉按手三里，拿内、外关，拿按合谷，按揉足三里，揉按三阴交，拿按阴、阳陵泉。

2. 随证加穴　头昏、眼花、耳鸣者加：揉印堂，摩眼眶，揉太阳，推听宫和翳风，分推前额，上推面颊，按揉风池。

[注意事项]

1. 精神不要过度紧张，情绪要稳定，饮食、起居要有规律，少食多餐，饭后少活动，不要吃生冷刺激及不易消化食物。

2. 可用补中益气丸等药物配合治疗，也可采用针灸、气功等法配合法疗。下垂严重者可用胃托帮助。

3. 睡眠时以仰卧及右侧卧位为佳。

第八节　呕吐

呕吐是一个症状，由胃失和降、气逆于上引起。任何病变，有损于胃，皆可发生呕吐。前人谓"无物有声谓之呕，有物无声谓之吐"，实际二者同时发生，很难截然分开，故一般并称为呕吐。

诊断要点：

1. 食物由胃经口吐出。
2. 伴有胃痛、恶心、头晕、胁痛。
3. 有胃脘受寒、饮食不节、郁怒病史。
4. 脉多滑数，舌淡红苔白或黄。

[治疗方法]

《实用按摩推拿大全》

1. 外邪犯胃　患者坐位，医者以双手拇指点按大椎、风池，以解表通阳，理气降逆，通经活络，疏风解表，调和气血，表散外邪；点按内关、外关、合谷，以疏风解表，理气和胃，宁心安神。

2. 饮食停滞　患者坐位，医者以拇指点按脾俞、胃俞、三焦俞，以助运化，补脾阳，化湿消滞。嘱患者仰卧位，点按璇玑、公孙，以疏导积化宿食，和调脾胃，消化食积。

3. 痰饮内阻　患者坐位，医者以双手拇指点按脾俞、三焦俞、膀胱俞，以温化痰饮，和胃降逆，引湿下行而出。嘱患者仰卧位，施用点三脘开四门法，点按膻中，以降逆止呕，理气行滞，蠲化水湿；点按丰隆，以调和胃气，清化痰湿，健脾温经，行气活血，共达温化痰饮、和胃降逆之效。

4. 肝气犯胃　患者坐位，医者以双手拇指点按胃俞、肝俞，以和胃止呕，清肝降火。

5. 脾胃虚寒　患者坐位，医者以双手拇指点按胃俞、脾俞，以调胃和中，温胃祛寒。嘱患者仰卧位，医者施用补神阙法，点按中脘，以温暖腹部，消寒散积，温中降逆；点按足三里、公孙、关元，以散寒消积，健脾和胃。

6. 胃阴不足　患者坐位，医者以双手拇指点按脾俞、胃俞、三焦俞，以调胃和中，补益脾胃；点按丰隆、三阴交穴，以滋阴养胃，降逆止呕。

《点穴疗法》

1. 先行背部循压法，抑制胃气上逆，点内关穴。急性者，用泻法清除内热；慢性者，用补法扶助正气除邪气，能解胸胃之间的满闷。如因呕吐而致头昏甚者，加头部推运法（本法应在背部循压法以前使用）。泻中脘、补气海，能疏通胃肠间积滞，然后点足三里穴，用补法诱导胃气下降。再泻公孙穴，以利湿。泻太冲，平肝止呕。点照海穴，阴虚者，用补法，滋阴利便；实结者，用泻法，能通畅大便。这样相互配穴，就能达到止呕吐、通大便，促进消化功能的恢复。如果有血虚现象者，加补膈俞穴。胃难受者，泻中脘穴。气虚者，补气海穴，并可加腹部震颤法。每穴平揉、压放各100～200次。上部穴位的手法轻些，下部穴位的手法重些。酌情把上部穴位的平揉、压放手法次数减少些，下部穴位的手法次数增多些，这些都具有诱导作用。

2. 点穴次序　由上至下。上部穴位的手法轻些，下部穴位的手法重些。

3. 疗效　急性者，点穴1次可见效，2～3次即可治愈。慢性者，需长期治疗才能治愈。

《指针疗法》

1. 手法　揉扣法。

2. 取穴　膈俞、中脘、内关、足三里。

《中华气功点穴疗法精粹》

1. 治疗手法　选择用气功点、掐、推揉、叩打等手法。

2. 操作要领

（1）点穴法：患者仰卧位，医者立一侧，用气功点按患者颈后风池、乳突穴，并配点双侧内关穴，经点穴后，以患者感胃部发热舒畅为好。

（2）推揉法：医者先掐患者指（趾）甲根、跟腱，运气后用拇指或掌根推揉第九、十肋间（腋下线），3～6次。

（3）叩击法：医者运气于指端，先行叩打鸠尾、巨阙穴，再行推揉此二穴。并配点双侧足三里穴，以调节脾胃功能。

《少林点穴秘传》

1. 选穴　中脘、内关、足三里、公孙。

2. 辨证取穴　揉点肝胆区，以平肝和胃；揉按脾俞、胃俞、肾区，以健脾化湿；清天河水，可清热降逆；点三关，按子天星（胃区）可温中散寒。

[自我保健]

《家庭按摩疗法》

1. 掐内关穴　家属可用两手将患者手腕抓住，再用两拇指峰掐按内关穴1～2分钟（也可单侧进行）。

2. 按足三里穴　用拇指按压足三里穴，使酸胀向足背放散，先按压后揉1～2分钟。

3. 揉摩中脘穴　患者取仰卧位，家属用右手掌或掌根放在中脘穴处，进行揉摩3～5分钟，其手法的轻重以患者舒适为度。

4. 拿肩井穴　患者取坐位，家属站其身后，两手拇指、食指和中指对称，在肩井穴处提拿数遍。

《百病自我按摩保健》

取曲池、内关、足三里。将对侧拇指指腹按于曲池穴，先揉后按，然后再按内关，先按后揉，使酸胀向上扩散，最后再揉按足三里，左右交替施术，每穴按揉1～2分钟。外感呕吐加大椎、外关、合谷、内庭；伤食呕吐加下脘、璇玑；痰饮呕吐加章门、公孙、丰隆；肝郁呕吐加太冲、梁丘、阳陵泉；脾胃虚弱呕吐加脾俞、胃俞、关元；胃阴不足呕吐加合谷、太溪、三阴交等穴，做常规穴位按摩，每穴可按揉0.5分钟。

[注意事项]

1. 探寻病因，治病求本。

2. 注意饮食和避免受凉。

第九节　腹痛

腹痛是指胃脘以下、耻骨毛际以上的部位发生疼痛的症状。引起腹痛的常见原因有情志刺激、饮食不节、寒温失调等。腹痛大致包括西医学的急慢性胰腺炎、急慢性腹膜炎、急慢性肠炎、肠痉挛等。

诊断要点：

1. 胃脘以下耻骨毛际以上的部位发生疼痛。
2. 性质包括冷痛、灼痛、隐痛、绞痛、满痛、胀痛、刺痛等。

[治疗方法]

《实用按摩推拿大全》

1. 寒邪内阻　患者坐位，医者以双手拇指点按大椎、三焦俞、气海俞、大肠俞，以调理胃肠，理气行水，通阳散寒。嘱患者仰卧位，施用点三脘开四门法，点按天枢、气海，以温中散寒，疏通肠胃，祛寒导滞；施用补（泻）神阙法，以温散寒凝，祛除寒邪，腹痛则止。

2. 湿热壅滞　患者俯卧位，医者以双手拇指点按三焦俞，以通调肠腑，施用搓髎点强法，以通经活络，清利下焦，通调大便，除烦缓痛。

3. 中虚脏寒　患者坐位，医者以拇指点按三焦俞、大肠俞、气海俞、膀胱俞，以调气利水，调理肠腑，培补下元，通利水道。嘱患者仰卧位，施用点三脘开四门法，点按天枢，以温中散寒，疏通肠胃。祛寒导滞，补脾胃之阳；施点鸠掐里法，点按气海，以大补元气，元气充足，脾胃不虚，诸证得除；施用提拿足三阳法，点按太溪，以振奋胃阳，培补益气，以达补中益气，缓解腹痛。

4. 饮食积滞　患者坐位，医者以拇指点按三焦俞、大肠俞，以通调脏腑，通调三焦之气机促使肠胃之输化，泄热通便。嘱患者仰卧位，点按天枢、梁门，以疏调肠胃，理气消滞，健脾和胃，宽中散结，化痰利水。

5. 气滞血瘀　患者坐位，医者点按肝俞、三焦俞、大肠俞，以通调肠胃，泄热通便，通调三焦，调气利水。嘱患者仰卧位，施用双点章门法，以疏肝理气，疏调肠腑、理气消滞；施用推拿足三阴法，点按太冲、天枢，以疏泄肝气，通调肠胃之气，疏肝理气。

《疏通经络点穴法》

1. 选穴　华佗夹脊、胃俞、脾俞、胆俞、肝俞、大肠俞、小肠俞、肾俞、中脘、气海、天枢、内关、合谷、足三里、三阴交、公孙、委中、承山。

2. 手法　采取坐、仰卧、俯卧位。

（1）用小鱼际部位在患者背腰部沿华佗夹脊和脊柱两旁的足太阳膀胱经穴位共六条线上，做揉、推法。如痛甚，改用五指拿法施术。操作时均自上而下，力量由轻到重，拿法要以酸胀得气为度。

（2）用大指或中指选几个俞穴（如胃俞、大肠俞等）做重点揉按。

（3）在腹部的中脘、气海、天枢诸穴施以摩揉法，力量要沉着平稳，给痉挛的局部以良好的刺激。

（4）拿、揉、按足里、委中、承山、公孙、三阴交等穴，以得气为度。

（5）拿、揉、按合谷、内关穴，以得气为度。

《指针疗法》

1. 手法　揉扪法，平补平泻。
2. 取穴　中脘、气海、脾俞、内关、足三里。

《中华气功点穴疗法精粹》

1. 治疗手法　选择采用运气后推、揉、摩、擦、点按及胸腹部气功点穴常规。

2. 操作要领　患者仰卧屈膝，医者侧立，用右掌心贴脐部；再用左手按于右手背上，动作较快，用力柔和，按顺时针方向运气旋摩按揉6～12遍，再运气后轻推分摩小腹部，运摩腹部至脐部或腹内有热感或肠鸣音为止。

3. 辨证施治

（1）气痛：用胸腹部气功点穴常规运气捏脊，痛仍不停者可采用运气点脾俞（双）、足三里（双）等。

（2）血痛：采用摩擦脐周围以及丹田，自腹内侧沿肝脾经向下行气功点穴至内踝，反复6～12遍。

（3）寒痛：运气分摩法。手掌在运气后摩擦脐部周围，再持续5～6分钟为止。

（4）热痛：运气后按捏腰脊并指点长强穴，或施摩小腹部，循足阳明以从随部经下按压6～12遍。

[自我保健]

《百病自我按摩保健》

取中脘、天枢、足三里、上巨虚、气海。急性腹痛揉足三里、上巨虚，然后再按摩腹部穴位；慢性腹痛先按揉中脘、天枢、气海，然后再按摩下肢远端穴位。常规按摩方法：每穴按揉1分钟，寒凝腹痛加灸关元、神阙；实热腹痛加曲池、丰隆；气滞腹痛加行间、太冲；伤食腹痛加内庭、公孙；虚寒腹痛加脾俞、肾俞。每穴按摩1分钟左右。

[临床报道]

1. 陈良盛，按压气舍穴治疗腹痛。令患者平卧，以中指尖揉按左侧气舍穴（锁骨内侧上缘，胸锁乳突肌的胸骨头与锁骨头之间）2～5分钟至局部有酸、麻、胀、痛感为度。一般0.5～5分钟即能显效，5分钟无效者停止治疗。

注意点：①局部有酸、麻、痛、胀感者为佳；②操作时间宜长；③本法仅能作为治标措施，有的还需结合病因配合其他治疗。文中举出1个胆道蛔虫病伴胆道感染治疗有效的病例。

2. 李汝安，指针对急性腹痛87例即时止痛观察。本组包括胃肠炎、胆绞痛、肾绞痛、急性阑尾炎、急性胰腺炎等病。术者左手拇、食指捏住患者右侧内、外关穴，右手拇指按于右足三里，余四指固定于胫骨相应部位。在各穴位加压2～3分钟，再以右手由右至左轻揉患者腹部，左手拇、食指同时捏肩井穴5～6次。然后以同样方法在对侧进行治疗。结果：显效45例，有效33例，无效9例，总有效率89.05%。止痛最短出现时间为3分钟，最长为15分钟。

3. 王本元，介绍指针在临床上的应用。手法：用手指尖插压穴位上，按压摇动，视病情而给予强弱不同的刺激，治疗某些疾病收到一定效果。如腹痛108例，取足三里、三阴交、天枢、气海等，有效率88.8%；恶心58例，取内关、合谷、天枢，有效率94.8%；此外，对头痛、牙痛、呕吐等均有一定效果。总之对某些非器质疾患可采用，反之疗效则差或无效。文内举病案4则。

第十节　泄泻

泄泻是指排便次数增多，粪便稀薄，甚至泻出如水样而言，多为湿邪内盛、胃肠功能失调而引起。病变部位在胃肠与脾胃。西医的急、慢性肠炎，肠功能紊乱可参考本节论治。

诊断要点：

1. 大便稀溏，次数增多，无里急后重。
2. 有受风寒、伤饮食的病史。
3. 伴腹痛，呕吐，发烧，尿少。
4. 苔多白腻，脉濡缓。

[治疗方法]

《实用按摩推拿大全》

1. 寒湿型　患者坐位，医者以双手拇指点大椎、风门、风池，以散风解表，表散阳邪，治头痛；点按列缺、合谷，以宣肺散寒。嘱患者仰卧位，施用补神阙法，点按天枢、中脘，以通调大肠气机，和胃化湿，止泻。

2. 湿热型　患者坐位，医者以双手拇指点按脾俞，以健脾利湿；点按合谷、曲池，以清泻大肠蕴热。嘱患者仰卧位，点三脘开四门法，点按天枢，以疏理胃肠气机，理中化湿；点按阴陵泉、丰隆、足三里、内庭，以通调脾胃，除湿热，降胃气，化痰浊，健脾利湿，共达清热利湿。

3. 食滞肠胃　患者坐位，医者以双手拇指点按大肠俞，以调理肠胃。嘱患者仰卧位，施用泻神阙法，点按肾俞、关元，以补益元阳，清利湿热，消食导滞；点按璇玑、中脘，以导气消积，疏调肠胃之气，气机通降，消食导滞；点按内关，以宽胸利膈，宽中除满。

4. 肝气乘脾　患者坐位，医者以双手拇指点按肝俞、脾俞、大肠俞，以疏肝利胆，助运除湿，泄热调气。嘱患者仰卧位，点双侧章门穴，以疏肝清火，疏调肝气，抑肝扶脾，升清止泻。

5. 脾胃虚弱　患者坐位，医者以双手拇指点按脾俞、胃俞、大肠俞，以振奋胃阳，健脾和胃，培补脾阳，益气营血，补心脾两虚。嘱患者仰卧，施用点三脘开四门法，以补益中州，健脾和胃，施用运运颤颤法，点按关元、气海，以鼓动元气，达固本止泄、健脾益胃之功。

6. 肾阳虚衰　患者坐位，医者以双手拇指点按脾俞、命门，以壮阳补脾，益肾壮阳；嘱患者仰卧位，施用神阙法，点按关元、气海，以调理肠胃，补益元阳，温肾健脾，固涩止泻。

《中国按摩大全》

1. 治则　健脾止泻为主。

2. 手法

（1）患者仰卧，医者居其右侧，用沉着缓慢的一指推、按、揉中脘、气海、关元、天枢等穴，再以手掌在腹部以逆时针方向按揉，同时在脐周施按压法。

（2）患者俯卧，医者以拇指分别按揉脾俞、胃俞、肾俞、大肠俞及长强穴，再揉搓腰骶部数次至发热感为度，最后按揉足三里穴。

《点穴疗法》

1. 内关（补）、隐白（补）、复溜（补），平揉，压放各50或70次。天枢双穴用五行联运法，深压放配内庭穴，震颤配陷谷穴，点打配厉兑穴，摩推配解溪穴，左右平揉配足三里穴。中脘、气海两穴用五种手法。神阙（补）、命门（补）、脾俞（补），平揉、压放各70次。肾俞双穴用五行联运法，深压放配通谷穴，震颤配束骨穴，点打配至阴穴，摩推配昆仑穴，左右平揉配委中穴。如遇肝木克胃的食纳差者，可加期门（泻）、肝俞穴（补），以调整肝胃关系。

2. 点穴次序　自上而下，手法宜上部穴位较轻，下部穴位较重些。

3. 疗效　对胃肠功能紊乱和慢性结肠炎的患者，点2~4次就显著见效，一般治疗20~30次可治愈。

《气功点穴按摩术》

1. 准备　患者取俯卧式，腰带松开，闭目，全身放松。

2. 取穴　百会、风池、脾俞、胃俞、大肠俞等穴。

3. 手法　点按法、掌按法、揉法、推法、摩法等。并运气于手掌，运用推法从长强穴推至大椎穴。然后，运用摩法，原路返回至长强穴。这样一推一摩为一遍。如此往复9遍。

4. 患者改为仰卧式，闭目，全身放松。

5. 取穴　中脘、气海、肓俞、天枢、关元、足三里、上巨虚等穴。

6. 手法　点按法、掌按法、操法、摩法等。并运气于手掌，运用摩法，在下腹部逆时针方向揉摩36圈或72圈。

《指针疗法》

1. 手法　揉扪法、平补平泻。

2. 取穴　中脘、关元、天枢、足三里。

《少林点穴秘传》

选穴　中脘、章门、建里、公孙、足三里。

[自我保健]

《家庭按摩疗法》

患者仰卧于床，两下肢自然平伸。

1. 左手平放在右手背上，以右手的大鱼际处为力点，以上腹分左、中、右二线向下平推到耻骨，反复推30次（适用腹泻初期）。

2. 右手中指伸直，其余四指轻握拳，左手抓握住右拳背，然后用右手中指分别点按中脘、天枢、气海穴，每穴按2分钟。

3. 用右手掌摩法，从上腹摩到下腹3~5分钟，用力要均匀，以舒适为宜。

4. 两膝曲起，用两拇指弹拨上巨虚穴（在足三里穴下3寸）20次。

5. 右手中指勾揉长强穴（在尾骨下端）2~3分钟。

《家庭按摩治病与健康》

1. 用手掌在小腹部做环形的推摩，40~50次。推摩前须先搓热掌心，直接在皮肤上操作。以热感透入腹内为好。

2. 按压中脘、天枢、关元、足三里各1分钟。

以上手法，每日早、晚各1次。

《百病自我按摩保健》

取中脘、章门、天枢、气海、关元、足三里、阴陵泉。将右手中指伸直，其余四指轻握拳，左手抓住右拳背，然后用右手中指分别点按上述穴位，由上而下逐个进行。急性泄泻加上巨虚、内庭、公孙；慢性泄泻加脾俞、肾俞、大肠俞。每穴点按1~2分钟。

《自我保健穴位推拿》

1. 手法治疗　按揉脾俞，揉、擦肾俞；擦腰骶，摩中脘；揉气海，擦章门，揉天枢，拿按合谷，按揉足三里，揉按三阴交。

2. 随证加穴

（1）大便时溏时泻，食油腻物则加剧，面色萎黄、面浮足肿、神疲乏力者加：按揉胃俞，拿按手三里，拿按阴、阳陵泉。

（2）腹痛泄泻、大便不畅、胸胁痞闷、嗳气吞酸，往往与情绪变化有关者加：拿按内、外关，点按太冲。

（3）黎明之前腹中作痛，肠鸣即泻、泻后则安，腰膝酸软者加：擦大椎，揉按命门，拿揉太溪。

[注意事项]

1. 查明病因，治病求本。
2. 忌食淀粉类食物和脂肪过多的食物及一切生冷刺激、不易消化的食物。
3. 饮食不宜过饱，少食多餐，注意保暖，不要过度疲劳。
4. 注意饮食卫生，防止病从口入。

[临床报道]

初守轩，推拿点穴治疗成年人单纯性腹泻。方法：患者俯卧，术者用滑石粉或香油做介质，从承山往上推至委中，每侧约3~5分钟，后用补法点按承山，用两拇指同时点按0.5~1分钟，1日1次，40例中1次治愈20例、2次者13例、3次者7例。原文举例2则。体会此40例均属实证。

第十一节　便秘

便秘是指大便秘结不通，排便间隔时间延长，或欲大便而艰涩不畅的一种病证。发病原因较多，有因过食辛辣厚味而燥热内结，或因肠胃热滞郁结，或因气滞不行，或因发汗、利尿过多，或因气虚传导无力，或因阴虚久病，或因血虚肠燥，或因产妇气血未复，以及年老精血不足等。

诊断要点：

1. 大便涩滞，排便困难或大便不通。
2. 骨检所见在胸椎12两侧，腰骶部可摸到结节、条索及压痛；胸椎12和腰椎1～2叩诊呈浊音。

[治疗方法]

《实用按摩推拿大全》

1. 热秘　患者俯卧位，医者以双手拇指点按三焦俞、大肠俞、膀胱俞，以通调肠腑，泄热通便，培补下元，通利水道，通调三焦，调气利水，滋润肠腔。嘱患者仰卧位，点按合谷，以清阳明之火；点按天枢，以理气活血，消积导滞，通表达里，开经通络，疏散瘀滞，通泄肠腑之热；点按照海、内庭，以清热和胃，泄热利肠，益水行舟，施用搓髎点强法，以清下焦之热，达通利大便之功。

2. 气秘　患者俯卧位，医者以双手拇指点按肝俞、大肠俞、三焦俞，以通调肠腑、疏理肝气，泄热行滞，通调三焦，泄热通便；施用搓髎点强法，以通利下焦，泄热通便。嘱患者卧位，施用点三脘开四门法，以解郁散结，理气疏肝；施用双点章门法，以疏理肝气，疏调肠腑；点按气海、大横，以益气行气，促顺气行滞。

3. 虚秘　患者坐位，医者以双手拇指点按脾俞、胃俞、膈俞，以健脾和胃，益气养血，促生化之源，补心脾两虚。嘱患者仰卧位，施用点鸠掐法，点按气海，经调理胃气，通畅气机，益气回阳，补益阴血，滑润肠腑，以疗虚秘。嘱患者俯卧位，医者旋用搓髎点强法，以调和气血，通利下焦，益气润肠。

4. 冷秘　患者坐位，医者双手拇指点按三焦俞、肾俞、大肠俞、膀胱俞，以通调之焦，振奋胃阳，补益下元。嘱患者仰卧位，按天枢、关元，以温通肠腑，温阳散寒；施用补（泻）神阙法，以温阳散寒，达治疗腹痛之效；点按三阴交，以温通三阴经之阳气，共达温阳通便。

《中国按摩大全》

1. 治则　消导通便。

2. 手法

（1）患者仰卧位。医者居患者右侧，在中脘、天枢、关元、大横穴用轻快的一指点、按、揉等手法5分钟，以腹部觉得热和肠胃蠕动及听到肠鸣音为宜。再以双手抚按患者脐周，顺时针方向揉按腹部5分钟，同时手指弹拨左小腹部的硬块处数次，以加强大肠的蠕动功能。

（2）患者俯卧位，在背部脾俞、胃俞、肝俞、大肠俞用一指推按法，然后在肾俞、大肠俞反复按揉。用空拳叩打八髎部3分钟。最后，指按足三里，搓摩腹部结束。

《点穴疗法》

1. 补肺经之太渊穴，泻大肠经之合谷穴，可使传导有力，泻承山，补照海，可调理肾与膀胱的阴阳关系；肾主二便，调正二经的阴阳，就可生津 通便。配足三里（补）、中脘（泻）、气海（补）等穴，调理肠胃，以助通秘之效。实结者，照海穴用泻法，并宜减去太渊穴加泻天枢穴，以助通便之效。

每穴平揉、压放各100次。阴虚便秘者，手法速度宜慢，不宜快；宜轻，不宜重。实结者，手法应缓而重。腹部酌情加以摩擦或震颤。

2. 点穴次序　由上而下，手法宜缓慢进行。

3. 疗效　短期便秘1～2次即可通便。年老病久的，治疗时间要长些。

《气功点穴按摩术》

1. 准备　患者取俯卧式，腰带松开，闭目，全身放松。

2. 取穴　肾俞、大肠俞、次髎、环跳、承扶、承山、涌泉等穴。

3. 手法　点按法、掌按法、揉法、震颤法、指法等。

4. 患者改为仰卧式，闭目，全身放松。

5. 取穴　合谷、中脘、气海、肓俞、天枢、足三里、照海等穴。

6. 手法　点按法、掌按法、揉法、震颤法、拍法等。

《疏通经络点穴法》

1. 选穴　中脘，天枢，气海，关元，肝俞，大肠俞，八髎俞，合谷，足三里，承山，照海，支沟，三阴交。

2. 手法　患者取仰卧位和俯卧位。

（1）右手中指按揉中脘、天枢、气海、关元穴。

（2）腹部施推法，揉天枢周围。

（3）按揉肝俞、肾俞、大肠俞、八髎俞，并空拳叩击八髎部位。

（4）在背腰部施以捏脊法。

（5）拿支沟、合谷穴。

（6）按足三里、承山穴，揉照海、三阴交穴。

《中华气功点穴疗法精粹》

1. 治疗手法　可采用气功点、按、推、揉、摩、震颤等手法。

2. 操作要领

（1）患者仰卧，医者在运气后于大横、气海、关元等穴进行点、按、推、震颤法及配合腹部施摩法。当患者腹部有热感或肠蠕动感即可。

（2）患者仰卧位，医者运气按推背部大肠俞、小肠俞、八髎穴、长强穴等，时间5～10分钟。并配合捏脊法，反复6～12遍，以患者有热感或腹部肠鸣为宜。

（3）患者坐位，医者采用运气于手掌平推或揉患者脊柱两侧大肠俞、小肠俞，由上向下反复5～12遍，以患者有热感为宜。

《少林点穴秘传》

选穴：左腹结、天枢、神门、支沟、阳陵泉、照海。

[自我保健]

《家庭按摩疗法》

患者仰卧在床上，两膝屈曲成90°。

1. 揉脐　用右手掌心贴紧神阙穴（即肚脐），左手压在右手背上，顺时针旋转揉动2～3分钟。

2. 平推小肚　继用上法，以右手的大鱼际着力，从肚脐向下平推至耻骨联合处50～100次。

3. 抓肚皮　用右手五指将自己小腹部的皮肤抓起抖动3～5次后再松开，连抓3次。

4. 按揉承山穴　两手大拇指和其余四指相对分开，大拇指压在承山穴处，四指紧贴小腿胫骨，按揉承山穴1分钟。

5. 掐按合谷穴　用右手拇指峰掐按左合谷穴1分钟，然后交换，按右合谷穴。

6. 腹式呼吸法　吸气时腹部凸起，呼气时腹部内收，鼻吸鼻呼，均匀细长，连续10分钟。这些方法每天做1～2次，对习惯性、功能性便秘有很好的防治效果。

《家庭按摩治病与健康》

用手掌在脐下做环形的推摩法40～50次。并在左下腹部行拨动法10～15次。按压：支沟、天枢、足三里、照海各1分钟。

以上手法，每日早、晚各1次。

《百病自我按摩保健》

选用中脘、天枢、合谷、承山等穴。采用仰卧位。先用右手的中指，附着在中脘穴上，稍加用力，其余四指贴附在腹部，顺时针方向缓缓按揉约30次左右，然后，两手中指分别在天枢穴，稍加用力，由外向内揉动约30～50次，再用右手拇指指峰按右合谷穴1分钟。最后两手大拇指和其余四指相对分开，大拇指压在承山穴处，四指紧贴小腿胫骨，按揉承山穴1分钟，一般每日1次。

《自我保健穴位推拿》

1. 手法治疗　按揉脾俞；按揉胃俞；按揉肾俞；按、擦腰骶；摩中脘；按揉天枢；揉脐；拿合谷；按揉足三里；拿承山和丰隆。

2. 随证加穴

（1）大便燥结、小便短赤、面红身热、口干口臭、心烦胸闷者加：拿按手三里，按揉支沟，点按太冲，掐、揉内庭。

（2）大便艰涩、排出不畅，小便清长，面色㿠白，四肢不温或腰膝酸冷，腹中冷痛者加：擦大椎，揉关元，擦少腹，揉按三阴交。

（3）大便秘结、欲便不通、嗳气频作、胸腹痞满者加：拿揉支沟，擦章门，拿阴、阳陵泉。

（4）粪质并不干燥，但大便时久坐，汗出气短、神疲肢倦者加：擦大椎，揉按志室，揉气海，按揉三阴交。

[注意事项]

1. 积极寻找便秘的原因，如受肿瘤影响造成的便秘，不属于按摩治疗的范围。

2. 饮食起居要规律，养成每天排便的习惯。多喝开水，多进食含纤维的食物或水果和蔬菜。

3. 不可经常服用泻药和灌肠。

4. 适当增加体育运动。年老体弱者，应经常做轻缓运动。

第十二节　胁痛

胁痛是以一侧或两侧胁肋部疼痛为主要表现的病证。胁痛有外感、内伤之辨。外感多兼寒热表证，内伤多因肝火内郁、痰饮停伏、外伤血瘀以及肝肾亏损所致。临床上以内伤胁痛者居多，外感者少见。西医中的肝、胆、胰脏及肋间神经痛等病变均可出现胁痛。

诊断要点：

1. 胁肋作痛。
2. 疼痛常与呼吸、咳嗽、转体、情志有关，局部可有触压痛。

[治疗方法]

《实用按摩推拿大全》

1. 肝气郁结　患者坐位，医者用双手拇指点按肝俞、胆俞、肩井，以通经活络，疏肝利胆，泄热调气，理气宽膈。嘱患者仰卧位，点双章门，以疏肝解郁，调和阴阳，活血止痛；点按阳陵泉、太冲、绝骨，以疏肝利胆，清泄湿热，共达疏肝理气。

2. 瘀血停滞　患者坐位，医者以双手拇指点按肝俞、胆俞，以疏肝利胆，通经活络。嘱患者仰卧位，掐点侠溪至阴法，通调气血，活血化瘀，疏肝理气止痛。

3. 肝阴不足　患者坐位，医者以双手拇指点按肝俞、三焦俞，以疏肝柔肝，活血化瘀；点按阳陵泉、太冲、绝骨，以疏利肝胆，清泻湿热，通经活络，养血柔肝，共达理气止痛，养阴育阴。

《点穴疗法》

泻腕骨及至阳穴，能清小肠之热，兼有退黄之效；泻肝俞与太冲穴，能疏肝解郁；补足三里穴，能健胃气，兼通大便，增进食欲，促进机能的恢复。此五穴，每穴平揉、压放各100次，如胃胀或消化不好，加泻中脘穴。手足心发热者，加补内关与三阴交穴。

点穴次序：由上而下进行。

《指针疗法》

1. 手法　扪揉法。
2. 取穴　中府、中脘、膻中、期门。

《中华气功点穴疗法精粹》

1. 治疗手法　选用胸腹部气功点穴常规手法。
2. 操作要领　患者先仰卧屈膝，医者立于患者一侧。嘱患者肌肉放松后，进行胸腹气功点穴常规治疗，并随证加减。
3. 辨证施治

（1）胸阳不振，阴寒内盛：运气按揉背脊胸段1～10节，反复3～5遍，点按云门、华盖等穴。

（2）瘀血停留，经络受阻：运气点按揉推压痛点6～12遍。

（3）肝气郁结，精血亏损：运气按揉患者侧胸肋，拿肩肌、背肌。

《凤阳门点穴秘法》

阳陵泉——点、揉、滑推；支沟——点、揉、滑推；肝俞——点、按、揉；膈俞——点、按、揉；三阴交——点、按、滑推；行间——点、按、滑推；阴陵泉——轻点、揉、擦；胆俞——轻点、揉、擦；阳纲——轻点、揉、擦；脾俞——轻点、揉、擦；大椎——轻点、揉、擦；章门——轻点、揉、擦。

[自我保健]

《家庭按摩治病与健康》

1. 用手掌推摩右侧季肋部及背部20～30次。
2. 用拇、食、中指捏提右侧季肋部皮肤20～30次。
3. 按压中脘、水分、足三里各1分钟。

以上手法，每日早、晚各1次。

《百病自我按摩保健》

1. 按痛点　从第七至第十胸椎棘突两侧寻找压痛点。待痛点找到，用拇指或中指指腹放置于痛点上，力量由轻渐重，以局部酸胀为宜，一般3～5分钟。
2. 擦背俞　两手微屈半握拳，将两手背指掌关节高处，分别置于背腰部膀胱经的第一侧线上，从第七胸椎到第二腰椎之间，上下摩擦数十遍，以透热为度。
3. 按穴位　取支沟、太冲、内关、阳陵泉等穴，用拇指指腹分别在上述穴位上按揉0.5分钟，使酸胀向胁肋扩散最好。若气滞胁痛加肝俞、期门、侠溪；血瘀胁痛加京门、膈俞、三阴交；湿热者加日月、曲池、大椎，分别按揉0.5分钟。

[临床报道]

1. 陈长义，"内关穴"自我指压法治疗肝区痛。以一手托住另一手腕部，以托手的拇指尖按压穴位。手法两种：一是一按一松，频率每分钟60次左右；二是持续按压不松手。双侧交替进行，每次每穴5分钟，每日3～4次。可获按即痛止的功效。

2. 湖南医学院第一附属医院针灸科，穴位压痛检查肝炎50例的初步报告。结果发现肝炎患者的期门、肝俞、痞根诸穴位均有不同程度的压痛，一般与肝脏肿大情况相平行。作者认为利用穴位痛法协助检查肝炎有一定作用。

3. 张建平，应用气功点穴导引法治疗乙肝临床观察。患者俯卧，医者运气于手掌置患者背部自上向下揉按1次，再运气于手指，用剑指由大椎穴起从上向下点督脉、华佗夹脊穴和足太阳膀胱经之背部俞穴，力度适中，每穴停留5秒钟，且重点为肝俞、脾俞、胃俞、肾俞及背部阿是穴。然后，令患者仰卧，用剑指点中脘、下脘、章门、期门、水分、日月、足三里、阳陵泉、三阴交、内关等。最后运气于手掌，用劳宫穴对肝区发功10～20分钟。每日治疗1次。本组8例，治疗9～38次，痊愈、好转各4例。

第十三节 头痛

头痛是临床上常见的自觉症状，可单独出现，亦可见于多种急、慢性疾病之中。本节所讨论的头痛，主要为内科杂病范围内，以头痛为主要症状者。

诊断要点：

1. 以头痛为主症。
2. 兼有外感或内伤症状。

[治疗方法]

《实用按摩推拿大全》

1. 外感

（1）风寒头痛：患者坐位，医者以一手扶患者头部，另一手点按大椎、风府、风门、风池，以疏通阳气，疏散风寒，宣泄诸阳，通经活络，调和气血，清头开窍，宣肺解表，疏风调气；提拿肩井，以散风祛痰，疏通经脉，温经活络，活血止痛，通经活络；点按肺俞，以温经散寒，祛风散寒，通络止痛。

（2）风热头痛：患者坐位，医者点按合谷、曲池、外关，以通经活络，疏风解表，调和气血。

（3）风湿头痛：患者坐位，医者点按大椎、风府，以祛风胜湿，通诸阳之气，解表散风邪。嘱患者仰卧位，点按头维，以通经活络，散邪除闷，活血止痛，疏风明目；点按阴陵泉、三阴交、丰隆，以化痰湿，健脾胃，疏利湿邪，共达清除风湿、升提阳气、祛风胜湿之功。

2. 内伤

（1）肝阳头痛：患者坐位，医者以拇指点按肝俞、胆俞，以泄热调气，疏肝利胆，清火明目，清泄肝胆郁热；点按风池，以疏风解热、清头开窍，调和气血。嘱患者仰卧位，施用双点章门法，以调和阴阳，滋阴潜阳、平肝利胆；点按太冲、行间，以舒理肝气、清热泻火，共达平肝潜阳之功。

（2）肾虚头痛：患者坐位，医者以双手拇指施用双龙点肾法，以调补肾气。嘱患者仰卧位，点按鱼腰、攒竹，以调和阴阳，行气止痛，滋阴潜阳；点按太溪、三阴交，以补益肾水，滋阴替阳，养阴补肾。

（3）血虚头痛：患者坐位，医者以双手拇指点按心俞、膈俞、脾俞，以补益心血、益气养血、调理脾胃，促生化之源；施用点揪掐里法，点按气海，以培补元气，补气生精，精血互生，调理脾胃，促进运化，达养血调血之功。

（4）痰浊头痛：患者坐位，医者以双手拇指点按三焦俞、脾俞、胃俞、膏肓俞，以除水湿，化湿消滞，调气利水，通宣理肺，降气补虚。嘱患者仰卧位，点按头维，以滋阴潜阳，安神止痛，清头利目；点按中脘、阳陵泉、丰隆，以和胃降逆，清降痰浊，理脾降浊，共达清热燥湿、化痰降浊的目的。

《点穴疗法》

1. 外感头痛　点合谷（泻）、风池穴（补），辅助头部推运法，再用食、中二指指背的第二节，在两鬓和眉心捏挤数次（如两指将皮肤提起状），使局部充血成紫。

2. 内伤头痛　泻合谷、补列缺，调节肺与大肠的表里阴阳关系，可清热止痛。前头痛时，用头部推运法及压穴法。如属于偏头痛，可取对侧合谷（泻）、列缺（补）等穴，并压鬓部疼痛穴位。如巅顶痛，即一手压通天、前顶穴，一手压通天、后顶穴，以助局部止痛作用。然后泻百会穴以清热。气血下陷者（即脑缺血），百会穴用补法，泻太冲以平肝。

点穴次序：同前。

疗效：外感头痛，治疗2～3次即治愈。内伤头痛，治疗2～4次可见效，一般10次可治愈。

《气功点穴按摩术》

准备：患者一般取坐式，如年老体弱或病情较重者也可取仰卧式，闭目，放松。

1. 前头痛
（1）取穴：印堂、攒竹、阳白、太阳、神庭、上星、百会、风池、合谷等穴。
（2）手法：点按法、揉法、推法等。

2. 后头痛
（1）取穴：风池、风府、上星、肩外俞、肩井、天宗、曲池、合谷等穴。
（2）手法：点按法、揉法、拿法、震颤法等。

3. 头顶痛
（1）取穴：百会、通天、人中、地仓、合谷、颊车、足三里、涌泉等穴。
（2）手法：点按法、揉法、震颤法等。

4. 偏头痛
（1）取穴：太阳、瞳子髎、丝竹空、率谷、风池、风府、肩井、曲池、合谷、阳陵泉、侠溪等穴。
（2）手法：点按法、揉法、拿法、震颤法等。

5. 全头痛
（1）取穴：印堂、太阳、百会、通天、风池、风府、肩外俞、肩井、天宗、曲池、合谷等穴，以及各疼痛点。

（2）手法：点按法、揉法、推法、拿法、震颤法等。

《疏通经络点穴法》

1. 选穴　合谷、风池、印堂、百会、头维、太阳、率谷、神门、列缺、内关、照海、攒竹、肾俞、足三里、三阴交、耳门、风府。

2. 手法　患者取坐位。施以头部疏通经络点穴法。

（1）术者左大拇指按百会穴，右大拇指按揉印堂穴，并上推至百会穴。

（2）右大拇指按百会穴，左手大拇指自百会穴下推至风府穴。

（3）从印堂开始，双手大拇指推前额至两侧太阳穴。

（4）轻揉太阳穴，按揉率谷穴，揉按风池穴，并以推法连于三穴。

（5）拿肩井穴，按百会、列缺穴。

（6）血压高加揉涌泉、神门穴。

（7）虚证头痛加按内关、照海、肾俞、足三里、三阴交穴。

（8）偏头痛重治率谷、列缺、耳门、攒竹穴。

《指针疗法》

1. 手法　扪泻法。

2. 取穴　风池、太阳、百会、合谷、少泽、阿是穴。

《中华气功点穴疗法精粹》

1. 外感头痛　运气点按或捏拿脊柱两侧，按揉捏拿肩臂肌3～5次。

2. 风侵经络　按头痛部位分经施术，如前额痛、眉棱骨痛等属阳明经，头顶痛属厥阴经，脑后痛属太阳经，偏头痛属少阳经。总之，必须循经运气施点按治疗。

《凤阳门点穴秘法》

上星——龙指，点、搓、揉；印堂——龙指，力点、揉；承泣——龙指，轻揉；太阳——龙指，轻点、压、缓搓；听宫——龙指，轻点、压，缓搓；合谷——拇指，点、重压；中渚穴——拇指，点、重压；百会——风指，重搐；风府——龙指，点、揉；风池——龙指，点、揉；崇骨——龙指，点、揉；风门——龙指，点、揉；腋窝——抓筋；委中——抓筋。

[自我保健]

《家庭按摩疗法》

1. 揉按风池穴　坐位，将两手拇指放在风池穴处，其余四指固定在后头部，用力按压或揉按1～2分钟。

2. 捏拿颈项　用右手拇指和其余四指相对，虎口向下，捏拿颈项部从后头到肩10

遍。

3. 按揉太阳穴　两拇指按在太阳穴处，其余四指固定在头两侧，按揉1～2分钟。

4. 点按头顶正中线　右手中指弯曲呈90°，用力按压百会穴1分钟，然后一直向前顺督脉经点按至前发际10遍。

5. 点按头顶两侧线　将食指和中指分开屈曲呈90°，点按两通天穴1分钟，然后一直向前顺膀胱经点按到前发际10遍。

6. 揪拧印堂穴　用拇指和食指捏起印堂穴皮肤一揪一拧20次。

7. 分抹前额　两食指屈曲用桡侧面分抹前额，从两眉中间到发际反复3～5遍。

8. 掐按合谷穴　用拇指掐按对侧合谷穴和列缺穴各0.5分钟。

《家庭按摩治病与健康》

1. 按揉眉弓、太阳、百会、风池各1分钟。

2. 点接头痛点、合谷各1分钟。

以上手法，每日早、晚各1次。

《百病自我按摩保健》

选风池、风府、天柱、太阳，采取坐位，将两拇指放在风池穴处，其余四指固定在后头部，用力按压或揉按1～2分钟，然后两拇指指腹按在太阳穴处，其余四指固定在头两侧，按揉1～2分钟；右手拇指放于右侧天柱穴上，食指放于左侧天柱穴上，先按压，再向风府穴处提拿，节律要慢而均匀，一般2～3分钟为宜，在自我按摩时，对于背部自己按不到的一些腧穴和经脉，可让家人辅助按摩。

1. 如果头痛偏于风寒，用滚法在项背按摩3分钟，配合按肺俞、风门，再拿两侧肩井，然后直擦背部两侧膀胱经，以透热为度。

2. 如果是风热头痛，用揉法按摩大椎、肺俞、风门等穴2分钟，再拿两侧肩井，按两侧曲池、合谷，以酸胀为度。

3. 如果是暑湿头痛，按大椎、丰隆、曲池，配合拿肩井，按合谷，提捏印堂及项部皮肤，以皮肤透热为度。

4. 如果是肝阳头痛，推攒竹、阳白，自上而下，每侧各20次，两侧交替进行；按揉两侧太冲、行间，以酸胀为度，再擦两侧涌泉，以透热为度。

5. 如果是血虚头痛，用摩法治疗5分钟，以中脘、气海、关元为重点，揉心俞、膈俞、脾俞、胃俞、足三里、三阴交，以微微酸胀为度。

6. 如果是肾虚头痛，横擦背部督脉，横按腰部肾俞、命门及腰骶部，以透热为度。

7. 如果是瘀血头痛，用揉、按太阳、攒竹、头维及前额、头侧经脉循行部位，然后擦前额及两侧太阳穴部位，以透热为度。

[注意事项]

1. 头痛的预防极为重要，要保持情志舒畅，注意休息，劳逸结合，特别是过度疲劳时，要注意防止外邪入侵，防止风寒、湿热入侵。

2. 原因不明的头痛，并伴有恶心、呕吐、意识障碍等症状时，应及时就医。

[临床报道]

1. 萧应干，介绍指针治病的疗效。①晕针：指甲掐患者十指甲盖上一分肉上，或人中穴。②痫证猝倒：指切人中，如仍不醒，可用两拇指甲强掐照海穴。③头痛：头角胀痛可用食指揉两太阳穴5～10分钟，正面头痛可用拇食二指掐印堂穴4～8分钟，继以两手食指对掐合谷穴3～5分钟，头顶痛可用两手拇食指揉压风池5～7分钟；继用两拇指甲掐列缺穴5～10分钟。④牙痛：上牙掐下关，下牙掐颊车，并都配掐合谷。⑤胃痛：以食指用力揉、压中脘穴5～10分钟，如兼眩晕呕吐者，可用拇指强掐内关穴5～10分钟，如兼呃逆，可强掐足三里10～15分钟。⑥腹痛：左侧痛者即用拇食二指掐大横穴上的大筋5～10分钟，使患者发生麻感，右侧痛按上法掐右大横穴，下腹痛以食指按压气海穴5～10分钟，及按压足三里10～20分钟。妇女行经腹痛，可配用三阴交，约掐10～15分钟。文中并附有作者验案4例；最后指出指针必须按患者体质虚、实，年龄老、幼，而定手法之轻重。

2. 吴穆，指针天牖穴治疗颈源性头痛461例疗效观察。治法：患者俯卧，用枕头垫前胸，使头低下靠床，在乳突后下方，约平下颌角处的天牖穴寻找有凸起顶手的压痛点，画上记号，医者先在三焦经颈段轻轻推拿，继用拇指对准顶手的天牖穴向健侧同名穴顶推，若压痛点消散，表明指针成功，若不消散可再施指针1次，或在天容穴和阿是穴辅以指针亦可奏效。视患者的体质情况手法可分弱、中、强3种。隔日1次，治疗1～3次。结果：痊愈161例占34.9%，显效299例占64.86%，无效1例占0.22%，总有效率为99.78%。

3. 余锡明，点穴治疗脑外伤后综合征68例临床观察。患者的表现有头痛、眩晕、恶心、呕吐、失眠等症。取穴：太阳、百会、风池、肩井、曲池、合谷、足三里、风府。头痛甚者加印堂、头维；眩晕甚加肝俞、神门；恶心纳呆加中脘、膈俞；癫痫者加心俞、巨阙、内关、行间等。手法操作以一指禅推、点、按、揉、掐、弹拨、叩击等为主。每次施术10～30分钟，每日1次。结果：痊愈41例，好转19例，无效8例，有效率88.2%。脑血流图：双侧脑波幅差恢复正常范围者42例，双侧脑波幅差较治疗前减小者16例，治疗前后无变化者10例。

4. 张庆仁，气功点穴治疗头痛的体会。偏头痛点同侧太阳穴并运气至同侧风池，然后意念沿同侧肩至臂至手排出病气。全头痛则取双侧太阳穴，方法如上。头顶痛点上星穴，意念引导经百会至大椎，再沿臂手线排出病气。其观察56例，经治1～3次，痊愈

50例，好转6例。

5. 李成山，点穴治疗头痛1100例。①取百会、上星、神庭、印堂、率谷、攒竹、鱼腰、哑门、风府等穴及督脉和膀胱经穴位。恶心、呕吐、失眠、心悸者可加点曲池、手三里、合谷、内关、神门等穴；阳明经头痛加点三阴交；厥阴经头痛加点血海等穴。实证多取坐卧，用泻法；虚证取卧位，用补法；虚实夹杂，补泻兼施。②双手叩击患者头部刺激线，遇穴手法加重。③双手十指前后左右上下提擦头部刺激线。结果：阳明经头痛685例，治愈682例，显效3例；少阳经头痛252例，治愈250例，显效2例；厥阴经头痛663例全部治愈。治愈率达99.5%。

第十四节　眩晕

眩是眼花，晕是头晕，二者常同时出现，故统称为"眩晕"。轻者闭目即止；重者如坐车船，旋转不安，不能站立，或伴恶心、呕吐、汗出甚至昏倒等症状。

诊断要点：

1. 以头晕眼花为主症。
2. 常伴视物旋转，不能站立或恶心呕吐、汗出等。

[治疗方法]

《实用按摩推拿大全》

1. 肝阳上亢　患者坐位，医者点按风府、风池，以清脑开窍，通经活络；点按内关、大陵，以镇肝熄风，降逆止呕，宽胸和胃，镇静止痛，宁心安神。

2. 气血亏虚　患者坐位，医者以双手拇指点按脾俞、胃俞，以补益脾胃，温中助阳；点按足三里，以补气生血，温益中气，升清降浊，共达补益气血，健运脾胃。

3. 肾精不足　患者正坐，医者点按肝俞、肾俞，以补益肾阳，益气养血，精血互生。嘱患者仰卧位，施用点三脘开四门法，以补中益气，益气养血；点按关元、气海，以培补元阳，益肾固精，精血互生，共达补肾滋阴。

《点穴疗法》

泻百会，切瞳子髎，泻合谷，补内关、足三里等穴，能引虚阳下行。如阳虚眩晕者，各穴都用补法。每穴平揉、压放各100次。百会、足三里穴，每穴点打100次。

点穴次序：由上往下点穴。

疗效：发作后，及时治疗，效果好。如久病新犯，见效后还需继续治疗。一般10

次左右可治愈。

《气功点穴按摩术》

1. 准备　患者取坐式，如老年体弱者取仰卧式也可，闭目，放松。
2. 取穴　太阳、风池、风府、率谷、肩井、中府、曲池、合谷、劳宫等穴。
3. 手法　上按法、揉法、拿法、震颤法等。
4. 患者改为俯卧式，腰带松开，闭目，全身放松。
5. 取穴　大椎、至阳、命门、心俞、肝俞、肾俞、环跳、承山、涌泉等穴。
6. 手法　点按法、掌按法、推法、揉法、拍法、震颤法等。
7. 患者改为仰卧式，闭目，全身放松。
8. 取穴　中脘、气海、阳陵泉、足三里等穴。
9. 手法　点按法、掌按法、摩法、震颤法等。

《指针疗法》

1. 手法　项侧降阳法，扪泻法。
2. 取穴及操作　先坐位，进行项侧降阳法，再用扪泻法于风池。再取仰卧位，取内关、三阴交、阳白、太阳、健神穴，用扪泻法。

注：若血压下降慢时，则加太溪，用扪泻法。本法由实践中得出，效果较好，其中风池及内关最为重要。降肝阳时，操作时间长些效果显著。但扪按风池穴时，须右手拇指点在风池穴内指向左眼球，其余四指贴颞颊部。唯中指尖按在太阳穴上，左手拇指点指向右眼球，其他四指在左颞颊部。穴位必须准确方可施术。

《中华气功点穴疗法精粹》

1. 气血不足　运气按揉任、督脉，沿按中下丹田进行导引治疗。
2. 肝阳上亢　运气点压督脉，循上丹田，巅顶至后头部。
3. 痰湿中阻　选用胸腹部气功点穴治疗常规，循足阳经运气点按揉。

《武当点穴秘法》

以拇指点压左臂少海穴，即可消除头晕的症状。

《少林点穴秘传》

选穴：心俞、身柱、天柱、内关、足三里。

[自我保健]

《百病自我按摩保健》

选风池、曲池、内关、神门、三阴交等穴。用单手拇指依次揉对侧肢体穴位，待指按的穴位周围出现酸胀感为止，换手操作。上下肢穴位可交替按揉。虚证加足三里、气海、关元，实证加上巨虚、太冲、中脘。

《自我保健穴位推拿》

1. 手法治疗　揉晴明，摩眼眶，揉印堂，按揉太阳，分推前额，上推听宫和翳风，按揉风池，揉按百会，拿内、外关，拿揉合谷，按揉足三里，揉按三阴交。

2. 随证加穴

（1）头晕眼花、动则加剧，神疲懒言，心悸失眠，气短自汗，面色苍白者加：擦大椎，揉气海，按揉脾俞，揉擦肾俞。

（2）眩晕脑空，午后入夜加重，耳鸣，失眠，腰酸，遗精，五心烦热者加：按揉肾俞和志室，揉气海，擦涌泉。

（3）眩晕耳鸣，头痛且胀，面红，口舌，急躁易怒，四肢麻木者加：揉按肾俞，擦腰骶，拿太溪，掐、揉太冲，揉按涌泉。

（4）眩晕头重，胸闷欲呕，食少好困，四肢沉重者加：按揉脾俞，摩中脘，按揉丰隆。

[注意事项]

1. 眩晕患者，动作不宜过快、过猛，行走时宜靠近路边、墙边，以防突然眩晕无所依扶。

2. 适当增加体育锻炼。

3. 及时治疗原发病。

第十五节　不寐

不寐亦称"失眠"或"不得眠""不得卧""目不瞑"，是指以经常不能获得正常睡眠为特征的一种病证。不寐的病情轻重不一，轻者有入寐困难，有寐而易醒，有醒后不能再寐，亦有时寐时醒等，严重者则整夜不能入寐。

诊断要点：

以失眠或不易入寐或易醒为主要临床表现。

[治疗方法]

《实用按摩推拿大全》

1. 肝郁化火　点按脾俞、胆俞、三焦俞、心俞，以宁心安神，调理气血，清泄肝胆蕴热，疏肝利胆，泄热调气，调气利水；点按神门，以安神宁心；点双侧章门，以疏肝解郁，疏畅肝胆之气。

2. **痰热内扰**　患者坐位，医者以拇指点按患者脾俞、心俞、胃俞、肺俞、三焦俞，以理气化痰，和胃降逆，宁心安神；点按神门、内关，以镇静安神，理气和胃。

3. **阴虚火旺**　患者坐位，医者以拇指点按心俞，以安神养心；点按太溪、解溪，以滋阴清热，益肾补虚，清热安神；点按涌泉，以滋补肾水，共达滋阴降火，养心安神。

4. **心脾两虚**　患者坐位，医者以双手拇指点按心俞、脾俞、胃俞，以补益脾胃，健脾理气，养心安神；点按三阴交，以滋阴养血；点按神门，以宁心安神；再点按气海，以扶元气，共达补养心脾，滋生气血。

5. **心胆气虚**　患者坐位，医者以双手拇指点按心俞、脾俞，以宁心安神，理血调气。嘱患者俯卧位，点按太溪，以益肾补虚。嘱患者仰卧位，点按内关，以宁心安神；点按三阴交，以滋阴益肝利胆，安神定志。

《点穴疗法》

由于思虑过度，血不养心。补心经之神门穴，可安心神。补脾经之三阴交穴，能入静。心安神静，就容易入睡。如因肝火上升者，泻太冲与合谷穴。头痛、头昏者，头部取穴或辅助以头部压穴法及推运等法。每穴平揉、压放各100次，手法须轻而缓。但头部压穴法宜略重些，每日治疗1次。

心肾相交、安神，点穴手法：神门穴（补）平揉，圈大，速度慢，重手法100次（引肾交心）。平揉，圈小，速度快，轻手法100次（引肾交心）。压放：不快不慢100次；太溪穴（补），平揉，圈大，速度慢，轻手法100次（引心交肾）。平揉，圈小，速度快，重手法100次（引心交肾）。压放：不快不慢100次；印堂（补），关元穴（补），平揉、压放各100次（手法不轻不重，不快不慢）。

心肾相交，健胃补脾，点穴手法：神门穴（补），平揉手法轻，圈大，速度慢（引肾入心）。压放：不轻不重，速度缓（不快不慢）；太溪穴（补），平揉手法重，圈小，速度快（引心入胃）；足三里穴（补），平揉、压放手法不轻不重，不快不慢，揉圈不大不小；心俞穴（补），手法同神门穴；肾俞穴（补），手法同太溪穴；脾俞穴（补），手法同足三里穴。

手法解释：心在上，手法轻；心属火，圈大而快（用慢速度，是引肾入心）。肾在下，手法重；肾属水，圈小而慢（用快速度，是引心入肾）。脾胃在中，手法宜缓，揉圈不大不小。

《指针疗法》

1. **手法**　揉扪法，平补平泻。
2. **取穴及操作**　患者仰卧，施术于内关、神门、中脘、中极、百会、三阴交、太溪、足三里，作揉扪法。次俯卧位作捏脊法。最后由舟骨结节间脚底画横线，恰在脚底中心处取穴，捏按之（即捏法），此穴在实践中得出，暂命名为健神穴。

《中华气功点穴疗法精粹》

1. 治疗手法　选用按头部气功点穴常规施术。

2. 操作要领

（1）患者仰卧，医者立于头顶床沿，按头部气功点穴常规6～12次。随后按证循经自上而下以少阴经循行部位为主，按至患者入睡即可。每日1次，6～12次为一疗程，暂停7～15天，再继续治疗一个疗程。

（2）患者取俯卧位，医者立于一旁，先运气用手掌作用于患者脊椎进行抚摩3～5遍，再进行捏脊3～5遍，随症状进行点按经络部位若干遍。

3. 辨证施治

（1）心脾亏损：运气按揉背部俞穴（心俞、脾俞、胃俞、厥阴俞）沿足厥阴经、足阳明经揉按。

（2）心肾不交：运气按手足少阴经循行部位6～12遍。

[自我保健]

《家庭按摩疗法》

1. 掐揉三阴交　用两拇指指端按压在两侧三阴交穴上，先掐后揉1～2分钟，使局部有酸胀感为宜。

2. 推小腿内外侧　拇指与四指分开，大拇指放在膝下胫骨内侧上端的凹陷处（阴陵泉穴），其余四指放在小腿外侧腓骨小头前下缘（阳陵泉穴处），做对称用力，自上而下推三阴交和绝骨穴以下为止，反复操作30～50次。

3. 擦腰　将两手掌面相对搓热，然后将两手迅速地放在腰两侧，从胁下擦至骶部，反复擦30次。

4. 掐神门穴　用两拇指峰交替掐揉对侧的神门各1分钟。

5. 旋摩全腹　仰卧位，将两手掌分别置于上、下腹部，然后两手交替作顺时针环形摩动2～3分钟。

6. 按揉百会穴　用拇指或中指峰在百会穴上进行揉按1分钟，然后两拇指按揉风池穴1分钟，最后屈曲食指桡侧在眉棱、前额分抹10次。

《百病自我按摩保健》

选风池、神门、三阴交、足三里为主穴，先用两拇指指腹掐揉风池穴1分钟；再用拇指指峰交替掐揉对侧神门穴各1分钟；再用两拇指指端分别按在两侧足三里、三阴交穴位上，先掐后揉，每穴1～2分钟，使局部有酸胀感为宜。

若失眠属于心脾两虚者加脾俞、心俞、大陵、太溪，分别按揉1分钟，以补气养血；属心肾不交者加心俞、肾俞、太溪，分别按揉1分钟，以交通心肾；属肝阳上亢者加行间、足窍阴，分别按揉0.5分钟，以化痰和胃。

《自我保健穴位推拿》

1. 手法治疗　揉按翳明；掐、揉神门；拿揉内关；按揉足三里；揉按三阴交；擦涌泉；摩中脘；揉气海；做深呼吸运动10～20次，全身放松，即能入睡。

2. 脑励口穴

（1）多梦易醒、心悸健忘、面色苍白、肢倦神疲者加：按揉脾俞，揉按百会。

（2）心烦不寐、头晕耳鸣、腰酸梦遗、五心烦热者加：揉肾俞和志室，拿按太溪。

（3）失眠、急躁易怒、目赤、口苦、小便黄赤、大便秘结者加：按揉脾俞，拿阴、阳陵泉、揉按太溪，点按太冲，拿揉合谷。

（4）失眠头重、痰多胸闷、厌食嗳气、心烦躁苦者加：按揉脾俞、胃俞，拿合谷，按揉丰隆。

[注意事项]

1. 点穴治疗的同时宜配合心理治疗。要解除烦恼，消除思想顾虑，避免情绪激动。

2. 生活起居宜规律，睡前不吸烟，不喝茶，不看刺激性的书、报与电视节目，宜温水洗脚。

3. 每天适当参加体力劳动，加强体育锻炼，增强体质，也可配合气功调养。

[临床报道]

王国英，点按"额旁二线"治疗神经衰弱50例观察。额三线：印堂—百会为一线，眉中（双侧）—百会为两线。医者先用右手掌托住患者后枕部，左手拇指指腹点按印堂—百会，然后再点按眉中—百会两线，反复3～4次，要点之相连，不留空隙，力量由轻到重，速度不宜过快。对病程长、病情重者加神门、三阴交等穴，每日1次，10次为1疗程，疗程间隔5～7日，并对患者进行心理诱导。结果：痊愈36例，好转11例，无效3例。

第十六节　郁证

郁证是由情志不舒、气机郁滞所引起的一类病证。主要表现为心情抑郁，情绪不宁，胁肋胀痛，或易怒善哭，以及咽中有异物梗阻、失眠等各种复杂症状。情志波动，失其常度，则气机郁滞，又可由气及血，变生多端，引起多种症状，故有"六郁"之说，即气郁、血郁、痰郁、湿郁、火郁、食郁，其中以气郁为先，故本名所述以气郁、血郁为主。

诊断要点：

1. 女性多见，发病与精神因素关系密切。

2. 临床症状繁多，如神倦纳呆，失眠健忘，善怒多疑，郁闷寡欢，多言不休，善悲欲哭等。但检查时无相应器官的器质性病变。

[治疗方法]

《实用按摩推拿大全》

1. 肝气郁结　患者俯卧位，医者立于一侧点按肝俞、脾俞、厥阴俞，以通经活络，通调脏腑，活血化瘀，疏肝利胆，行气解郁，疏肝理气，消食化滞。嘱患者仰卧位，点双侧章门穴，以平肝降逆，理气和中，疏肝理气，消滞除郁。

2. 气郁化火　患者坐位，医者以双手拇指点按肝俞、胆俞、三焦俞，以行气解郁，清泄肝胆热邪，理气宽膈，清头明日，调气利水。

3. 气滞痰郁　患者坐位，医者以双手拇指点按肺俞、肝俞、脾俞、胆俞，以降逆化痰，利气散结，理气开郁，化痰清热，通利气机。

4. 忧郁伤神　患者坐位，医者以双手拇指点按心俞，以养心安神，调理气血。嘱患者仰卧位，点双侧章门穴，以解郁益气，点按犊鼻，以通经活络，疏解悲忧，养心安神。

5. 阴虚火旺　患者坐位，医者以双手拇指点按肝俞，以清泄肝火。嘱患者俯卧位，点按肾俞，以益肾固精，滋阴补肾，壮水制火。嘱患者仰卧位，点按关元、气海以培补下元，调理冲任；点按三阴交，以滋阴清虚热；点按内关，以镇心安神。

[注意事项]

1. 多参加一些体力劳动或体育锻炼，增强抗病能力。

2. 注意精神卫生，学习一些心理学的知识。必要时可向心理医生咨询。

第十七节　中风

中风又名卒中，是以猝然昏仆，不省人事，伴口眼歪斜，半身不遂，语言不利，或不经昏仆而仅以㖞僻不遂为主症的一种疾病。因本病起病急骤、变化多端，与风性善行而数变的特征相似，故以中风命名。

诊断要点：

1. 一般起病急骤，突然出现昏迷、偏瘫、失语等。
2. 多见于高血压和动脉硬化患者。
3. 头颅CT检查　高密度或低密度影。
4. 腰椎穿刺　压力增高或红细胞、蛋白增高。

[治疗方法]

《实用按摩推拿大全》

1. 中经络

（1）经脉空虚，风邪入中：患者坐位，医者以双手施提拿肩井法，以通经活络，豁痰开窍，祛风解表；施用点按风池、肩髃、肩贞、天宗，以调和气血，通经活络，疏风解热，疏风活络，通利关节；点按曲池、合谷以活血散瘀，疏风解表，调和气血，通经活络。嘱患者俯卧位，点按环跳、委中、殷门、承山，以通经活络，疏调筋络，疏风散寒。嘱患者仰卧位，点按足三里、髀关、梁丘，以疏通经络，调和气血，疏风散寒，达祛风、养血、通络之功。

（2）肝肾阴虚，风阳上扰：患者坐位，医者以双手提拿肩井，点按风池、风府以祛风豁痰，疏风清热；以一手扶患者，另一手施用搓运夹脊法，点按肝俞、肾俞、天宗，以理气和血，宣降肺气，利肝胆调气滞，清泄肝胆湿热，补益肝肾之气，疏风清热。嘱患者仰卧位，施用推运印堂法、双运太阳法，以祛风热，开腠理，通经活络，调和气血，滋阴潜阳；点按髀关、梁丘、足三里、承扶、丰隆，以调和气血，通经活络，疏风散寒，温经活动，理气和胃，分清降浊。共达滋阴潜阳、化痰通络之功。

2. 中脏腑

（1）闭证：患者仰卧位，医者施用掐点人中，以回阳救逆，清热开窍；点按劳宫，以开窍回阳，濡养肌筋，活血化瘀；点按太冲、丰隆、涌泉，以平肝理气，通经活络，安神开窍，清热化湿，分清降浊，醒脑安神，清肝熄风，豁痰开窍。

（2）脱证：患者仰卧位，医者以食指置于患者头顶正中，施用一指托天法，以开窍安神，升阳固托，补虚益气；施用掐点人中，以回阳救逆，开窍醒神，通调任督，推拿阴阳，开窍醒脑；施用揉拿手三阴法，点按内关，以强心益脉；施用补泻神阙法，点按关元，以温阳益肾；点按足三里，以补益脾胃，补虚益弱，扶正固本，共达益气回阳，救阴固脱。

《点穴疗法》

泻合谷，既能清头部的热，也可清大肠的热，通利大便；补足三里，止呕吐、和气逆，引胃气下降而增进食欲。这二穴为治疗本病的主穴。每穴平揉、压放各100～200次。四肢配穴：泻曲池、补阳陵泉，有帮助肢体恢复和促进肠胃机能的作用。腹部配穴：泻中脘，和顺胃气；补气海，增进机能。这样相互配穴，不仅调理了肠胃，同时，也促进了肢体运动机能的恢复。头昏者，加头部推运法，散头部的风热；耳鸣者，点风池穴，用补法，引少阳之火下行。各配穴，每穴平揉、压放各100次。口眼㖞斜者，加点颊车、地仓、下关、承浆等穴。轻症切穴，重症每穴压放50次，加强局部恢复的功能。言语不清者，加点风府、哑门以祛风。每次平揉、压放各50～100次。配穴切关冲、通里、翳风等穴，帮助前穴的不足。二便失调者，补列缺、照海，以滋养阴血；泻承山以清燥热。每穴平揉、压放各100次。四肢并须配合循按法，如搓捻、压迫、摩擦、摇运等法。

点穴次序：由上而下，先点健侧，后点患侧。

疗效：轻症早期治疗，而患者又善于调养的，收效快，治疗期短。病程已久，病势又重，而患者又易怒者，收效慢，治愈困难。

《气功点穴按摩术》

1. 准备　患者取坐式，不能坐者，仰卧式也可，闭目，放松。
2. 取穴　印堂、太阳、率谷、风池、风府、曲池、内关、外关、合谷等穴。
3. 手法　点按法、震颤法等。
4. 患者改为仰卧式。
5. 取穴　膻中、中脘、气海、阳陵泉、足三里、悬钟、昆仑、涌泉等。
6. 手法　点按法、震颤法等。

《指针疗法》

1. 手法　揉扪法，平补平泻。
2. 取穴　翳风、阳白、地仓、颊车、合谷，配合捏脊法。

《乾龙门点穴秘法》

1. 应用穴道　胆经：左阳白、右阳白、风池、环跳、阴陵泉。膀胱经：玉枕、天柱、中髎、下髎、委阳、昆仑。督脉：水沟、白会、百会、风府。胃经：地仓、大迎、颊车、足三里。大肠经：肩髃、曲池、合谷。脾经：阴陵泉、期门。奇经：印堂、额中。肺经：少商、鱼际。心包经：中冲。肾经：涌泉。奇经：十宣。心经：极泉。任脉：会阴。

2. 点穴法　由印堂至额中3次，食指由下向上擦推；左阳白3次，左手大拇指向左方擦推；右阳白3次，右手大拇指向右方擦推；水沟5秒，食指重点；囟会5秒，食指重点；地仓12次，食指轻揉；百会5秒，食指重点；颈后各大筋49次，食指及拇指适力捏压；颈后各大筋21次，手刀轻捶弹；风府3秒，大拇指轻按压；风池3秒，食指及拇指轻按压；玉枕3秒，食指及拇指轻按压；头部3次，双手五指末端由前向后轻点敲；颊车5秒，食指扣点；大迎3秒，食指扣点；由脊柱循膀胱经3次，掌根或食指、中指、无名指由上向下点敲；中髎5秒，两手大拇指按压；下髎5秒，两手大拇指按压；肩髃5秒，大拇指按压；极泉3次，食指、大拇指钩扣后前大筋或按抓住筋弹动大筋（同时进行）；少商5秒，大拇指按压；合谷5秒，大拇指向上推压；鱼际5秒，大拇指按压；曲池5秒，大拇指，由下向上按压；中冲3秒，大拇指点；十宣3秒，大拇指点压；环跳5秒，两手大拇指用力向下重压；阳陵泉、阴陵泉5秒，两手大拇指同时点压；足三里5秒，大拇指重点压；鼠蹊部（胃经、胆经、膀胱经）3次，食指及拇指扣抓（使筋柔软）；两手握大腿两侧2次，两手掌根由上向下揉转（使肌肉柔软）；期门穴前肋骨内3次，五指扣抓压推；委阳筋3次，食指扣弹；昆仑大筋3次，食指及拇指扣弹；后脚跟大筋5次，手刀切弹；涌泉5秒，大拇指插压。

《凤阳门点穴秘法》

水沟——凤指，微用力圆形点，揉；地仓——龙指，轻点、轻揉；承浆——中指，点、揉；廉泉——龙指，点、轻揉；百会——凤指，微力点、并五指，在周围掐抓；颊车——凤指，点、揉、擦；大迎——凤指，点、揉、擦；肩髃鹊——凤指，点、揉、擦；曲池——凤指，点、揉、擦；合谷——拇指，点、重压；少商——捏、揉；十宣——捏、揉；环跳——握拳捶，叩打；凤指，力点；阳陵泉——龙指，点、揉；足三里——龙指，点、揉；涌泉——凤指，圈、擂、钻、多擦；尾中——豹爪；后颈项——豹爪，抓；腋窝——豹爪，抓。

《中华气功点穴疗法精粹》

1. 治疗手法　用气功点穴、气功导引、气功按摩等手法。

2. 操作要领

（1）气功点穴导引：嘱患者仰卧位或坐位，医者将丹田气运行至手部内劳宫，手置于患者的头部（百会穴）用意导引，将患者体内浊气直导引经涌泉穴至体外，起到舒通经络、调和气血的作用。

（2）点穴按摩：嘱患者仰卧位，医者将丹田气运至两手部，再将手置于患肢部位的经穴处进行气功点按摩法。顺序是从患肢远端到近端，或循经络走行方向进行。

（3）对症处理：对失语症有舌伸缩障碍者，可行食、中指运气按舌根3～5分钟，再行气导引将舌向外牵拉。配合运气点颏孔、迎香、四白、承浆、垂根等穴。面部肌麻痹、发不出音者，点按天突、人迎穴等。

[自我保健]

《家庭按摩治病与健康》

由家属操作。

1. 用双手揉拿患侧上肢及下肢3～5次。并在筋腱的部位做弹拨法。

2. 用手掌揉肩背部及臀部、下肢后侧3～5次。按压天宗、曲池、合谷、环跳、委中、阳陵泉各1分钟。

3. 做患侧肩、肘、腕及髋、膝、踝关节的旋转、屈伸活动，每个关节活动10次，幅度由小到大。

[注意事项]

1. 少食油腻及刺激性食物，并做必要的活动，如散步、下蹲、摇肩、揉核桃等。

2. 可配合服用中成药及针灸治疗。

3. 脑出血者应就地抢救，不宜搬动。

4. 预防并发症的发生，如卧床或不能活动的患者应定时翻身变换体位，预防褥疮。

5. 安定情绪，使心情舒畅，睡眠充足，生活有规律。

6. 偏瘫患者的恢复是比较慢的，无论医生、患者和家属都要有信心、有耐心，坚持治疗，精心护理，促进食欲，刻苦锻炼。持之以恒，使患者尽快康复。

[临床报道]

林国明，理筋点穴治疗中风后遗症。理筋是指、拿、揉、弹、抹、理、提等法的复合，拿中兼提，理中带弹，点穴常以食、中、拇指叩选定穴位，指叩频率120～150次每分钟。主穴：角孙、风池、缺盆、天宗、曲池、内关、合谷、肾俞、环跳、委中、太冲。配穴：百会、哑门、太阳、翳风、颊车、地仓、肩井、手三里、外关、心俞、肝俞、脾俞、肺俞、命门、承扶、殷门、髀关、血海、承山、涌泉。

第十八节　消渴

消渴是以多饮、多食、多尿、身体消瘦或尿浊、尿有甜味为特征的病证。西医学中的糖尿病属本病范畴。

诊断要点：

1. 典型的症状为三多（多饮、多食、多尿）一少（体重下降）。
2. 常因遗传、肥胖、多食、少动、精神刺激、妊娠、感染、创伤等诱发或加重。

[治疗方法]

《实用按摩推拿大全》

1. 上消　患者坐位，医者以双手拇指点按肺俞、三焦俞，以调理肺气，通利三焦之气。点按合谷、鱼际、手三里、曲池，以通经活络，疏风解表，调和气血，清上焦之热，润肺清肺热。嘱患者仰卧位，点按廉泉，以宣通肺气，理气和血，清火利咽，生津止渴；点按照海、三阴交，以滋阴潜阳，濡养肺金，共达清热润肺、生津止渴的目的。

2. 中消　患者坐位，医者以双手拇指点按脾俞、三焦俞，以益气养血，补脾健运，通调三焦，调气利水。嘱患者仰卧位，施用点三脘开四门法，点按天枢，以补中益气，益脾胃之阴；点按合谷、太溪、三阴交，以滋阴润燥，清胃泻火，养阴增液。

3. 下消　患者坐位，医者以双手拇指点按三焦俞、肾俞，横搓命门，以补益肾阳，通利三焦，培元补肾，通利腰脊。点按少商、天泽，以清热利咽，清肺燥热，生津止渴。嘱患者仰卧位，点按三阴交、太溪、照海，以补益三阴，滋阴潜阳，清利下焦，共达滋补肾气、益肾滋泉。

《武当派点穴秘法》

用拇指在左、右手大陵穴，交替点穴，效果显著。

《中国秘藏点穴术》

1. 取穴　京门、地机。按摩京门穴，可增加胰岛素的分泌量。

2. 方法　先用拇指点压京门穴，左右分别进行各5分钟。如果腹部发声，即说明产生了效果。点穴次序：先点京门，隔5分钟以后，再点地机穴。点时以垂直力下压，不但腹部发声，下肢亦有轻度麻木感。

《中华气功点穴疗法精粹》

1. 治疗手法　用气功点、按、振、揉、捏脊等手法。

2. 操作要领

（1）患者取仰卧位，医者坐或立于一侧。用一手拇、中指运气点、按、揉天枢、膻中穴，一手指点、按、振阴陵泉3～5分钟；再一手按推揉气海、三阴交、关元，一手点振三阴交、上脘、中脘、建里；最后点揉足三里，运气推揉梁门等穴。

（2）患者取仰卧位，医者一手指运气按揉章门，一手指运气点按肩井，再点揉足三里、内关等穴。

（3）患者俯卧位，医者运气后用双手拇指分别按、揉、点肺俞3～5分钟；再用双掌内劳宫穴发气按揉脾俞、胃俞、肾俞3～5分钟；最后捏脊6～12遍。

3. 辨证穴位

（1）上消证用气功点、按、揉俞府、梁门、上脘、内关、章门、肩井、肺俞、合谷等穴。

（2）中消证用气功点、按、揉天枢、中脘、建里、足三里、脾胃、章门、气海等穴。

（3）下消证用气功点、按、揉关元、气海、肾俞、三阴交、阴陵泉、足三里、天枢、膈俞等穴。

《内科按摩学》

1. 上消治则　清热泻火、生津止渴。选穴肺俞、脾俞、三焦俞、上脘、中脘、梁门、曲池、手三里、合谷。可重用揉摩胸胁润肺法，敲击上腹生津法，揉压任脉止渴法，按揉阳明清热法，配用提拿颞肌健运法。

2. 中消治则　清胃养阴，泻火通便。选穴：脾俞、三焦俞、中脘、梁门、曲池、手三里、合谷。可重用揉拨肾俞清胃法、揉抹上腹养阴法、敲击腹部通便法、揉压任脉止渴法，配用按揉阳明清热法。

3. 下消治则　滋阴补肾，生津清热。选穴：三焦俞、肾俞、命门、中脘、中极、关元、水分、曲池、合谷。可重用推抚全身滋阴法、按压俞穴补肾法、揉压任脉止渴法，配用敲击上腹生津法、按揉阳明清热法。

《中国按摩大全》

患者仰卧，医者居其右侧，做腹部按摩常规手法。烦渴多饮者，重点点按左梁门、左章门；多食多饮者，重点点按中脘、建里穴，并自中脘向上推按至咽部；多尿为主者，重点点按水分、关元、中极。

患者坐位，在腰背部推按，自上而下反复推按，然后重点点按背部俞穴。烦渴多饮者，重点点按肺俞、心俞、膈俞、肝俞，并配合点按下肢的足三里、阳陵泉；多食饮者重点点按胃俞、脾俞、肝俞、肾俞，并配合点按三阴交，揉涌泉；多尿为主者重点点按肾俞、肺俞、肝俞，并配合搓腰，拿肩井，按揉百会。

[自我保健]

《百病自我按摩保健》

1. 按穴位　取肺俞、胰俞、脾俞、肾俞、合谷、曲池、足三里、三阴交等穴。用拇指指腹分别在上述穴位上揉按，每穴按摩1分钟，力量由轻渐重，先躯干后四肢，以酸胀为度。

2. 揉廉泉　端坐位，头稍向后仰。将拇指指腹放在廉泉穴处，食指放在承浆穴处，做顺时针方向揉按，力量由轻渐重，以局部酸胀为宜，每日可揉按2~3次。

《自我保健穴位推拿》

1. 手法治疗　按揉肺俞，按揉胃俞，揉、擦、肾俞，摩中脘，揉气海，按揉手三里，拿合谷，拿按内、外关，按揉足三里，揉按三阴交。
2. 随证加穴
（1）烦渴多饮、口干舌燥、尿频而量多者加点按大椎，拿按尺泽。
（2）多饮食饥、形体消瘦、大便秘结者加揉丰隆和承山，点按太冲，掐、揉内庭。
（3）尿频量多、混浊如脂膏、腰膝酸软、面色晦暗者加擦大椎，按揉命门，拿按太溪和昆仑，擦涌泉。

[注意事项]

1. 糖尿病是一种慢性病，患者及家属要掌握糖尿病的相关知识，树立信心，坚持长期治疗。
2. 适当参加体育锻炼和体力劳动可促进糖的利用，减轻胰岛负担，为本病有效疗法之一。
3. 养成良好的卫生习惯，避免肥胖，避免精神紧张，心情舒畅，饮食清淡，不宜过多过饱，适量米类，以蔬菜豆类、瘦肉鸡蛋为宜，禁辛辣之品。

第十九节　自汗、盗汗

自汗、盗汗是由于阴阳失调、腠理不固，而致汗液外泄失常的病证。白昼时时汗出、动辄益甚者称为自汗；寐中汗出、醒来自止者称为盗汗。自汗、盗汗既可单独出现，也可作为症状而伴于其他疾病的过程中。西医学中的自主神经功能紊乱、结核病、休克、风湿热、甲状腺功能亢进、一时性低血糖或某些传染病的异常出汗等，均可参考本证辨证施治。

诊断要点：

1. 动辄汗出或寐中汗出。
2. 伴有体倦乏力或时寒时热、午后潮热等。

[治疗方法]

《实用按摩推拿大全》

1. 肺卫不固　点按肺俞、风门、脾俞，以益气固表，健脾除湿；点按关元、气海，以益气固摄。

2. 营卫不和　点按关元、气海，以温阳敛汗。

3. 阴虚火旺　点按脾俞、肾俞，以滋阴养血；点按肝俞、胆俞，以清热泻火坚阴；点按然谷、中府、涌泉、太溪，以补益肺肾，滋阴清热敛汗。

4. 邪热郁蒸　点按肝俞、胆俞、三焦俞，以清肝泄热，泻火利水；点章门以理气疏肝，清除湿热；点按关元、气海以补益元气，清利湿热。

[注意事项]

1. 避风寒，慎起居。

2. 肝火旺者宜调情志，避免不良刺激。

第二十节　虚劳

虚劳又称虚损，是以五脏亏损，气血阴阳不足，久而不复为主要病机的多种慢性衰弱征候的总称。本病涉及内容很广，其病损部位主要在五脏。

诊断要点：

1. 由多种原因导致，分别出现五脏气、血、阴、阳亏虚的多种衰弱症状。

2. 一般病程较长，病势缠绵。

[治疗方法]

《实用按摩推拿大全》

1. 气虚（肺气虚）　患者坐位，医者以双手拇指点按肺俞、肾俞，以调理肺气，滋补肾阴；点按孔最、劳宫，以理气止血，调和气血。嘱患者仰卧位，施用点三脘开四门法，点按膻中、关元，以补益中气，调理肺气，增补元气，共达补益肺气、益肾固元、益气固表之效。

2. 血虚（心血虚）　患者坐位，医者以双手点按肺俞、心俞，以益气生血，养血安神。嘱患者仰卧位，施用点三脘开四门法，以健脾和胃，补中益气，增土生金，以助气血生化之源；点按关元，增培补下元，滋阴养血，养血安神；点按间使、内关，以宁心安神，理气和胃，调和气血，共达养血安神、温中健脾、益气生血之功。

3. 阴虚（脾胃阴虚） 患者坐位，医者以双手拇指点按脾俞、胃俞，以促进运化，补益脾胃，促进生化之源，养阴生血，滋阴养液。嘱患者仰卧位，点按足三里、隐白、三阴交，以调理气血，补脾和胃，助运化，补脾胃，补益中气，共达养阴和胃之功。

4. 阳虚（肾阳虚） 患者坐位，医者以双手拇指点按脾俞、命门，以补益气血，促进气化，温补肾阳。嘱患者俯卧位，施以双龙点肾法，以壮阳健骨，调补肾气，强腰壮肾。嘱患者仰卧位，点按关元、气海以调补下焦气机，补肾虚，益元气，振阳精，培肾固本，补益元气；点按足三里、太溪、三阴交，以调补肾气；补中益气，共达温补肾阳、兼养精血之功。

《气功点穴按摩术》

1. 准备 患者取俯卧式，腰带松开，闭目，全身放松。
2. 取穴 命门、阳关、肾俞、大肠俞、气海俞、腰俞、委中、昆仑等穴。
3. 手法 点按法、掌按法、揉法、拍法、震颤法等。
4. 患者改为仰卧式，闭目，全身放松。
5. 取穴 气海、关元、血海、足三里、三阴交等穴。
6. 手法 点按法、掌按法、揉法、摩法、震颤法等。

《少林点穴秘传》

选穴：中脘、气海、足三里、照海。

《凤阳门点穴秘法》

气海穴——轻点、按、揉、压；关元穴——轻点、按、揉、压；上脘穴——热掌，两掌相叠，轻压，圈摩、多摩为佳；下脘穴——热掌，两掌相叠，轻压，圈摩、多摩为佳。

第二十一节 颈椎病

颈椎病又称颈椎综合征，是中老年人的常见病、多发病。本病是由颈椎增生刺激或压迫颈神经根、颈部脊髓、椎动脉或交感神经而引起的综合证候群。

诊断要点：

1. 多数患者无明显外伤史，少数因外伤而诱发。
2. 临床表现为一侧肩、臂、手麻木、疼痛，或以麻木为主，或以疼痛为主。

3. 颈部后伸、咳嗽，增加腹压时疼痛加剧。

4. 检查时下段颈椎局部有明显压痛点。牵拉试验阳性，压顶试验阳性。

5. 拍颈椎侧斜位相可观察病变部位。

[治疗方法]

《实用按摩推拿大全》

1. 颈型

（1）病因：内寒闭阻经筋，故使颈后肩背疼痛，或因伤后瘀阻经筋，故损伤性质反应，可出现颈后肩背疼痛，均属颈型之征。

（2）按摩推拿手法治疗：患者坐位，医者施用提拿双肩井法，揉捏项肌法，点按风池、大椎，以通阳解表，疏风活络，解肌止痛；施用揉拿手三阳法，点按曲池、合谷、外关，以活血化瘀，止痛消肿，舒筋止痛，通经活络，疏风解表，调和气血，施用搓运夹脊法，以消除痉挛，缓解肌筋，解除疲劳；施用合掌刁颈法，以理气活血，解郁除闷，温经散寒。

2. 神经根型

（1）病因：肾气不足，骨失荣养，故而出现疼痛、麻木、肌肉萎缩等症，均属神经根型。

（2）按摩推拿手法治疗：患者坐位，医者以双手施用提拿肩井法、揉拿颈肌法。以松解肌筋，通经活络，补益气血，濡养肌筋；旋用揉拿手三阴法、揉拿手三阳法。点按循经穴法，以通调气血，疏风散寒，通经活络，濡养肌筋；施用摇头捋颈法，以通经活络，滑利关节，缓解痉挛。嘱患者仰卧位，施用牵颈转法，以通经活络、松弛肌筋、消炎止痛。

3. 椎动脉型

（1）病因：风、寒、湿阻滞经脉，故头晕、短气、欲吐、关节疼痛，或外邪直中关节筋脉，均使经脉闭阻。

（2）按摩推拿手法治疗：患者坐位，医者施用五指拿法，以通经活络，滋阴潜阳，通调气血；施用揉拿手三阴法，揉拿手三阳法。点按诸穴，以通经舒络，散风解表，调节气机；施用拍颈伸臂法，以松弛筋肌，活利关节，活血止痛，消除疲劳；施用合掌刁颈法，以祛风散寒，消除痉挛，施用于洗头法，以温通经络，行气活血。

4. 交感神经型

（1）病因：经络闭阻，气血调和失调，故头痛气血郁滞，或心前区痛，或心律失常。气血不能上承，故清窍失养，视力模糊。腠理开合失宜，故多汗或无汗，为营卫不固之征。

（2）按摩推拿手法治疗：患者坐位，医者施用搓运夹脊法，以理气和血，解邪除闷，温经散寒；施用三指拿推法，以调通督脉，散风疏通阳脉；施用恶马回头法，以通经活络，松弛肌筋，解除粘连，疏风定痛。

5. 脊髓型

（1）病因：素体虚弱，腠理疏松，感受风寒湿邪，故发生经络闭阻、疼痛、麻木等。营不卫固，筋脉失养，故有下肢感觉障碍，均为经筋失司之征。

（2）按摩推拿手法治疗：患者坐位，医者提拿足三阴法，提拿足三阳法，点按诸穴，以疏松肌筋，恢复功能，散寒疏风，除湿清热，解除痉挛。

《点穴疗法》

颈椎综合征两侧都要用五行联取法，配少泽穴点打，配阳谷穴摩推，配前谷穴压放，配后溪穴摇振，震颤配小海穴左右平揉。切摇法，切少泽、后溪穴，摇转小指，提项强穴100次，风池穴平揉，压放各100次（平补平泻，即正揉、倒揉各50次），并在颈综穴（即第6、7颈椎之间）两侧用5种手法，并在本穴位上压放配通各穴，震颤配束骨穴，点打配至阴穴，摩推配昆仑穴，左右平揉配委中穴，并筋缩在大椎穴平揉，压放各100次。

《清宫点穴秘要》

患者正坐，医者先分别揉按风池、天鼎、缺盆、肩井、肩中穴俞、肩外俞、肩髃、曲池、手三里、合谷、少海、内关、外关、神门等穴，然后医者站于患者背后，用攘法放松颈肩部、上背部及上肢肌肉约5～10分钟，再用拿法，拿揉颈部并配合推桥弓，推肩臂部。

《家庭推拿按摩》

1. 准备　患者坐位，头稍向前俯，使颈部充分暴露（体弱者取俯卧位，胸前垫枕）。

2. 点穴　先以一指禅推，按揉法在颈项部中线自风府、哑门到大椎穴，两侧自风池而下到大椎穴，反复操作5～10分钟。点按天柱、肩中俞、肩外俞、天宗等穴各5～10次。以擦法于颈项、肩臂部，配合被动运动，反复操作3～5分钟，使肌肉充分放松。

《气功点穴按摩术》

1. 准备　患者取坐式，闭目，头部、颈部放松。

2. 取穴　风池、大椎、肩井、肩外俞、天宗、曲池、阳溪等穴。

3. 手法　点按法、拿法、推法、摩法、震颤法等。

《急救自救法点穴按摩》

1. 选穴　局部痛点、后溪、悬钟。

2. 操作　诸穴均用点法或按揉法重刺激。点按后溪和悬钟时，可一边点按，一边让患者活动颈项部，直至活动颈部患者自觉痛感消失为止。

《中华气功点穴疗法精粹》

1. 治疗手法 运气后行点、按、捏拿、拔、牵、伸等手法。

2. 操作要领

（1）运气拔颈法：医者一肘关节屈曲，掌托患者枕部，一手掌托下颌缓慢用力向上提拔。如胸锁乳突肌痛者，医者可一手固定患者枕部，一手以拇指运气按压两侧痛点直至疼痛缓解为止。

（2）运气扳颈复位法：此法操作时，医者必须技术熟练，诊断明确。操作时，医者一手掌托患部面颊向上提并旋转，另一手摸准患者偏歪之患，椎棘突待旋转至失移状态下，用力一推，听到"咔嚓"声即示复位。

（3）运气点压法：经上述治疗，神经根仍有刺激症状者，以咳嗽时尤为明显，可以拇指运气点压痛点，一噗一压，按压数次。其作用是令患者在进行呼吸运动时而发生，压痛点处得到气功能量的疏散和消炎作用。

[自我保健]

《自我保健按摩》

1. 手法治疗
（1）按揉风池。
（2）按揉颈椎两侧。
（3）下抹颈椎。
（4）两手对擦颈项。
（5）按揉大杼。
（6）按揉大椎。
（7）揉、拿肩井。
（8）拿、揉合谷。
（9）颈部锻炼法：做前后左右伸屈及旋转运动。

2. 随证加穴
（1）颈和肩臂疼痛，活动受限，上肢或下肢麻木风冷，拿内、外关，点按风市，按揉足三里，拿按三阴交和悬钟，对拿阴、阳陵泉，擦上肢，擦下肢。

（2）面色不华、头昏眼花、心悸失明、膝腰无力、四肢不温者加：按揉脾俞，揉擦肾俞，摩中脘，揉气海，按揉足三里、三阴交。

（3）兼有晕眩、耳鸣、头痛且胀，急躁易怒者加揉、擦肾俞，揉关元，拿内、外关，拿揉太溪及昆仑，点按太冲，擦涌泉。

（4）兼有头重眩晕、胸脘痞闷、四肢沉重麻木、恶心欲吐者加按揉脾俞，摩中脘，摩丰隆，揉按三阴交。

（5）头昏、头痛者加：揉印堂，按揉太阳，分推前额，上推面颊。

《家庭按摩指南》

颈椎病的手法治疗必须慎重，一定要诊断明确，分清类型。原则是颈型颈椎病和神经根型颈椎病，应用手法按摩效果较好；交感型颈椎病和椎动脉型颈椎病，可慎重选用手法治疗，或仅做穴位刺激对症治疗；脊髓型颈椎病最好不做按摩治疗或反做肢体手法按摩。一般的保守治疗对脊髓型颈椎病是无效的。

常规的颈椎病手法治疗分穴位刺激和颈椎的整复。穴位刺激按摩比较容易，在家中可以随时应用。但颈椎的手法整复按摩就要求手法熟练，操作准确，并且力量要合适，所以，不要自行操作，要由专科医生进行治疗。方法是按揉百会、风池、太阳、天宗、风府，拿揉颈椎两侧肌肉及穴位，包括斜方肌、肩井、合谷、曲池、足三里；由上至下揉推颈棘椎突，反复10～20次。根据不同的临床表现，可增加穴位按摩及按摩手法，灵活掌握。如上肢以痛、麻为主，要做全上肢调整按摩；伴有心、胃、血压改变的应加做俞穴刺激；有下肢不利的就要做全下肢软组织调整按摩；头部有症状者，加头部按摩。

[注意事项]

1. 经常做颈部锻炼，矫正不良姿势，以预防为主。锻炼最好在晨起和长时间低头工作后进行。

2. 颈椎病恢复起来较慢，一定要坚持治疗，安定情绪，不能着急。

3. 睡觉时枕头要合适，在不影响睡眠习惯的情况下，尽量将枕头放低，并将颈部垫起，不要"高枕无忧"。

4. 尽量防止颈部外伤，消除颈部慢性劳损的诱因。

5. 要早期发现，早期诊断，妥善治疗，防止由轻型转变为重型。

6. 有其他部位的并发症时，应积极治疗，对防止颈椎病有一定意义。

[临床报道]

1. 张学山，按压天宗穴诊断颈椎病。方法：患者脱去上衣并反椅而坐，医生用双手拇指以均衡的力量按压两侧天宗穴。经对比，有一侧压痛明显者为阳性。临床观察134例，与X线拍片结果相比较，准确率达95.52%。对照组35例（健康人、溃疡病和肩周炎患者）均无天宗穴压痛现象。

2. 曹光裕，气功点穴治疗伤科疾患。方法：嘱患者俯卧，术者用拇指或中指的指尖对准穴道，发放外气，每次5～10分钟，每周3次为1疗程。常用穴位：陈伤取痛点，伤患附近穴位及沿经络取穴；颈椎病取大椎、天柱、颈椎、肩井、风池、曲池、合谷；椎间盘突出症取痛点、环跳、阳陵泉、委中、承山、太冲；腰椎肥大取肺俞、肝俞、肾俞、腰俞、腰椎、阴陵泉、阳陵泉、丰隆；慢性腰肌劳损取肾俞、腰俞、志室、长强、委中、痛点；急性腰肌扭伤取委中、太冲、印堂、大椎、承山、梁丘、血海。常用手法有点压、点推、点按、点刮、点震5法。治疗25例，痊愈9例，显效6例，好转7例，无效3例，治疗时间为3~4个疗程。

3. 王淑文，气功点穴按摩治疗关节病。颈、肩关节病取太阳、风池、大椎、肩井、肩髃、天宗、肩贞、中府、曲池、合谷、缺盆；膝关节炎取膝内、膝外、伏兔、委中、承山、阿是穴；踝关节扭伤取解溪、胫中，内翻扭伤加申脉，外翻扭伤加照海。点穴按摩后再发放外气治疗。每日1次，10次为1疗程，疗程间隔2日。共治70例，痊愈50例，显效17例，好转2例，无效1例，总有效率98.57％，多数患者治疗4疗程以上。

第二十二节　落枕

落枕又名失枕，多因睡眠姿势不良，头颈过度偏转，使局部肌肉处于过度紧张状态，发生静力性损伤。冬春两季多发。

诊断要点：

1. 睡眠后颈部出现疼痛。
2. 头常歪向患侧，活动欠利，不能自由旋转、后顾或向后转需整个躯体连动。
3. 颈项部肌肉痉挛、压痛阳性，以斜方肌，大、小菱形肌明显。
4. 触之有条索状或块状硬结。

[治疗方法]

《实用按摩推拿大全》

患者坐位，医者一手扶头项，另手以拇指和余四指指腹于项颈部施用揉拿项肌法，点按风池，以舒松肌筋，缓解酸痛，散风活络，疏风定痛；施用提拿肩井法点按天宗，以祛风散寒，通经活络，舒缓痉肌，散风舒络，缓解止痛；施用揉拿手三阳法，点按合谷、曲池，以疏风止痛，祛风散寒；施用摇头捋颈法，以通经活络，滑利关节，活血散瘀，缓解痉挛。

《脏腑经络点穴按摩》

1. 准备　患者取坐位，年老体弱者也可取仰卧位，闭目，全身放松。
2. 取穴　肩井、风池为主穴，局部穴位。
3. 手法
（1）推肩井：用大指指腹由颈部向肩井处斜推，推时手下自感有一硬条索状物绊手，可用大指指腹将硬条索状物推散开。

（2）搓风池：用大指指腹揉按或用手掌横搓。

（3）指压颈部：一般用局部按摩，按压颈部的常规手法，并重点按压痛点。

（4）疏皮疗法：用大指和食指提捻肩部和颈部的皮肤，反复提捻。

《点穴疗法》

头不能抬起及前俯者，为足太阳经病，泻京骨，补委中，泻大杼、风门穴；头不能向左右回顾者，为手太阳经病，泻肩外俞、后溪穴，不论何经受病，均应加项强穴（泻本穴、按足三阳经）用泻法。酌情加泻风府或承浆穴，每穴平揉，压放各100次，并辅助以循按法。

附：治落枕方（包括颈椎增生及颈椎综合征）

一侧落枕，用一侧穴位，膈俞主穴，用五行联用法，配少泽点打，配阳谷穴摩推，配前谷穴深压放，配后溪穴摇振、震颤，配小海穴左右平揉、切摇法，切住少泽、后溪穴，摇转小指，捏项强穴100次。风池平揉，压放各100次（平补平泻，即正揉、逆揉各50次）。如果为颈椎综合征，两侧都要习以上手法，并在颈综穴（即第7颈椎与第6颈椎之间两侧），用5种手法，即在本穴上配通谷穴，震颤配束骨穴，点打配至阴穴，摩推配昆仑穴，左右早揉配委中穴，并在筋缩、大椎穴，平揉、压放各100次。点穴次序同前。

疗效：治疗1次即可见效，2～3次可痊愈。

《中国医用点穴学》

1. 配穴

（1）第一方：少泽、后溪穴，施以切摇法。风池穴（泻）、项强穴（泻）每穴平揉、压放各100次。

（2）第二方：膈俞穴，施以五行联用法，配少泽穴，点打；配阳谷穴，摩推；配前谷穴，深压放；配后溪穴，震颤；配小海穴，左右揉。风池、项强穴，每穴平揉、压放各100次。

（3）第三方：少泽、后溪二穴，施以切摇法；至阴与束骨穴，同样施以切摇法，风池穴（泻）、项强穴（泻）、人中穴（泻）、承浆穴（泻）每穴平揉、压放各100次。

2. 应用手法

（1）轻重标准度：应用轻度。

（2）快慢标准度：应用中度。

（3）平揉圆圈：应用小度。

3. 方义解释　上列缺穴，切摇少泽与后溪，治疗落枕头不能左右活动，其病在手太阳小肠经。切摇至阴与束骨，治疗落枕头不能前后俯仰者，其病在足太阳膀胱经，取风池穴，以散风。取项强穴，以治脖项发硬。此为局部穴位，手法宜轻。取人中穴，以治疗落枕引起的脊椎与颈椎等处的疼痛，对项强直疼痛，效果最好。

《中华气功点穴疗法精粹》

1. 治疗手法　按颈部气功点穴常规配合点按、摩、捏、拿、拔等手法。

2. 操作要领

（1）运气拿捏法：患者取坐位，医者立于患者背后，运气后先以拇指、食指轻拿捏两侧板筋，再以掌根摩患侧，自上而下，反复6~10遍，以松解患侧肌肉痉挛。

（2）运气按摩法：医者以右手着力，沿患者后颈项部督脉从发际往下按摩至背部，以大拇指在患侧肌强僵硬处进行按摩。点振6~12遍，用力轻重适宜，以舒筋活血，祛瘀止痛。

（3）运气巧拔法：医者一手扶患者面颊部，另一手扶下颌部，嘱患者颈部肌肉放松，头微前倾，乘其不备，向患侧施轻微巧拔手法，此时可听到"咔嚓"声，患者顿觉颈部轻松，活动灵活，最后在颈部施以轻度的揉拿、滚动手法，结束治疗。

《子午流注气功点穴法》

1. 配穴

（1）选时：3点45分。

（2）主穴：对口。

（3）配穴：天星、肩井。另外还应弹肩上横梁经，用双手持患者头，左右摇转数次。

（4）治疗：对口穴系寅时正穴，统摄血液，宜在寅时前四刻施行手法。其部位在第1、2颈椎间，颈后正中人发际6分处。宜一指点连续震颤，达到有一种触电感觉，天星穴为辰时主穴，宜在辰时前四刻施行手法，其部位在第7颈椎与第1胸椎棘突之间，即大椎穴。用一指重点，持续震颤，配合揉法。肩井穴在肩部斜方肌上缘中、外1/3交界处，深部为冈上肌，用大拇指揉按，滑推，至局部麻酸为度。（泻）、项强穴（泻）、人中穴（泻）、承浆穴（泻）每穴平揉、压放各100次。

2. 应用手法

（1）轻重标准度：应用轻度。

（2）快慢标准度：应用中度。

（3）平揉圆圈：应用小度。

3. 方义解释　上列缺穴，切摇少泽与后溪，治疗落枕头不能左右活动，其病在手太阳小肠经。切摇至阴与束骨，治疗落枕头不能前后俯仰者，其病在足太阳膀胱经，取风池穴，以散风。取项强穴，以治脖项发硬。此为局部穴位，手法宜轻。取人中穴，以治疗落枕引起的脊椎与颈椎等处的疼痛，对项强直疼痛，效果最好。

《中华气功点穴疗法精粹》

1. 治疗手法　按颈部气功点穴常规配合点按、摩、捏、拿、拔等手法。

2. 操作要领。

（1）运气拿捏法：患者取坐位，医者立于患者背后，运气后先以拇指、食指轻拿捏两侧板筋，再以掌根摩患侧，自上而下，反复6~10遍，以松解患侧肌肉痉挛。

（2）运气按摩法：医者以右手着力，沿患者后颈项部督脉从发际往下按摩至背部，以大拇指在患侧肌强僵硬处进行按摩。点振6~12遍，用力轻重适宜，以舒筋活血、祛瘀止痛。

（3）运气巧拔法：医者一手扶患者面颊部，另一手扶下颌部，嘱患者颈部肌肉放松，头微前倾，乘其不备，向患侧施轻微巧拔手法，此时可听到"咔嚓"声，患者顿觉颈部轻松，活动灵活，最后在颈部施以轻度的揉拿、滚动手法，结束治疗。

[自我保健]

《自我保健穴位推拿》

1. 手法治疗

（1）按揉风池。

（2）按揉颈椎两侧。

（3）两手对擦颈项。

（4）按揉压痛点。

（5）按擦大椎。

（6）揉、拿肩井。

（7）按揉落枕穴。

（8）拿按合谷。

（9）颈部锻炼法，做前后左右伸屈及旋转运动。

2. 随证加穴

（1）颈项疼痛强直，不能向一侧转动者加：拿揉内、外关，对拿阴、阳陵泉，拿按悬钟及三阴交。

（2）颈项疼痛，头不能屈、仰者加：按揉脾俞，掐按后溪，按揉委中，拿按昆仑。

（3）落枕数周不愈或反复发作，兼有头晕、目眩、面色萎黄、四肢无力者加：按揉大杼，按揉脾俞，揉擦肾俞，按揉足三里。

（4）落枕兼有头痛、鼻塞、形寒发热或咳嗽者加：按揉风门，拿擦内、外关，按揉尺泽。

《实用家庭按摩点穴》

四肢并拢按揉颈后及颈椎两侧30次，至局部发热为止，拇指与四指相对，捏拿肩筋30次，拍打颈部30次，然后大拇指在颈部自上向下推30次，再按揉颈中、落枕穴，肩中各1分钟。做颈部旋转及屈伸运动，运动量由小到大，速度由慢到快。

《家庭按摩指南》

先用揉摩手法刺激肌肉的痉挛部位，使其发热变软。然后按揉风池穴，拿颈椎两侧肌肉提拿患侧斜方肌和肩井穴，按揉合谷穴、落枕穴。最后用轻手法扳颈（此法一定要慎重，若扳不好，不如不扳），一般1～2次可以治愈，若病程过长（1周以上）须到医院诊治，切不可滥用手法，否则，易发生意外。

[注意事项]

1. 如反复发作或持续症状得不到改善者，应到医院检查是否有其他疾病发生。

2. 注意睡眠姿势，枕头高低是否合适，一般来说枕头不宜过高。

3. 注意颈部保暖，睡觉时更不要受凉。

4. 坚持颈部锻炼，体弱、反复发作者要坚持做手法按摩和颈部锻炼。特别是在睡醒起床后和低头工作时间过久后，都要进行颈部锻炼。

5. 纠正一切不良姿势及颈部习惯运动。

[临床报道]

1. 曹成铿，点按法治疗落枕的体会。用本法新治500余例中，均经点按1～3次痊愈。手法：术者手拇指尖在天窗（耳垂与枕骨粗隆连线中点）穴上，向外上方点按，每次3分钟。提拔颈筋，以拇、食指捏住颈椎旁的斜方肌群，向外牵拉，提捏5～7次。

2. 周用浩，指掐内关透外关穴治疗落枕效果好。患者病侧前臂向上，手腕稍弯曲，术者以一手拇指掐压患者内关穴，中指或食指抵于外关穴，每次1～2分钟，力由轻而重，使压力从内关透达外关，患者可有酸、胀、麻、热感或上传感觉。掐压过程中嘱患者将颈部左右旋转活动；对少数症状不消失者应在疼痛部位点压，并于颈部行理筋分筋等手法。共治疗72例，经1～3次手法治愈者67例，经3次治疗症状缓解者5例。

3. 叶罗超，指按治疗落枕150例。治法：患者取坐位，自行放松，术者站其身后，用拇指指腹从患侧的风池穴缓慢向下滑推致第7颈椎与肩井穴连线中点处（称理想穴）按压1～3分钟，力量由轻到重，使局部产生酸麻痛等感觉放射至头部侧面和太阳穴处及肩臂部。同时令患者头部左右转动，症状改善不明显者，可重复上法加按落枕穴、养老穴，同时令患者转动头部，由小幅度到大幅度，转动2～3分钟，然后再用拇指指腹从风池穴处往下揉推至理想穴3～5遍，手法压力以患者能忍耐为度，每日1次。结果：全部治愈。1次治愈者65例，2次者46例，3次者39例。

第二十三节　肩关节周围炎

肩关节周围炎即肩周炎，中医又称冻结肩、五十肩、漏肩风、肩凝症。本病多发生于50岁左右的成年人，是肩关节周围软组织的退行性病变表现。

诊断要点：

1. 无明显外伤史者，初起仅感肩周微有疼痛，常不引起注意，1~2周后疼痛逐渐加重。由外伤引起则肩周疼痛持续不愈。

2. 肩关节外展、外旋等功能受限，重者肩臂肌肉萎缩，穿衣、梳头等日常生活难以自理。

3. 疼痛昼轻夜重，局部畏寒喜暖，气候变化时症状加重。

[治疗方法]

《实用按摩推拿大全》

患者坐位，医者一手握患腕，另一手施用轻拿法于肩部，以舒筋活络，放松肌筋。以拇指与余四指施用拿法，揉拿诸肌（三角肌、前锯肌、胸大肌、肱二头肌等）。再施掌揉法于肩胛部，由轻而重揉按之，以濡养肌筋、活血散瘀，解除粘连，施用以牵臂，手导引患侧臂部逐渐外展、外旋、上举等，以通利关节、解除痉挛。待将患侧肩关节充分放松后施用顺指摇肩法、摇臂抻抖法、大鹏展翅法、怀中抱月法、对手揉球法、双龙点肾法而结束之。手法施用过程中同时点按肩髃、肩贞、巨骨、臑俞、曲池等穴。

《点穴疗法》

肩臂痛者，取合谷、列缺、曲池、肩髃、肩井、臑俞、云门、肩中俞、宫外俞等穴。肩痛者，多取肩部穴位；臂痛者，多取臂部穴位，并配肩部少数穴位；疼痛兼怕冷者，阳经用补法，阴经用泻法，每穴平揉后压放各100次；虚弱者，加点打法，点穴后加旋按法，方法如下：

1. 术者一手拇指压按肩胛骨缝周围，另一手拇指按压肩井、大椎、巨骨等穴，往返3~4次。

2. 术者两手拇指往返压按肩关节缝数次。

3. 医者一手执患者手腕，另一手拇指压按阳明经，其他四指压搓太阳经，往返数次。再翻手搓压，将食、中等四指玉按手太阳经，拇指循环压手阳明与手少阳经之间，做数次循按。

4. 手臂活动受限，为肩凝症。选穴：云门外（奇穴）、肩髃、臑俞等压痛穴，用五行联用法，云门外用五行联用法，即云门外压痛处，点打配经渠穴，摩推配鱼际穴，深压配尺泽穴，震颤配少商穴，左右平揉配阳渊穴。肩髃穴用五行联用法：点打配商阳穴，摩推配阳溪穴，深压配二间穴，震颤配三间穴，左右平揉配曲池穴。臑俞穴用五行联用法：点打配少泽穴，摩推配阳谷穴，深压配前谷，震颤配后溪穴，左右平揉配小海穴。

《中华气功点穴疗法精粹》

1. 治疗方法　运气后行点、按、揉、拔、捏、拿、摇、抖、拍、打等手法。
2. 操作要领。

（1）患者取坐位，颈肩部放松，医者立于患侧，运气后先揉按颈肩背部5～6分钟，然后运气分拨患侧肩胛内缘，喙突及肱二头肌长、短头，手法由轻到重，由浅到深，采用泻法，以活血止痛、通利关节。

（2）用轻微的力量捏拿臂部，由上至下，反复6～12遍。然后做肩臂部被动前屈、外展、内收、后伸至最大幅度（以患者感觉轻松或能忍受为度），最后摇、抖、拍打肩部。

《中国医用点穴学》

1. 肩关节周围穴　云门、肩髃、臑俞，每一穴都用五行联用法。
2. 治疗风湿痹的内关穴、两合谷穴、两太冲穴，皆用泻法，每穴平揉、压放各100次，轻重、快慢及揉圈的大小度，均以中度为准。
3. 结合全身配穴　内关穴（补）、合谷穴（泻）、太冲穴（泻）、三阴交（补）、足三里穴（补）、膻中穴（补）、巨阙穴（补）、中脘穴（泻）、气海穴（补）、肺俞穴（补）、心俞穴（补）、膈俞、脾俞穴（补）、肺俞穴（补），每穴平揉、压放各100次。轻重、快慢及揉圆的大小均以中型为准。
4. 循环部位与手法　用拇指及中指切压按肩胛骨缘的周围以及肩关节的周围，往返做3～4次。
5. 摇运物臂　一手拿患者肘关节处，或压住肩关节的痛点部位（如患者怕触及疼痛部位则拿肘关节处），另一手拇指切住患者少商穴或商阳穴，继之辅助患者向前上举三四次。然后按压肩后压痛部位，一手切住少泽穴，另一手辅助患者的手向后背挥伸三四次。
6. 切摇肩关节痛的三条经脉　手太阴肺经的少商与经渠穴，手阳明大肠经的商阳与三间穴，手太阳小肠经的少泽与后溪穴。各穴切摇摆100次。肩关节痛，久则手臂活动受限，手向前向上活动，而肩关节亦随之活动，活动范围多为手太阳经与手阳明经，故取该两经循行范围的压痛部位的云门及肩髃穴。而肩关节后边疼，手向后伸困难，多属手太阳经，故取该肩后压痛的臑俞穴。以上三穴，用五行联用法者，以平衡其相互制约阻滞，病久反复，必兼风湿，取合谷与太冲穴，以泻其风湿。久治不愈，则营卫血循环受到阻滞则取全身配穴，以活气血。活动受限，则肩关节部位气血凝滞，助以摇动、切摇、循按等手法则可通经络、消肿痛。点穴治疗肩关节痛，新病点穴1次就可见效，5～7次可治愈。如属病久者，1周内点穴3次即可见效，10次左右可治愈。对肩关节痛手臂治疗受限者，除点穴之外还可让患者每日做上肢上举活动及后伸活动，但不宜活动过度，应逐步酌情增加其上举及后伸的活动量，有助于提高疗效。

《子午流注气功点穴法》

1. 选时　7时45分。
2. 主穴　天星、板门、手三里。
3. 配穴　肩贞、曲池、合谷、肩髃，另外配拿背筋、极泉。
4. 手法　天星穴系气血由肋流注到背部的枢纽，为辰时正穴，宜在辰时前四刻实施手法。此穴取肩胛骨的中心，用弹筋法，弹背筋，三角肌后一指重力点，连续震颤。曲池穴用食指重点、震颤至麻胀感扩散至肩或向肩部走窜为度。手三里一指轻点，至麻胀感上行至肩为度。肩髃穴用食指重点按、震颤至肩部胀麻为度。肩贞穴用一指重点，至局部胀麻为度。合谷穴用拇指与食端掐至局部胀麻为度。

注：辰时经脉中活跃的阳气与蓄存在督脉之中的其他经的阳气汇总成新的气血大源头，沿督脉通道经颈后天星穴向肩部进行强有力的灌注。门户大开的板门穴气血便达到了饱和状态，为进一步的灌注打下了良好的基础，此三人体对疼痛反应较差，因此在此时损伤要抓紧时间医治，否则就会因为血灌注缺乏而贻误时机，影响疗效。

[自我保健]

《自我保健穴位推拿》

1. 手法治疗　①按摩大椎。②按揉颈臂。③揉拿肩井。④拿按肩髃。⑤揉按痛点。⑥按揉曲池。⑦拿揉内、外关。⑧拿揉合谷。⑨揉上肢内、外侧。⑩配合肩关节功能锻炼。
2. 随证加穴　如肩关节疼痛，手臂麻木，遇风、受凉或阴雨加：重者扣按揉风池和风门，按揉尺泽，拿揉手三里；如肩关节功能障碍、肩臂肌肉逐渐萎缩，兼有面色萎黄、气短无力、形寒怕冷、头晕眼花者加：按足三里，按揉脾俞，揉擦肾俞，摩中脘，按揉足三里，拿按三阴交与悬钟。

《实用家庭按摩》

1. 用健手大鱼际与其他四指相对，边揉边拿肩关节周围30次。
2. 用健手掌拍打肩周50次，并捏腋前筋、腋后筋各30次。
3. 用健手拇指按揉关节周围压痛点及患肢臂丛点、曲池、内关、合谷、手三里各

1分钟，并用手掌在患者上臂内外大面积擦抹。

4. 活动肩关节对该病治疗特别重要，在初期即可进行，在后期更应加强，可采取摇肩、背后摸对侧肩胛、外展、内收、内旋、外旋等方位活动，活动量由小到大。如自己活动困难可由家人帮助进行被动训练，或采取抚物（沿一物体向前）、患手向上爬墙等。

《家庭按摩指南》

1. 急性期的手法　以止痛为主，可做肩臂部穴位按摩，结合患者自己的轻度活动。注意不要用重手法刺激或强迫肩关节活动，这样不但无治疗效果，还会加重病情，延长水肿渗出的时间。一般轻揉肩井、颈臂、肩髃、大椎、曲池及肩部压痛点和按揉肩关节周围的软组织即可。

2. 粘连期的方法　以止痛、疏通经络和自己锻炼为主。手法也不宜过重，被动活动可先由轻的运动手法开始，以患者能忍受为度，慢慢加大活动幅度。除按摩上述穴位外，加按内关、外关、合谷、劳宫、手三里以及全上肢按摩。被动运动一般是增加肩关节的屈伸与外展活动，以减少组织粘连，可应用拔、拿、推、揉、摩等手法做肩关节周围组织按摩。

3. 缓解期的手法　以被动运动为主，结合肩部肌肉放松按摩以及患者自己功能锻炼，此期的被动运动可适当加强，功能锻炼幅度逐渐加大。恢复期是适用于按摩加运动治疗的，只要坚持得好，患者很快可以恢复。

[注意事项]

1. 手法锻炼每日2次，而活动肩关节可反复进行，特别在后期更应加强。

2. 在急性期，可局部用药封闭止痛，但应避免局部针刺治疗。

3. 局部注意保暖，避免寒凉、外伤等刺激。

4. 该病预后较好，如病程很长（1～2年）或局部肿胀较甚，则应去医院检查治疗。

[临床报道]

1. 晏建立，药棒点穴治疗肩周炎132例小结。备用：将乳香、川乌、红花、细辛、田三七等药按一定比例浸泡于白酒内，10日后去渣取汁；桑枝或九里香等树枝或长约1尺、直径1.5～3cm粗细不等的药棒（根据需要可制成圆形、扁平形或一端呈锥形）。以拇指、食指持药棒药液叩击穴位，随干随蘸。根据病情轻重，穴位部位肌肉的厚薄，体质强弱和反应的敏感程度，采取平叩、点叩和直叩中的一种或数种手法。穴位多取肩髃、肩髎、肩前、巨骨、秉风、肩井、臂臑、曲池、肩贞、天宗等，也可以痛为俞。体强、病情较重者每穴叩180～200下，日1次，每次先叩2～3穴，交替使用。经7～14次治疗，近期治愈96例占72.73%，显效36例占27.27%。

2. 康国华，气功点穴按摩治疗痹证312例。本组中肩凝症81例，腰痛90例，腰椎间盘突出症36例，颈椎病42例，膝关节炎性增生18例，网球肘14例，肩胛肌腱炎12例，面瘫9例，类风湿性关节炎10例。治法：患者取坐势或卧势，气功师先按摩，使患者全身放松，然后施行点穴，同时发放外气，对病灶及周围组织采用点按、攘、摇、揉等按摩术，治疗时间10～15分钟/次，按经络学说取穴，亦取经验穴。结果：痊愈242例占26%，显效45例占15%，好转25例9%。

第二十四节　网球肘

网球肘又称肱骨外上髁炎，是前臂伸肌附着部过力、反复牵拉引起的慢性劳损。网球运动员常见，故称网球肘。

诊断要点：

1. 多数患者无明显外伤史，起病缓慢。
2. 初起时仅在劳累后偶感肘外侧疼痛。
3. 日久加重，如提水瓶、拧毛巾等动作均感疼痛乏力，休息时无明显症状。
4. 检查肱骨外上髁局部压痛明显，伸腕抗阻时疼痛加剧。

[治疗方法]

《实用按摩推拿大全》

患者坐位，医者施用揉拿手三阳法，揉拿手三阴法，点按少海、小海、臂臑、曲泽、曲池、手三里，以调和气血、止痛镇痛、疏通经络。施用金凤摆尾法以滑利关节、舒筋活血、活络止痛、缓解痉挛。施用搓捋法以调和气血、舒理肌筋、活血止痛。施用屈伸法以滑利关节、解除粘连。

《子午流注气功点穴》

1. 选时　11时45分。
2. 主穴　外劳宫、商阳。
3. 配穴　内关、合谷、手三里，另外配合拿少泽及颈上咽喉穴旁臂丛神经束。
4. 治疗　劳宫穴系午时后四刻主穴，宜在午时前四刻施行手法。此穴部位在两手掌正中，内为内劳宫，外为外劳宫，宜用大拇指轻揉，商阴穴一指重点，至麻胀感向无名指和小指放散为度。合谷穴用大拇指与食指端掐按，至局部麻胀为度。内关穴宜食指重点、震颤至酸麻胀感向上走窜为度。手三里一指轻点，至胀痛麻感上行到肩为度。

《实用家庭点穴按摩》

1. 准备　患者端坐于方凳上，医者站于其旁。
2. 取穴　肩贞、尺泽、曲池及局部阿是穴。
3. 治疗

（1）用健侧手拇指、食指对捏揉肘关节外侧30穴，并在外上髁上用拇指上下推10次。

（2）用健侧手拇指和食指拔拿肘内侧筋结10次。

（3）用健侧手拇指按揉局部压痛点及上述穴位各1分钟。

（4）配合屈伸，施旋肘关节各30次，或由家人帮助活动肘关节。

[自我保健]

《自我保健穴位推拿》

揉拿患侧肩井各30～50次，拿按患侧肩髃30～50次，按揉患侧曲池30～50次，揉按患侧手三里30～50次，健侧四指放于患肘的外下方，拇指按于痛点并触摸其发硬的筋腱，再稍用力向外拨动20～40次，健侧拇指螺纹面按压痛处筋腱20～30次，然后下捋30～40次。擦肘，健侧掌心放于患肘痛处，反复揉擦30～40次，揉按尺泽，同时患肢前臂做屈肘、伸展活动20～40次。拿、擦患肢，健侧手从患肢的肩髃穴始向下拿按至手，再反复下擦各10次。

初始推拿肘手法宜轻，可逐日加重。

[注意事项]

1. 本病反复发作难愈，目前无特效疗法，宜坚持自我点推拿治疗，能减轻疼痛，防止发作。
2. 注意肘臂不要受凉、吹风或过度疲劳。
3. 手工操作者及运动员平时应经常按摩肘关节。
4. 疼痛较重时可用局部封闭止痛，或配合中药热敷。

第二十五节　急性腰扭伤

急性腰扭伤是骨伤科的一种常见疾病，俗称闪腰。由于劳动时姿势不正确，用力过猛，腰部突然用力而致伤。

诊断要点:

1. 有明显闪腰、扭腰等外伤史。

2. 初发病常呈现弥漫性腰痛、腰部肌肉痉挛、运动受限,咳嗽、深呼吸及坐起转身使腰痛加剧,伤重者可有局部肿胀及皮下瘀血。

3. 常有明显浅表压痛点,部位多在腰骶部中线,骶棘肌、第五腰椎横突与髂骨之间或骶关节处亦有广泛压痛,尤其是早期,因而不易确定损伤部位,经休息后可逐渐局限。

4. X光检查无异常改变。

[治疗方法]

《实用按摩推拿大全》

患者俯卧位,医者施用推按腰背法,以通经活经、理气和血、开导闭塞。施用揉拿腰背肌法,以舒筋活血,散瘀止痛;施用擅法,以理顺肌筋,复平捺正;施用俯撑掌击法,以通理腰脊,活血化瘀,缓解痉挛;施用提拿足三阳法,点按环跳、委中,以强健腰腿,舒筋活络;施用提引理腰法,以解除痉挛,缓解肌筋,活血散瘀。

《中国医用点穴学》

1. 配穴与手法

(1)第一组:人中穴,通督脉之气,切摇少泽与后溪穴,至阴与束骨穴,以开四末,循推足太阳膀胱经的下肢部、疼痛局部,作上、下分推,疼痛局部轻摩,委中穴(补),平揉、压放各100次,均用中度。

(2)第二组:内关穴(补),太渊穴(补),复溜穴(补),章门穴(补),膻中穴(补),气海穴(补),肾俞穴(补),或用五行联用法,每穴平揉、压放各70~100次。手法应用重度,快慢应用慢度,平揉圆圈大小应用中度。

2. 方义解释

(1)第一组人中穴与督脉穴最为敏感,在气之效。切此穴平揉、压放手法,易使患者眼泪流出,泪出则气通,督脉气通,则诸阳脉之气皆通。开四末者,即以手太阳小肠经起二手小指,足太阳膀胱经起于足小趾,故以两手小指和两足小趾为末,在四末部用切摇法,可开通手、足太阳经之气血,也就是促进腰背之气血畅通,有以通止痛之效。分推结滞,即有分散气滞血凝的作用,循推经络,即疏通经络,以达活血疏经的效果。继之轻摩手法,可促使肿胀消散,适用于急性腰扭伤。

(2)第二组配穴取内关穴,强心安神,取太渊、膻中、气海穴的补气,补复溜穴即为补肾阳,补章门穴则调理肝脾,因为本穴为足厥阴肝经穴,且为足太阴脾经的募穴,所以能理肝脾。肾俞穴用五行联用法,则起调五输穴之气化也就是起到相生相克和相互制约的平衡作用。

《点穴疗法》

1. 治疗方法　以舒经络、活血脉为主，在病灶的上、下端取穴。

2. 原则是来者"迎夺"（泻的意思），去者"随济"（补的意思）。

3. 操作　先用拇指拨揉腰部损伤处20次，然后用拇指按压痛点，取阳陵泉，迎夺以泻，取肾俞、环跳随济以补。嘱患者缓慢活动腰部，辅助以循按，由腰向腿及由腿向腰，使凝滞之血向周围消散，每穴平揉、压放各50～100松。

《家庭推拿按摩法》

1. 患者俯卧位，医者先在其腰部疼痛处及其周围以攘法一指禅推（如红肿痛剧者可先用按揉法）医治，配合按肾俞、大肠俞、居髎等穴位及压痛点，根据功能障碍的具体情况，适当配合被动运动，操作3～5分钟。

2. 按揉委中、足三里、绝骨穴各1分钟，刺激量要大，以缓解腰部疼痛。

3. 用背法操作1～3分钟，牵伸脊柱、纠正解剖位置的异常，再用拇指按肺俞、肝俞、三焦俞、大肠俞、八髎、秩边、承扶、殷门、承山、昆仑、太溪、风市、伏兔、膝眼、阴陵泉、三阴交、悬钟等穴，反复操作。配合腰部后伸法，可很快使症状减轻或消失。

《指针疗法》

1. 治则　温经通络、补肾益气。

2. 手法　揉扪法、平补平泻。

3. 取穴　肾俞、命门、志室、殷门、足三里，在人中穴施以爪切法，并配合阴阳动静法，疗效更为显著。

《疏通经络点穴法》

1. 施轻揉手法于患部，使患者镇静，以便接受下一步治疗。

2. 双手用按法，自肩井穴始依次向下按压背腰肌到肾俞，再按压殷门、委中、承山、昆仑诸穴。

3. 施揉法或滚法于疼痛部位，先轻后重按揉压痛点，同时一手按揉委中穴。

4. 以拿法拿承山、昆仑穴。

5. 双掌按压疼痛部位，双手用力拖住胯骨向下肢方向牵引。

6. 一手托着大腿，另一手按压骶髋部。

《气功点穴按摩术》

1. 准备　患者取低俯式，腰带解开，闭目，全身放松。

2. 取穴　天宗、肾俞、大肠俞、腰眼、环跳、委中、承山等穴以及腰部痛点。

3. 手法　点按法、掌按法、揉法、推法、震颤法、拿法等。

《凤阳门点穴秘法》

重点、捏、揉复溜穴；重点揉、按、叩击承山穴。

《武当派点穴秘法》

以拇指点压养老、委中二穴。

《鹰爪门点穴秘法》

取穴承扶、殷门、承山。以拇指点压3秒，放开，为1次，做20～30次。点穴力稍重、穴道感有疼痛才有效。三穴分别点压。

[注意事项]

1. 急性期应卧床休息，避免体力劳动和活动。
2. 用宽皮带束腰，睡硬板床，加强腰部肌肉锻炼。
3. 治疗应彻底，以免留下慢性损伤病史。

[临床报道]

1. 张献文，点压跗阳穴治疗急性腰扭伤。方法：患者俯卧。术者先在患者腰部按摩数分钟以缓解腰肌痉挛，然后用拇指点压跗阳穴（昆仑穴上3寸），力量由轻至重，并令患者咳嗽数声（通过咳嗽增加腹压，以了解腰痛是否减轻），术毕嘱患者双手撑起，膝盖跪于床上，臀部后坐抵靠小腿后，仍取俯卧位，如此反复数次，本法可双侧同时进行或交替进行。

2. 杨金安等，指针加隔姜灸治疗急性腰部肌肉扭伤166例。病程约1～2日，用拇指按压痛区的明显压痛点，由轻渐重，患部有鼓胀得气感后持续1～2分钟，并缓慢放松，反复5～7次后施以掐法，亦由轻到重，得气后持续0.5～1分钟，并缓慢放松，配合指揉法。然后施隔姜灸4～6壮。结果：痊愈88例（53%），显效71例（42%），无效7例（4.2%），总有效率95.8%。

第二十六节　腰肌劳损

腰肌劳损是指腰部肌肉、筋膜与韧带等软组织钙化的慢性损伤，是腰腿疼痛最为常见的疾病之一。

诊断要点：

1. 多有不同程度的外伤史。

2. 疼痛多为隐痛，时轻时重，反复发作，弯腰时症状加剧，喜用双手捶腰以减轻疼痛，部分患者有臀部及大腿后上部胀痛。

3. 脊柱俯仰活动多无障碍，查体阳性率低。

[治疗方法]

《实用按摩推拿大全》

患者俯卧位，医者施用揉拿腰背肌法，以通筋活络，活血化瘀，消除疲劳，增进肌力；医者施用推按腰椎背法，以理气和血，开导闭塞，镇痛化滞。患者侧卧位，施用肩髋推拉法，以捺正理筋，消肿散瘀，疏经活络；施用龙腿运腰法，以顺理肌筋，活血散瘀，强腰壮骨；施用提拿足三阳法，点按八髎、秩边，以疏通经络，强健腰膝；施用提踝抖腰法，以通利腰脊，舒展肌筋，活血散瘀。

《点穴疗法》

取肾俞（补法）；委中（补法）等穴为主，并宜在二穴上下配穴。肾气虚者加补肺经之太渊、命门、关元、足三里等穴，并宜在疼痛部位取穴，以助疗效。风湿病者，加点环跳、腰眼、阿是穴，前几次用泻法，症状渐轻后用补法，另外加循按法。扭伤性者，如疼痛在足太阳、足少阳经时，则取疼痛处以上的穴用泻法，疼痛处以下的穴用补法。如果是足三阴经的穴位则补泻相反。另外加循按手法，每穴平揉压放各100次，气虚久病者加点打法。

《子午流注气功点穴法》

1. 选时　15时45分。
2. 主穴　腰眼、志室。
3. 配穴　委中、命门、环跳。
4. 手法　腰眼穴系申时正穴，宜在申时前四刻实施手法，其部位在腰第3、4椎间向外旁开3寸凹陷处，以一指点，震颤配合剑指滑行、揉按，志室穴系申时后四刻主穴，宜在申时前四刻实施手法，其部位在第5腰椎棘突旁开半寸以一指点，向外侧震颤，环跳穴宜用撮指垂直重点至胀麻感向腿足放射为度。

附：血液辅佐脾胃完成腐熟运化水谷精微物质的工作之后，在申时便再一次汇成大源头，对人体凤尾（腰臀部位区域的代名词）部位进行强烈灌注，此时腰眼、准尖、志室穴受盛血液最多，脊柱的气血也因三焦的气化作用而上下通畅透达，此时在腰脊旋治疗效将较其他时间更佳。

《中国医用点穴学》

1. 配穴与手法

（1）第一组：合谷穴（泻），列缺穴（补），内关穴（补），阴陵泉穴（泻），委中穴（补），肾俞穴（补），每穴平揉压放各100次。轻重应用重度，快慢应用快度，平揉圆圈的大小应用中等度。

（2）第二组：太渊穴（补），合谷穴（泻），太冲穴（泻），阴陵泉穴（泻），足三里穴（补），膻中穴（补），气海穴（补），委中穴（补），每穴平揉、压放各70~100次。轻重应用中等度，快慢应用快度，平揉圆圈的大小应用中等度。

2. 方义解释

（1）第一组配穴：应用于新感风湿腰痛，合谷配人冲穴，治疗风湿痹痛。治疗腰痛之主穴，即取肾俞与委中穴。取阴陵泉与足三里穴则有利湿作用，泻风池穴则祛风寒。上述配穴散风寒，除风湿，疏经络，活血脉。

（2）第二组配穴：应用于风湿腰痛，久病气虚者，以肾俞配委中穴为治腰痛的主穴，并取太渊、膻中、气海穴以补气，取膈俞穴以活血，取合谷、太冲、阴陵泉与足三里等穴以除风湿。

《家庭推拿按摩》

1. 患者俯卧位，医者先在其腰部疼痛处及其周围揉法或一指禅推（如红肿痛剧者可先用按揉法）医治，配合按肾俞、大肠俞、居髎等穴位及压痛点，根据功能障碍的具体情况，适当配合被动运动，操作3~5分钟。

2. 按委中、足三里、绝骨穴各1分钟，刺激量要大，以缓解腰部疼痛。

3. 患者俯卧位，医者沿骶棘肌纤维方向直擦腰骶部，以缓解腰部疼痛。

4. 患者侧卧位，医者行腰部斜扳法。

[自我保健]

《自我保健按摩》

1. 手法治疗
（1）按揉脾俞。
（2）揉擦肾俞。
（3）揉擦志室。
（4）按揉大肠俞。
（5）按摩腰骶。
（6）拿按委中。
（7）配合腰部功能锻炼，如腰前屈、腰后伸、左侧弯、右侧弯及腰部回旋运动。

2. 随证加穴
（1）腰部冷痛重，转侧不利，卧后起床时更感不适，连阴雨天加重者加：按揉风门，拿按外关，点按风市。
（2）腰痛伴有热感、口苦、小便短赤，于热或雨天加重者加：拿揉曲池，拿揉内、外关，拿按合谷，对拿阴阳陵泉。

（3）腰痛酸软无力，遇劳更甚，卧则减轻者加：揉关元，揉按三阴交，擦大椎。

（4）腰痛如刺，痛有定处，拒按，俯仰转侧困难者加：按揉大杼，擦大椎，擦按血海，拿按三阴交和悬钟，揉擦腰部痛点。

《实用家庭点穴按摩》

1. 以腰部压痛点为中心，在周围用掌根和拇指拨揉腰椎两侧阿是穴5次，并用掌揉搓腰局部痛点20次。

2. 以手掌根用力点按腰眼、肾俞、志室、环跳、委中及承山穴各1分钟。

[注意事项]

1. 注意腰部保暖，改变不良的坐姿。
2. 注意不坐湿冷之地，潮湿和淋湿的衣物要随时更换，经常晒被褥等。
3. 防止腰部扭闪、挫撞及跌伤等。
4. 急性发作，疼痛加重时应卧床休息，但治疗不宜中断。

第二十七节　腰椎间盘突出症

腰椎间盘突出症又称腰椎髓核脱出症或腰椎纤维环破裂症，是因椎间盘突出压迫神经根引起腰痛和坐骨神经痛的一种常见病。

诊断要点：

1. 多数患者有程度不同的腰部外伤史。
2. 临床上以腰部疼痛及下肢放射痛，多为单侧为特征。
3. 每于咳嗽、喷嚏或用力排便时神经根紧张而症状加重。
4. 病程长者出现下肢放射性感觉麻木，肌肉萎缩。
5. 检查腰椎下段有深压痛，直腿抬高试验阳性，屈颈试验阳性。

[治疗方法]

《实用推拿按摩大全》

患者俯卧位，医者施用揉拿腰背肌法、推按腰背法，以通经活络，活血散瘀，舒筋活血。施以理腰三击掌跪点双窝法，以疏利腰膝，调补肾气，松弛肌筋，疏风定痛；施用撣法，以顺理肌筋复平捺正，还纳髓核。如不应（未达到效果）者，嘱患者侧卧位

（患者在上），医者施用侧牵摇晃，屈膝归合法，以回纳捺正，舒展肌筋，理气活血，通利关节。患者俯卧位，医者施用提踝抖腰法，以强利关节、活血散瘀；施用点抹秩跳法，以强健腰脊、缓解肌筋；施用提拿足三阴法，提拿足三阳法，点按委中、承山、承扶、太溪、昆仑、风市等穴，以通经活络，疏风止痛。

《点穴疗法》

补昆仑、委阳、白环俞穴（均为患侧穴，为腰以下压痛穴，用补法）。泻肝俞、胆俞穴（腰以上疼的，用泻法），每穴平揉、压放各100次。用两手拇指循按承扶以下的太阳经，在腰痛局部处的上、下部分，按住100次，并摩擦疼痛的局部，继以左右拇指两侧分推，并在疼处上、下猛捏发响，接着，再如前法循按，按住100次，然后做手法。

1. 按住法　此法专用于腰椎间盘突出症，医者一手掌按住第5腰椎以下病侧部位，另一手掌按住腰2椎以上病侧部位，同时向上下为1次，此法可做50～100次。

2. 举摔法　此法专用于腰椎间盘脱出症，让患者蹲下，并使患者两手向上抱头成固定姿势，医者从患者后边，将两臂从腋下伸向前方，两手向前向上相搭于患者的颈椎部，这时医者全身力量与姿势保持固定，继而起身挺立，患者亦随着医者上举，使患者双足离地，医者即由上举变为下摔，举摔过程可连续做一两次。

《脏腑经络点穴按摩》

1. 腹部点穴按摩　常规手法以平补平泻为主，顺序按摩10～15分钟，然后重点治疗右侧少腹部的天枢、水道、归来六区，用泻法反复揉按5～10分钟。然后再用大指指腹每穴按压0.5～1分钟。

2. 胸腹部点穴推按　常规手法以直推为主，重点推按腹部两侧的腹直肌，由左右幽门穴区经左右梁门，推至两侧天枢穴区以下，反复推按3～5分钟。

3. 腰背部点穴推按　常规手法以直推为主，时间约3～5分钟，然后重点推按由肝俞、肾俞至阳关穴区处，并着重按压内阳关穴，时间约1～2分钟。然后用双手大指按压胃俞、肾俞穴区，时间约1分钟，使患者有酸痛并向下放射的感觉，接着用双手按压大肠俞穴，约1分钟，患者有酸痛、坠胀并向下肢放射的感觉，然后用大指或肘按压环跳穴，时间约1分钟。

4. 舒筋活络法　横搓下肢为主，以血海、梁门、殷门、承山等穴区为治疗重点，时间约10～15分钟。

《中国医用点穴学》

1. 配穴

（1）第一组：取肝俞、脾俞、白环俞、委中、昆仑、环跳、阳陵泉穴。

每穴平揉、压放各100次。新病，病灶以上的穴位用泻法，病灶以下的部位用补法。久病，各穴均用补法。

（2）第二组：3个压痛点，每处平揉（左、右各半）压放各100次。

（3）第三组：腰椎间盘牵引法，轻重应用重度，快慢应用中度，平揉圆圈大小应用中等度。

2. 方义解释

以上三组配穴方法，第一组与第二组配穴，相继按次序点穴。由于按经脉用重慢手法点穴之后，能松弛经脉的循行路线，缓解疼痛的紧张状态，从而使用牵引法的各种手法，不仅进行此项手法容易，而且在治疗效果上也比较显著。这实际是先点穴疏经络、活气血，继之牵引而复位。

《气功点穴按摩术》

（1）准备：患者取俯卧式，腰带解开，闭目，全身放松。

（2）取穴：命门、阳关、腰俞、肾俞、环跳、承扶、殷门、委中、承筋、承山、悬钟、昆仑等穴以及各痛点。

（3）手法：点按法、掌按法、揉法、震颤法、拍法等。

[自我保健]

《家庭按摩治疗与健康》

1. 家属用手掌揉腰部及下肢后侧3~5次。

2. 用拇指及肘部按压腰部痛点、大肠俞、环跳、委中各1分钟。

3. 可令患者手握床头，他人在床尾握住踝关节做牵腰动作，用力要平稳。

4. 攀扶单杠或门框做自我牵引。

以上手法，每日早、晚各1次。

《家庭按摩指南》

1. 两手对抗牵拉法　可作为按摩治疗前的预备手法，牵引后用轻手法做腰背肌肉放松按摩5分钟。

2. 腰部"三板"法　对治疗新发的、不完全型的腰椎间盘髓核突出效果较好。

3. 腰部后背法　对于恢复期的患者，用此法效果较好。

4. 坐位腰椎旋转推拿法　此法对于腰椎棘突有明显偏歪，腰部有一定活动范围，且能够坐着的患者适用。

5. 俯卧位腰部牵引抖动法　此法要注意力量是牵引加向上的抖动，作用力应在腰骶部。不能牵拉起患者后，往床上摔，照这样摔几下患者会忍受不住，而且也没有治疗效果。

6. 按摇棘突矫正法　此法要求施术者手掌根部按于病变棘突上，局部用力按、摇、推、压，做几下后，术者应感到掌下有棘突似移动，患者有腰及下肢放射痛。此法操作较难，要求有技巧和力量，做不好患者会很痛而无治疗效果。

7. 强迫直腿抬高法　在上述手法治疗后可做此法，以患者不能忍受为度，但不要太过分，不要用暴力，一抬一放为1次，反复5～10次。

8. 腰、下肢肌肉穴位按摩　同急性腰扭伤的腰部按摩方法，但手法的刺激要稍强一些，重点在坐骨神经沿线的穴位按摩，最后用推、拿、揉、掖的手法，放松腰背肌和下肢伸屈群的肌肉。

[注意事项]

1. 工作、活动中要纠正不良习惯，多睡硬板床，腰部注意保暖。

2. 不宜做剧烈活动，如经点穴治疗无效，应考虑用其他方法治疗。

[临床报道]

1. 张文彬，点穴治疗腰痛与体感诱发电位。一侧腰骶神经根受压症患者16例，电刺激其一侧胫骨神经而从"接骨"（第12胸椎棘突尾侧）体表记录脊髓诱发电位，结果发现刺激患侧引起的脊髓电位N_{21}解潜伏期比健侧延长（0.74 ± 1.15）ms（$P < 0.05$），但延长0.8ms以上者仅5例；未见点穴对患者的脊髓诱发电位有明显影响。腰痛患者21例，以致痛电刺激一侧足背而从头顶引导的皮层电位，其成分$N_{150}-P_{260}-N_{370}$（N为负峰，P为正峰，下方数字表示各该峰的平均潜伏期ms数）与痛觉有关点穴可使波幅下降约20%（$P < 0.05$）。结合临床观察，认为点穴对腰痛患者的镇痛效应是肯定的，该效应与大脑皮层有一定关系。

2. 王云芝，气功按摩治疗腰腿痛的临床观察。治法：患者取卧位，暴露患部，一术者运丹田之气于手，先于患处布气开施点穴按摩手法，使患者局部肌肉、韧带、关节完全松弛后，再定气于双手拇、食、中三指，轻揉压迫错动的腰椎复位，修复纤维环，共治500例。结果：痊愈300例占60%，显效120例占24%，好转80例占16%。

第二十八节　第三腰椎横突综合征

第三腰椎居全腰椎之中心，活动度较大，其横突粗、长，当腰、腹部肌肉强力收缩时该处受力最大，因而易反复损伤产生创伤性炎症，邻近神经纤维亦可因反复刺激变性而产生腰痛及腰肌痉挛，此称为第三腰椎横突综合征，或第三腰椎横突炎。

诊断要点：

1. 患者常有腰部扭伤史或慢性劳损史。

2. 腰痛、臀痛轻重程度不一，可放射至同侧下肢，但非典型坐骨神经痛，弯腰活动时疼痛往往加剧，休息时较轻。

3. 局限性压痛明显部位在骶棘肌外缘第三腰椎尖端处，有时压痛可放射至同侧下肢。

4. 直腿抬高试验可能阳性，但直腿抬高踝背伸即加强试验阳性。

[治疗方法]

《中国按摩大全》

1. **治则** 舒筋通络，活血散瘀，消肿止痛。

2. **手法治疗** 患者取俯卧位，医者站在患者的一侧，医者在病患侧组织的远端，先用掌根按揉法或攘法，自上而下往返3~5次，而后，在阿是穴作弹拨法10~20次，力量由轻到重。再以阿是穴为中心向四周做搓、揉等手法。再重复腰部的按揉法或攘法，沿膀胱经的循行路线而下，经臀部、大腿的后侧上下往返3~5次，按压肾俞、秩边、居髎、环跳、委中等穴。然后在第三腰椎横突处先用指按弹拨的手法，在与条索状硬结相垂直的方向上弹拨，弹拨与上下按摩手法交替进行，反复2~3次，若腰部运动受限，可根据情况配合腰部后伸被动运动（如腰部后伸扳法、斜扳法等）。最后以擦法沿骶骨棘肌纤维方向治疗，以透热为度，结束手法。

[自我保健]

《家庭按摩手法》

1. **按揉腰骶部** 患者俯卧在硬板床上，术者站于患侧，用右手掌根在腰的两侧和骶部反复按揉2~3分钟，以解除腰部组织的痉挛。

2. **弹拨压痛点** 用拇指峰在第三腰椎横突部的痛点处，向脊柱方向用力弹拨数，或按压1分钟，以松解瘢痕及粘连。

3. **气功按摩法** 术者用拇指螺纹面按压在痛点上，让患者做腹式呼吸，即呼气时腹部凸起，呼气时，按压的拇指用力按压，反复操作，使腰部有发热感，或者感到热向骶部及下肢放散为宜。操作完毕患者即感腰部轻松，疼痛消失或者减轻，急性患者1~2次即可治愈。

[注意事项]

1. 治疗期间要避免或减少腰部的后伸、前屈和旋转活动。

2. 注意局部保暖，不可受寒。

3. 可配合使用封闭疗法，药物疗法。如治疗效果不理想，可选用手术治疗。

第二十九节　梨状肌综合征

凡梨状肌刺激或压迫坐骨神经引起的臀腿痛，称为梨状肌综合征，多由于髋关节扭闪，使梨状肌猛烈收缩受到牵拉所致。

诊断要点：

1. 臀部疼痛和下肢沿坐骨神经分布区放射痛。
2. 劳累和感受风寒湿症状加剧。
3. 严重者有臀部"刀割样"或"烧灼样"疼痛。
4. 检查局部可触及索状隆起，梨状肌紧张试验阳性，直腿抬高试验阳性。

[治疗方法]

《实用按摩推拿大全》

患者俯卧位，医者施用捏拿足三阳法，点按委中、承扶、承山、风市、太溪，以通经活络，宣通气血，消肿止痛，滋阴补肾，舒筋活络，通利腰膝；施用点抹秩跳法，以通利腰腿，缓解肌筋，疏通经络；施用提踝抖腰法，以通利关节、舒展肌筋；施用痛点弹拨法，以松弛挛缩，解除粘连，消炎止痛。

《家庭按摩治病与健康》

1. 患者俯卧，医者站于其旁，用手掌揉臀部数次，再用拇指分拨梨状肌损伤处数次。侧卧位，用肘部拨损伤处数次。取穴：居髎、环跳、委中、阳陵泉。
2. 患者仰卧，医者站于其旁。做髋关节的摇动法数次。然后用屈髋挤压法，医者一手握住患腿踝关节，另一手按住膝关节，两手同时向下内方挤压，使髋关节、膝关节过度屈曲并内收，同时梨状肌受到了牵拉，对于下肢 直腿抬高受限和剥离伤处的组织粘连有明显的作用。

上述手法有剥离粘连、活血止痛、促进损伤修复的作用。

《中国按摩大全》

1. 治则　舒筋通络，活血化瘀。
2. 手法　患者俯卧位，医者立于患者的患侧。用轻柔的掌根按揉法在臀或㨰法沿臀大肌纤维方向治疗。手法的刺激量不必过大。然后在股后，小腿后部用㨰法往返3~5次，按揉委中、承山、昆仑诸穴。用拇指按压梨状肌，并用力向下按压片刻再沿梨状肌纤维方向反复拨动和按摩。最后指压下髎、阳溪、秩边、环跳、殷门、阳陵泉等穴。

[自我保健]

《家庭按摩治病与健康》

1. 由家属用手掌揉臀部20~30次。再用拇指拨揉梨状肌处筋腱20~30次，按压冲门、阳陵泉、绝骨各1分钟。
2. 主动做髋关节的屈伸、旋转20~30次。

以上手法，每日早、晚各1次。

[注意事项]

1. 适当休息，避免剧烈活动。
2. 可同时采用针灸、理疗、局部封闭的治疗方法。
3. 梨状肌位置较深，治疗时不可滥施手法或粗暴用力。

[临床报道]

薄绣山，弹拨按摩点压法治疗梨状肌综合征225例小结。患者俯卧硬床上，双下肢分开。

（1）弹拨法：急性损伤用拇指指腹于梨状肌走行的方向垂直深按，指尖触及肌腹后沿外上方向内下方来回拨动约1分钟；慢性损伤用肘尖部在梨状肌部位或环跳穴与肌肉行走向垂直由外上方向内下方来回拨动约2~3分钟，用右足跟在梨状肌部或环跳穴与肌肉走行方向垂直力由外上方向内下方来回拨动2~3分钟。

（2）按摩法：术者立于健侧，双手重叠，用手掌沿梨状肌走行方向由内上方向外下方推按，先轻后重，逐渐向深层按摩1~3分钟。

（3）点压法：用拇指尖或肘尖或足跟在梨状肌局部重压1分钟左右。急性患者每日1次，慢性3日1次，5次为1疗程，疗程间隔5日。结果：痊愈165例占73.3%，显效36例占16.3%，好转18例占8.2%，无效6例占2.2%。

第三十节　坐骨神经痛

坐骨神经痛属中医学"痹证""坐臀风"范畴。是指坐骨神经通路及其分布区内疼痛，常由感染、被挤压、牵扯所引起。

诊断要点：

1. 多数患者无明显外伤史。

2. 以坐骨神经通路及分布区疼痛明显。

3. 疼痛呈放射性，下肢屈而难伸，行走不便，可因寒凉、弯腰、咳嗽、排便时疼痛加重。

4. 检查时可在坐骨神经通路上找到压痛。直腿抬高试验阳性。

[治疗方法]

《实用按摩推拿大全》

患者俯卧位，医者以双手施用揉拿腰背肌法，点按大肠俞、命门，以调理肠腑，驱邪外出，温补命门之火，强壮腰脊；施用提拿足三阳法，点按八髎、环跳、承扶、委中、悬钟、昆仑，以疏通经络，濡养肌筋，活络止痛；施用点抹秩跳法，以疏通经络，通利腰脊，缓解肌筋，消炎止痛；施用双龙点肾法，以调补肾气，强腰壮肾；施用捏拿双筋法，以通经活络，祛风散寒，消除痉挛，缓解疼痛，补益肾气。

《自我保健穴位推拿》

1. 手法治疗

（1）揉擦肾俞30～50次。

（2）点擦腰部痛点各30～50次。

（3）重擦腰骶50～60次。

（4）点、揉患侧环跳各30～60次。

（5）点按和拳击风市各30～60次。

（6）拿按委中30～50次。

（7）拿揉承山、丰隆40～50次。

（8）拿揉昆仑、太溪30～40次。

（9）从臀部至足踝，拳击5～7遍。

（10）揉下肢5～7遍，配合腰部功能锻炼法。

2. 随证加穴

（1）腰腿痛时重时轻，平素头晕耳鸣，面色萎白，精神萎靡，四肢不温，女子带下绵绵、男子腰酸遗精者加：揉按命门，揉关元，拿按三阴交和悬钟。

（2）腰腿冷痛重者，卧后起床时更觉不适或上下窜痛，或沉重麻木，或痛甚伸屈不利，阴雨天时或受凉后加重者加：按揉风门，按揉大椎，按揉足三里。

（3）腰部扭伤或负重闪挫后，痛不可忍，并因咳嗽、喷嚏用力、屏气而加剧，且不能弯腰者加：点按大椎，按揉大杼，按揉血海，拿按三阴交和悬钟，掐揉太冲。

（4）患肢后外侧酸重而疼痛，环跳穴周围压痛明显，且兼有烦热、口干、咽痛、小便短赤者加：按揉曲池，对拿内、外关，拿按合谷，对拿阴、阳陵泉，拿按三阴交和悬钟，按揉丘墟。

《中国医用点穴学》

1. 配穴与手法

（1）第一组：肝俞穴（泻），肾俞穴（补），每穴平揉、压放各100次。秩边穴、环跳穴皆用五行联用法。

（2）第二组：内关穴（补）、合谷穴（泻）、列缺穴（补）、太冲穴（泻）、阴陵泉穴（泻）、足三里穴（补）、膻中穴（补）、巨阙穴（补）、中脘穴（泻）、气海穴（补）、肺俞穴（补）、肝俞穴（补）、肾俞穴（补），每穴平揉、压放各70次。秩边穴、环跳穴各用五行联用法。轻重标准度为中度，快慢标准为中度，平揉圆圈的大小度应用小度。

2. 方义解释

（1）第一组配穴，应用于初患坐骨神经痛者。本病不论新久，其发展情况，都侵袭足太阳膀胱经与足少阳胆经。伤害的重点为筋骨，坐卧活动均感疼痛。主筋者肝，主骨者肾。故取肝俞与肾俞穴。二穴用重手法，可缓解疼痛症状。取膀胱经之秩边穴，胆经之环跳穴，均用五行联运法，则可调理两个经脉的相互制约作用，以达活血止痛效果。

（2）第二组配穴，应用于坐骨神经痛时间较久者。患此病既久，则易于合并风湿，损伤气血。对此治疗，在第一组配穴的基础上，以合谷配太冲穴，治疗风湿。取膻中、巨阙、内关、肺俞、心俞、膈俞等穴，补气血，安心神。其余穴位，则补肾与健胃。

《气功点穴按摩术》

1. 准备　患者取俯卧位，腰带解开，闭目，全身放松。

2. 取穴　阳关、环跳、承扶、殷门、风市、委中、承山、昆仑、涌泉等穴。

3. 手法　点按法、掌按法、揉法、拿法、震颤法、拍法等。

4. 患者改为仰卧式，闭目，全身放松。

5. 取穴　阳陵泉、足三里、悬钟、照海等穴。

6. 手法　点按法、拿法、拍法、震颤法等。

《急救自救法点穴按摩》

1. 选穴　局部痛点、环跳、委中、阳陵泉、昆仑。湿热所致而灼热疼者，遇热加重、舌苔黄腻者加：至阴、足窍阴；由血瘀而致，症见舌质紫黯或有紫斑者加：肺俞、血海；兼有肾虚而症见腰膝酸软、畏寒肢冷、舌淡苔白者加：肾俞、命门；兼见颧红潮热，舌红少苔者：加太溪。

2. 操作　至阳、足窍阴用重掐法后，挤出血少许。肾俞、命门用点法或按揉法轻刺激各15分钟。太溪用点法或按揉法轻刺激2～3分钟，其余诸穴用点法或按揉法重刺激至疼痛减轻或消炎为止。

《中华气功点穴疗法精粹》

1. 治疗手法　采用运气按压、点揉、推摩、震颤等手法。
2. 操作要领

（1）运气按揉法：患者取俯卧位，医者侧立，运气后先按摩腰骶、臀部，再沿下肢后外侧自上而下反复操作6～12遍，以舒经活络。

（2）运气震颤法：患者侧卧位，医者立于患者背侧靠臀部处，沿下肢后外侧行震颤法5～7遍，有疏通气血、镇静止痛的作用。

（3）运气推摩法：医者的右手掌根着力，在患者患肢后外侧运气推拿，反复操作6～12遍，此法有松弛肌筋、缓解疼痛的作用，上法均用泻法。

《子午流注气功点穴法》

1. 选时　14时45分。
2. 主穴　准尖。
3. 配穴　海底、环跳、风市、髀关等。
4. 治疗　准尖系申时前四刻主穴，宜在未时后四刻施行手法，部位在骶椎最后一节处，宜一指点、震颤。环跳穴宜撮指垂直重点，至麻胀感向腿足放散为度。髀关穴宜食指深点、震颤至麻胀感走窜到膝盖为度。海底穴用剑指中度力点按、震颤，至热胀麻感放散到小腹和会阳为度。

附：血液辅佐脾胃完成腐熟运化水谷精微物质的工作之后，在申时再一次汇成大源头，对人体凤尾（腰臀区域的代名词）部位进行强烈灌注，此时准尖、腰眼、志室穴受盛血液最多，若在此时对腰背部施治，疗效将比其他时间更佳。

[自我保健]

《百病自我按摩保健》

取次髎、环跳、承扶、委中、阳陵泉、绝骨、昆仑，俯卧位，用拇指先从腰骶部穴位开始逐穴向下按摩，每穴按摩1～2分钟，力量适当重一些，以局部及下肢有酸胀感为度。一般每日可操作2～3次。

《家庭按摩指南》

患者取俯卧位，自然平卧，全身放松。

1. 用稍重一些的手法按揉后外侧的白环俞、秩边、八髎、环跳、坐骨、承扶、殷门、风市、膝阳关、委中、承山、昆仑、太溪、曲泉、阴陵泉、三阴交、跟平各穴。
2. 按揉前侧的居髎、冲门、髀关、迈步、伏兔、梁丘、血海、阳陵泉、足三里、上巨虚、丰隆、光明、脑清、解溪、内庭、悬钟、下丘墟、商丘、太冲各穴。

3. 按掐八风、上八风和涌泉穴（手法可稍重）。

4. 用拳或肘尖按揉臀部肌肉（臀大肌、臀中肌）1~2分钟，用拿法按摩大腿与小腿后侧肌肉由上而下，反复10~20次。再用㨰法或揉法做同一部位的按摩10~20次。

5. 用拿、揉、棍、推手法按摩大腿与小腿前侧和外侧的肌肉，由上而下反复10~20次。

6. 做踝关节摇动、正转与反转各20次，用手掌搓足背20次，再用手掌搓脚心20~30次。

7. 用双手掌搓法或单手掌推法做全下肢放松按摩，由上而下反复10~20次，前侧、后侧、内侧和外侧都要做到。

[注意事项]

1. 本病接受气功点穴疗效显著，特别是对风湿病因所致者疗效较佳。一般治疗12~24次，皆能有所改善或痊愈。

2. 腰椎间盘突出伴有本病，且病程长、恢复较慢者，可配合针灸、穴位药物注射等以提高疗效。急性期适当卧床休息，病情好转就要结合适当的功能锻炼。

[临床报道]

扬景田，按摩治疗坐骨神经痛102例疗效分析。患者俯卧位。循经点穴法：①循足太阳膀胱经和足少阳胆经，点揉肾俞、巨髎、环跳、承扶、委中、承山、昆仑等穴，约10分钟。②压揉捏拿法。③分拨掌推法。④刹散拍打法。结果：痊愈55例，显效29例，好转13例，无效5例。

第三十一节　膝关节骨质增生

膝关节骨质增生又称膝关节增生性关节炎、膝关节骨性关节炎。多是遭风、寒、湿邪而引起，反映在所属经络循行的膝关节处疼痛。是易发生于40岁以上的中老年人的常见症。

诊断要点：

1. 多数患者无明显外伤史。

2. 初期自觉膝关节疼痛、僵硬、酸沉无力，关节内有摩擦音伴麻木等关节不适感。

3. 重者感下肢屈伸不利、行走不便、下蹲困难等功能障碍，有些伴关节局部肿胀。

4. X线检查对本病有突出诊断价值。

[治疗方法]

《实用推拿按摩大全》

患者取仰卧位，医者施用提拿足三阴法，提拿足三阳法，点按阳陵泉、阴陵泉、犊鼻、血海、伏兔以通经活络，消肿止痛，清化湿热，强健腰腿。施用阴阳抱膝法，点按鹤顶、内膝眼，以濡养肌筋，消肿散瘀，通利关节，消肿止痛，通经活络，强筋壮骨，施用抻牵足蹬法，以松解肌筋，通利关节，散瘀止痛。

《中国医用点穴学》

1. 配穴与手法

（1）足三里穴（补）、阴陵泉穴（泻）、膝眼穴（补）、鹤顶穴（泻），每穴平揉、压放各70~100次。

（2）足三里穴（补）、犊鼻穴（补），各平揉压放100次，阴市穴用五行联用法。

（3）大杼穴（补）、委中穴（补）、承山穴（泻），每穴平揉、压放各100次。

（4）风市、阴市穴各用五行联用法。

以上各组配穴，根据病情需要，既可用一组的穴，也可以合并两组的穴位。轻重标准度：新病远道取穴用重度，局部穴用轻度；久病、局部穴用重度，远道穴用中等度，如属体虚弱，即用轻手法。快慢标准度：应用中度。平揉圆圈的大小度：应用中度。

2. 方义解释 上述局部穴，即膝关节部位的穴，如膝眼、鹤顶、犊鼻等。此外，均属远道穴。新病、远道穴用重手法以缓解其疼痛度的病势。久病、局部穴用重手法，以促进其深层组织功能的恢复，并结合远道穴的中度手法，进而达到舒筋活血及驱邪扶正等作用。总之，点穴治疗膝关节骨质增生，如是新病，应每日点穴1次，1~3次可见轻，10次左右可治愈。久病，可于1周内点穴3次，3~5次可见轻，20多次可治愈。如果是年迈患者，则须治疗更长时间，还需注意保护身体，否则易于反复。

3. 注意 老年人多出现骨质增生，而膝关节为活动频繁的关节，既不能活动过度，又不能不活动。所以，稍不注意，就有可能引起膝关节疼痛。对此，除了防寒，防劳累外，早、晚在膝关节周围及上下部分循按数次，对促进气血畅通很有好处。

《鹰爪门点穴秘法》

1. 取穴 内关、公孙、列缺、照海。

2. 方法 左膝痛，点右足公孙、右手内关；右膝痛，点左足公孙、左手内关；两膝皆痛，则两侧皆点。点时，以左手中指点公孙、右手中指点内关，轻点，不可重按。时间以10秒或患者深呼吸2次为1次。早、晚各点1次即可。

如果患者膝内外两侧皆痛，则以照海和列缺两穴点穴治疗。左膝痛点左足照海、右手列缺；右膝痛点右足照海、左手列缺，点时改用左手中指点照海，右手食指点列缺，每日1次或2次，3天内有效。

《凤阳门点穴秘法》

重点、揉犊鼻；重点、揉阳关；重点、揉阳陵泉；重点、揉阴陵泉；揉、捏、揪解溪；重点、揉足三里；重点、揉上巨虚；重点、揉条口；重点、揉下巨虚；抓后脚跟。

《中华气功点穴疗法精粹》

1. 治疗方法　用气功点按、推拿、震颤等手法或配用下肢气功点穴常规手法。
2. 操作要领

（1）气功点穴按法：患者取仰卧位，医者立于患侧，运气后用掌点按或震颤患者双膝关节疼痛部位，并点按鹤顶、膝眼、阳陵泉及足三里等穴，以患者有透热轻松感为适宜。

（2）气功推摩法：患者取仰卧位，医者侧立，运气至掌，置于患膝部进行推摩法，以患者有透热轻松感为宜。

（3）气功震颤法：患者取俯卧位，运气至掌，置于患膝腘窝部施震颤手法，配合点委中、承山、承筋等穴，以患部有热感为宜。

《急救自救法点穴按摩》

1. 选穴　局部痛点，内、外膝眼，鹤顶。湿热所致而见关节红肿热痛、舌苔黄腻者加：阳陵泉、隐白、内庭及厉兑。瘀血阻络所致者加：膈俞、血海。
2. 操作　阴陵泉、内庭用点法，重刺激各2～3分钟，隐白、厉兑甩重掐法后挤出血少许，局部痛点、鹤顶及内外膝眼用点法及按揉法重刺激至疼痛减轻或消失为止。

《子午流注气功点穴法》

1. 选时　21时45分。
2. 主穴　宝盖穴。
3. 配穴　足三里、血海、伏兔等。
4. 治疗　宝盖穴系亥时前四刻主穴，宜在戌时后四刻取穴施行手法。部位在髌骨两旁凹陷处，宜双指掌法，配合一指点。足三里系亥时后四刻主穴，宜在亥时前四刻实施手法，部位在外膝眼下3寸，胫骨旁开1寸，用单指重点，配合震颤。血海穴系酉时后四刻主穴，宜在亥时前四刻施行手法。部位：屈膝正坐，股骨内上髁2寸，股内收肌突起的中点，用剑指点、震颤。亥时气血汇集于肚脐六官穴，与左右两肺一脉相通，此时膝下的宝盖穴与胫上三里穴气血最旺，若是脚足有疾患，选用宝盖穴与足三里穴配合施治是最好的方法。

[自我保健]

《自我保健穴位推拿》

1. 手法治疗　点按风市，揉按血海，按揉内、外膝眼，揉、擦痛点，按揉委中，按揉足三里，拿阴、阳陵泉，搓揉关节，搓下肢。

2. 随证加穴　身体虚弱、面色萎黄、腰膝酸软、食欲减退者加：按揉脾俞，揉、擦肾俞，摩中脘，揉关元；膝盖发凉，于阴雨天及受寒后加重者加：揉、擦肾俞，重擦腰骶，点、按、拳击风市。

《家庭按摩指南》

先用手掌或拇指做损伤部的局部轻柔按摩，用推法顺韧带的走行反复推拿，用拿、揉手法放松膝关节周围组织各10～20次。再用按揉手法刺激关节附近穴位，如膝眼、血海、梁丘、阴陵泉、阳陵泉、曲泉、陵后、委中、足三里等。最后，一手拇指按于压痛点处，另一手握患肢的踝部，做膝关节的屈伸和内、外旋转活动。注意要用缓慢、轻柔动作，不要用强迫的外力。在手法应用时要注意禁用弹、拨手法，避免损伤。

[注意事项]

1. 注意膝关节保暖，运动时防止膝关节损伤。
2. 经常进行股四头肌的功能锻炼，以防膝关节挛缩、强直。

第三十二节　腓肠肌痉挛

腓肠肌痉挛俗称"小腿肚转筋"。是因用力、疲劳、受凉或年老气血衰弱、受寒所致，症见局部肌肉紧张、痉挛牵掣、疼痛、下肢不能伸直。

诊断要点：

1. 起病急、病程短。
2. 以局部肌肉紧张痉挛牵掣为主症。
3. 下肢伸直功能严重受限。
4. 局部压痛明显。

[治疗方法]

《实用按摩推拿大全》

患者俯卧位，医者施用提拿足三阳法，点按承山、委中、承扶以通经活络，缓解痉挛；施用提拿双筋法，以祛风散寒、解除痉挛、疏通经络、补益肾气、理气活血；施用顺藤摸瓜法，以祛风散寒、祛邪镇痛、通经活络、解除痉挛。

《家庭点穴按摩疗法》

1. 摩法　取屈膝位，用右手掌或指端在腓肠肌疼处上端轻轻按摩1分钟，不可用力过度，注意局部肌肉放松。

2. 按法　用拇指或中指按压承筋穴和承山穴，由轻到重按1分钟，然后改用掌根揉法2分钟，痉挛即可以慢慢缓解。

3. 击打法　用两手掌根放在小腿肌群的两侧对称用力，轻轻击打，反复几十遍。

4. 搓法　两手抱住小腿后肌群，对称用力反复搓揉20多遍。

5. 推法　将手自然伸平，掌根放在小腿后上方，向足跟处平推20多遍。

《中华气功点穴疗法精粹》

1. 治疗方法　采用运气拍打、捏拿、按揉点穴等手法。

2. 操作要领

（1）运气拍打法：患者取卧位或坐位，医者立于一侧，运气后用掌置于小腿部，适当用力拍打，目的是使痉挛松解消散。

（2）运气点按法：运气后，按膀胱经诸穴，从臀部至足跟反复3～6遍，以通经活络，舒经止痛，可采用泻法。

（3）运气捏拿法：运气后，捏拿患者小腿部痉挛肌筋，自上而下反复操作6～12遍，以活血导瘀，解痉止痛。

《子午流注气功点穴法》

1. 选时　16时45分。

2. 主穴　勾子。

3. 配穴　承山、昆仑、阴陵泉、阳陵泉、三阴交等，另外配合揉捏震颤腓肠肌。

4. 治疗　勾子穴亦名委中穴，系酉时前四刻主穴，宜在申时后四刻施行手法，其部位在腘窝中央，两大筋中间，宜一指重点，配合震颤揉法。承山穴用大拇指垂直点按，达到酸胀感向下延伸至足底为度，昆仑穴宜大拇指掐，至麻胀上行下窜为度，阴陵泉用剑指重点、震颤至麻胀感上、下放射到足心为度，阳陵泉用剑指重点，震颤至麻胀感行到会阴和下窜到足踝为度。

附：酉时血气随着三焦气机的沉降之势，汇集成新的源头对双腿进行猛烈的灌注，委中穴与血海穴一脉相通，若此时受伤，到年老气血虚弱、衰微之时，两腿就会痿厥而不能行走。

《急救仓救法点穴按摩》

1. 选穴　承山、阳陵泉。津液、精血不足者加太溪、照海、三阴交。
2. 操作　承山、阳陵泉用点法或按摩揉重刺激至转筋症状消失。太溪、照海、三阴交用点法轻刺激各2~3分钟。

[自我保健]

《百病自我按摩保健》

取承山、承筋、阳陵泉，屈膝坐位，一手拇指按于阳陵泉穴的部位，用力按揉，由轻到重，每穴1~2分钟，然后改用掌根揉承山穴2分钟。

《家庭按摩指南》

无论是肌肉的急性挫伤、慢性劳损或肌肉痉挛，都可采用同一种按摩手法进行治疗，手法按摩是治疗此病的可靠有效方法。

先用手掌做小腿三头肌的攘、推、揉、搓方法按摩。由上至下反复10~20次，手法要轻，以患者能忍受为准。用双手提、拿、捶、扣手法，做局部按摩3~5分钟。然后被动屈伸膝关节和踝关节20~30次。按揉委中、承山、阳陵泉、三阴交、足三里、昆仑、太溪、涌泉等穴。最后，重复做小腿三头叽的轻手法，推、搓、揉、掖、提、拿。按摩治疗后痉挛可一次解除，急性挫伤，症状可明显减轻，慢性劳损治疗后可无痛或留有很轻的疼痛，配合电按摩器治疗效果更好。

[注意事项]

1. 起居有常，忌着凉受寒，衣服要寒暖适宜。
2. 夜间常发生抽搐的患者，应采取侧卧位，并要注意下肢保暖。

第三十三节　踝关节扭伤

踝关节由胫、腓骨远端和距骨构成。关节周围有三组主要韧带，即下胫腓韧带、内侧副韧带和外侧副韧带，当踝关节未保持平衡或遭受猛力而超过其运动范围时，可致踝部软组织损伤，称踝关节扭伤。

诊断要点：

1. 有明显内翻或外翻扭伤史。

2. 跛行、受伤后踝部位即出现肿胀疼痛。不能走路或尚可勉强走路，二三日局部可出现瘀斑。

3. 内翻扭伤时，在外踝前下方肿胀、压痛明显，若将足部做外翻动作时，则内踝前下方发生剧痛。

4. X线检查：韧带损伤者，摄片阴性，韧带断裂者在内翻位摄片，胫距关节面的倾斜度在8°以上，有的可并见小骨片撕脱。

[治疗方法]

《实用按摩推拿大全》

患者在踝关节扭伤急性期（24～48小时之内）不宜施用手法。已经排除骨折，经筋断裂及错位，针对性地予以急治复位、整复即可。患者仰卧位，医者以一手握患足跟，另手施用踝关节摇法，点按太溪、昆仑、绝骨、解溪、太冲，以滑利关节，活血化瘀，消肿止痛，顺理肌筋，通经活络，解除粘连，恢复其功能，强筋壮骨；施用提拿足三阴法、提拿足三阳法，以通经缓急，促进伤患恢复。患者俯卧位，施用点抹秩跳法，以活血散瘀，通经活络，通利腰腿。

《气功点穴按摩术》

1. 准备　患者取坐式或仰卧式均可，尽量使下肢和患处放松。

2. 取穴　阳陵泉、悬钟、解溪、昆仑、照海等穴以及痛点。

3. 手法　点按法、摩法、推法、揉法、震颤法等。

《点穴按摩急救自救法》

1. 选穴　局部痛点、解溪、丘墟、昆仑、三阴交，湿热所致而见踝关节红肿热痛，舌苔黄腻者加阴陵泉、陷谷、内庭与厉兑。

2. 操作　阳陵泉、内庭用点法重刺激2～3分钟，隐白、厉兑用重指切法后，挤出血少许，局部痛点及其他腧穴用点法或按摩法重刺激至疼痛减轻或消失为止。

《中华气功点穴疗法精粹》

1. 治疗方法　用气功点、按、推、牵伸及推动的手法，还可以配合下肢气功点穴常规手法。

2. 操作要领

（1）运气推按法：患者取坐位或仰卧位，医者运气后用一拇指放于外踝前侧，中指指腹压于食指甲上，放置内踝后侧，以食指沿内踝后侧向后推按，并发气按压相当胫骨后肌腱鞘和屈趾于肌腱所在部位，以足趾前端有麻木感为宜。

（2）运气按振法：医者一手拇指放于患者踝关节前侧，相当于胫骨前肌与趾长伸肌腱鞘之间，其他四指放于内踝后侧，运气按压踝关节前侧间隙，患者有麻热感即可。

（3）运气牵振法：医者一手握紧足趾向上牵伸外翻足部，扩大踝关节内侧间隙，另一手拇指按压外侧关节间隙，然后在牵伸下内翻足部；扩大踝关节外侧间隙，另一手以拇指最后使用运气振动法，使局部有麻热轻松感为宜。

[自我保健]

《自我保健穴位推拿》

1. 手法治疗　拿三阴交和悬钟，按揉解溪，拿揉昆仑和太溪，掌揉局部痛点，按揉丘墟。

2. 随证加穴　踝部瘀肿、疼痛，活动则痛剧，跛行，严重时脚不能着地者，以手掌大鱼际揉局部，手法要轻巧柔和。避免加重损伤处出血；同时加揉按血海、三阴交、太冲，以活血化瘀，促进瘀血被吸收。踝关节酸痛，轻度浮肿，步履无力者，由轻渐重揉按局部，然后用手掌大鱼际擦局部，并揉按足三里和拿按阴、阳陵泉，以健脾利湿，活血通络。

《家庭按摩指南》

急性损伤在24小时以内禁用手法按摩及热敷，确定无骨折、脱位后可局部外用药物包扎，保证局部休息，抬高患肢。血肿明显者可采用局部冷敷，48小时后可改用局部热敷，并采用轻手法做局部按摩。方法是以推、揉、搓、按手法为主，按摩损伤的韧带和关节囊，用力方向应顺组织的走行方向而运动。然后一手拇指按在扭伤部位，另一手握肢掌部，做踝关节的屈伸、旋转活动。再用按、揉、掐的手法，刺激三阴交、悬钟、昆仑、太溪、解溪、陵后、丘墟、太冲、涌泉等穴，最后用手掌推、擦损伤部位反复10～20次。

若有韧带的断裂伤，最好不做按摩治疗，应做局部包扎固定，待损伤组织修复后再做按摩治疗。绝对禁止在伤后做盲目的乱揉，所以凡扭伤后表现为严重的，都应到医院做详细检查，给予积极准确、有效的治疗，以防留下后遗症或延长不必要的恢复时间。

[注意事项]

1. 踝关节扭伤后应先以冷敷，防止损伤部位出血，次日可行热敷，以消散瘀血。
2. 点穴推拿前可在患处涂以少量松节油、红花油等。
3. 踝部曾受过外伤的，常致关节稳定性降低，故应防止再次扭伤。

姜万杰，气功点穴治疗踝关节扭伤54例报告。医者运气于拇指和中指（离经者），用龙探爪劲，点绝骨、三阴交。以有一气流顺以上两穴向下传导，扭伤局部有热感效果最佳。点2分钟，如以外踝关节痛为主，点丘墟、昆仑、申脉；以内踝关节痛为主，点太溪、商丘、照海，每穴点1分钟；最后在疼痛的局部，隔距发功2分钟。结果：全部治愈，其中1次15例，2次27例，3次12例。

第三十四节　足跟痛

足跟痛症多发生于40～60岁的中年老人，指跟骨底面由于慢性损伤而引起的疼痛，常伴有跟骨结节部的前缘骨刺。

诊断要点：

1. 起病缓慢，可有数日甚至数年病史，多发生于中年以上、体质较胖者或虚弱的男性，故与老年退行性变有一定关系。

2. 主诉足跟跖面疼痛，步行或站立时加剧，特别是在路面上行走时更明显。

3. 患部不红不肿，可在跟骨跖面内侧结节处有局限性压痛，有的可合并平底足畸形。

4. X线检查一般阴性，但多可在侧位片上见到跟骨底面结节前缘有大小不等的骨刺，但骨刺并非本症特征，因临床表现不一定与X线象相符合。

[治疗方法]

《实用按摩推拿大全》

患者俯卧位，医者施用足跟捻压法，点按太溪、委中、承山，以散寒止痛，通筋活络，强筋健骨；点按三阴交、足三里，以通筋活络，补益中气，滋阴养肾。

《家庭按摩治疗与健康》

患者俯卧，医者站于其旁，用手拿揉小腿后侧及足跟部数次。取穴：承山、三阴交、太溪、照海、局部痛点。按压足跟点时，患者可活动踝关节，同时足跟着地疼痛可明显减轻。患者仰卧，医者站于床尾，牵拔和旋转踝关节数次。

上述手法有舒筋活血、消炎止痛的作用。

《子午流注气功点穴法》

1. 选时　22时。

2. 主穴　足三里。

3. 配穴　解溪、三阴交、中封、太冲等，另外配合扳、摇足踝手法。

4. 治疗　足三里系亥时后四刻主穴，宜在亥时前四刻施行手法，部位外膝眼下3寸，胫骨旁1寸，手法应单指重点，配合震颤。解溪穴位于髁关节足背横纹中点，拇长伸肌腱与趾长伸肌腱之间凹陷处，手法宜大拇指垂直重点，至麻胀感放射至足尖为度。三阴交位于内踝高点直上3寸，胫骨内侧面的后缘，手法用食指重点，达到麻胀感向下放射到足心为度。商丘穴在内踝前下方凹陷中，宜食指重点，到局部麻胀为度。

[自我保健]

《自我保健穴位推拿》

1. 手法治疗

（1）滚棍20～40次。

（2）揉按局部痛点。

（3）擦揉痛点及周围。

（4）点按涌泉。

（5）拿按揉承山和丰隆。

（6）揉按三阴交。

（7）拿揉太溪和昆仑。

（8）拳击足底反复5～7分钟。

2. 随证加减　如兼有头昏耳鸣、腰膝酸软、五心烦热、口干咽燥者加：揉擦肾俞与志室，揉关元，按揉风池。如兼有胸闷体重、倦息喜卧、食欲减退者加：按揉脾俞，摩中脘，按揉足三里。推拿可于每晚临睡前做，推拿前先滚棍3～5分钟，然后用烫水熏泡患足7～10分钟，再做其他手法。另外患者须忍受疼痛，坚持散步，有意让足着力，才有助于早日康复。

《实用家庭按摩》

1. 用手掌按摩足跟部30次，同时活动踝关节。

2. 用手掌推揉小腿后侧30次，并按摩承山、丰隆、三阴交、照海穴各1分钟。

3. 用拇指按揉涌泉、足跟压痛点及手腕中点足痛点各1分钟。

4. 拳击足底5分钟，或用脚踩圆木做前后滚动。

《点穴按摩急救自救》

1. 选穴　局部痛点，昆仑、太溪、三阴交。

2. 操作　肾虚所致者，局部痛点用点法或按揉法，中重刺激，昆仑、太溪、三阴交用点法或按揉法轻刺激。其他原因所致者，局部痛点及诸穴均用点法或按揉法重刺激，直至疼痛减轻或消失为止。

《家庭按摩疗法》

1. 抓捏腓肠肌　患者俯卧，家属用手五指抓捏患侧腓肠肌（小腿肚）1~2分钟。

2. 拿跟腱　用右手拇指和食指捏拿昆仑穴、太溪穴（跟腱）1~2分钟。

3. 按足跟　用拇指、食指、中指对按足跟部两侧2~3分钟，使其有酸痛等感觉时再轻轻揉数遍。

4. 按揉重点　用右手拇指在足跟底部找出痛点，然后按揉1~2分钟。

5. 捶击足跟　将患侧小腿屈起成90°，使足心向上。操作者左手握住趾跖关节，右手持一小铁锤（一般的小铁锤），对准痛点由轻到重连锤3次，动作要快而准确，最后再轻轻敲击足底四周数遍。

《家庭按摩治疗与健康》

1. 按揉足跟部20~30次。

2. 主动活动踝关节20~30次。

3. 用拇指按揉足跟痛点和手腕部的足跟点各1分钟。

以上手法，每日早、晚各1次。

《家庭按摩指南》

按揉压痛处，用手掌或拇指按推足心及足跟，由前向后反复20~30次（操作慢而有力）。按揉涌泉、太冲、然谷、太溪、昆仑、解溪。拿捏足跟的内、外、后缘。最后用手掌握足心、足跟各50次。

[注意事项]

1. 每日早、晚用醋汤泡脚，然后行点穴治疗。

2. 可在鞋内放一较厚油绵足垫，或专门为足跟痛设计的足跟垫。待疼痛消失一段时间后再拿去。避免穿高跟鞋和硬底鞋。

3. 疼痛较重者，可在痛点做封闭疗法，但点穴治疗不可中断。

第三十五节　岔气

岔气又称闪气，是指胸部伤气而言，多由于扛抬、举重、攀高等用力过度或因闪扑扭蹩动作，突然造成气机凝滞于内，阻而不得通行而发。

诊断要点：

1. 多有明显用力或扭伤史。
2. 疼痛若隐若现，痛无定处，继有胸痛满闷，深呼吸、咳嗽、用力时疼痛加重。
3. 重者伤口即发剧痛，胸部板紧牵掣，引及背侧，疼痛持续不解，伴有肿胀、压痛。

[治疗方法]

《点穴疗法》

风湿性者，以舒络活血为主。胸疼取内关、曲泽穴，头二次用泻法，痛减轻后用补法。背部疼补委中；泻承山穴，用上病下取法，一补一泻以达舒经活血目的。并配合阿是穴，每穴平揉、压放各100次，必要时可加经络循按法。撞碰性的疼痛，除照风湿性远道取穴外，还应在局部上下左右分推。

治疗2～4次即可见轻，一般10次左右可治愈。

《中国医用点穴学》

内关穴（补）、曲泽穴（泻）、太渊穴（补）、偏历穴（泻）、足三里穴（补）、中脘穴（泻）、气海穴（补）、天枢穴（补）、风门穴（泻）、肺俞穴（补）、委中穴（泻）、承山穴（泻），每穴平揉、压放各70～100次。本组配穴，除风门与肺俞穴为治胸背痛局部取穴处，其余各穴则为远道取穴。内关与曲泽及足三里穴配合，则对胸痛有通络活血之效。委中配承山穴则可医治背部疼痛，如风寒者，另外加泻合谷与风池穴。轻重度标准应用中度，快慢标准度应用中度，平揉圆圈大小度应用中度。

《疏通经络点穴法》

1. 选穴　内关、外关、期门、章门。
2. 手法　轻摩推患侧胸肋部，点揉期门、章门穴，拿内、外关穴，同时嘱患者深呼吸和转腰动作，术者一手握住患者肘部，另一手插入患侧腋下，向上提拉患侧肩部，插入患侧腋下的手不动，另一手在患者深呼吸后，用力叩击患侧背部和胸胁部。用膝腿部顶住患者背部，以巧力向后侧扳肩在患侧胸部施以揉法，擦搓患者胸肋部，在背部沿足太阳膀胱经施以推法。

《子午流注气功点穴法》

1. 选时　10时45分。
2. 主穴　幽门。
3. 选时　11时45分。

4. 主穴　中脘。

5. 配穴　井关、巨阙、背心，另外配合拿胸大肌。

6. 治疗　幽门穴系午时前四刻主穴，宜在已时后四刻施行手法。此穴部位在巨阙旁开1寸处，用一指点，配合单掌震颤。中脘穴系午时正穴，宜在午时前四刻施行手法，此穴在胸骨正中，两乳连线中点，宜用手掌款款震颤，配合揉法。井关穴系已时后四刻主穴，宜在已时前四刻施行手法。此穴部位在锁骨中缘内凹陷处，宜一指点，轻微震颤。巨阙穴应以一指点，至麻胀感上下放散为度。

附：午时旺盛的血液，在体内脉道中的元气、宗气、营气及分布在脉道之外的卫气的协助推动、运化下，产生了一个日中前所未有的大源头， 向城门大开的胸部进行猛烈的灌注，此时此刻受盛血液最多的是中脘穴，与中脘穴息息相通的幽门穴也蓄满了血液， 以至于充溢到它们所隶属的旁经、经脉之中，此进治疗疾病的效果较一般时刻更佳。

[自我保健]

《百病自我按摩保健》

1. 掐穴位　选内关、外关两穴，将拇指指峰放置于对侧内关穴处，食指指峰放置于外关穴处，用力掐按，力量向上臂方向用力，时间为3～5分钟，最好使酸胀感向上臂、胸胁部放射传导，这样效果更佳。

2. 揉胸胁　将对侧手掌放在疼痛一侧的胸胁部，反复进行顺时针揉按，力量由浅渐重，一般3～5分钟为宜。可以疏散经气，缓解疼痛。

3. 按痛点　在胸胁疼痛部位寻找一个明显的压痛点，然后将中指指峰置于痛点上，按压1～2分钟。用力由轻到重，不要突然用力。

[注意事项]

1. 急性患者要局部固定和休息。

2. 慢性患者在自我治疗的同时，要配合适当的活动，如扩胸、摇肩、深呼吸等。

第三十六节　急、慢性胆囊炎

急性胆囊炎系由细菌感染，高度浓缩的胆汁或反流入胆囊的胰液的化学刺激所引起的胆囊炎性疾病，以发热、右上腹痛及压痛、呕吐、白细胞增高为常见的临床表现，属于中医"结胸发黄""黄疸""胁痛"等范畴。慢性胆囊炎为临床最常见的胆囊疾病，有时为急性胆囊炎的遗患，但多数病例以往并无急性发作史，就诊即为慢性。

诊断要点：

1. 急性胆囊炎

（1）常有慢性胆囊炎多次胆绞痛发作的病史。

（2）上腹中部或右上腹部剧烈疼痛，持续而常有阵发性加重，可放射至右肩和右背部，伴有发热、畏寒、恶心、呕吐。

（3）炎症明显可有轻度黄疸。

（4）有明显的压痛和反跳痛、痛觉过敏与肌肉强直。

（5）血液白细胞计数可有轻度增高，但很少超过15×10^9/L。

（6）腹部X线平片有助于诊断。

2. 慢性胆囊炎　慢性胆囊炎缺少典型症状，若无急性发作，不易确诊。一般根据：

（1）有轻度不一的腹胀、上腹或右上腹不适感，持续性钝痛或右肩胛区疼痛，胃灼热、嗳气等消化不良症状，嗳气后或稍减轻。

（2）非特异性餐后加剧的消化不良症状。

（3）右上腹压痛及叩击痛为最可疑的体征。

（4）超声波检查可探出膨大或缩小的胆囊、胆囊收缩功能不良、较大的胆石等情况，可为诊断做参考。

（5）X线腹部平片检查、胆囊造影及十二指肠引流等，是诊断的重要步骤。

[治疗方法]

《家庭按摩治病与健康》

1. 患者左侧卧位，左腿伸直，右腿屈曲，医者站于其后。用双手在右季肋部做捏拿法数次，同时并做揉法数次。痛点部位多施手法。

2. 患者俯卧，医者站于其旁，用手掌在背部做揉法数次。取穴：肝俞、胆俞、胃仓。

3. 患者仰卧，医者站于其旁。用手掌自上而下沿肋弓做分推法数次。取穴：日月、水分、天枢、三阳络、阳陵泉、胆囊穴、丘墟。

上述手法有疏通经络、消炎止痛等作用。

《中国按摩大全》

1. 患者仰卧，医者站于其旁。用手掌在背部做揉法数次。分别点按肝俞、胆俞、胃仓。

2. 患者仰卧，医者站于其旁。用手掌自上而下沿肋弓做分推法数次。并分别点按日月、水分、天枢、三阳络、阳陵泉、胆囊炎、丘墟。

《秘传疏经术》

1. 胃二点　患者仰卧，术者站在患者头顶侧，拇指尖横位向外捻转时，胆区痛减轻或消失。

2. 胃三点　患者及术者体位与胃二点相同，术者拇指尖向下，捻转时胆区痛消失。当手指向下捻转时，指尖不得触及第二肋骨。

3. 捻转时间　每日1次，每次20～30分钟。

[自我保健]

《自我保健穴位推拿》

1. 手法治疗　按揉三焦俞，揉膻中，摩中脘，揉气海，揉、擦章门，拿内、外关，拿阴、阳陵泉，按揉足三里，点按太冲，按揉丘墟。

2. 随证加穴

（1）脘腹闷胀、头晕目眩、四肢沉重、口黏无味者加：按揉脾俞，拿合谷，揉按手三里，按揉三阴交。

（2）肌肤发黄、口苦而干、尿黄或有热感、大便秘结者加：拿按曲池和支沟，点按大椎，揉按期门，拿按承山和丰隆。

（3）嗳气吞酸、泛恶欲吐、食欲不佳、胸闷易怒者加：按揉胃俞，拿合谷，揉按三阴交。

（4）右胁刺痛、舌唇紫暗者加：拿揉曲池，揉按血海和三阴交，按揉胆囊穴。

《家庭按摩治疗与健康》

1. 用手掌推摩右季肋部20～30次。

2. 按压　水分、天枢、三阳络、胆囊穴各1分钟。

以上手法，每日早、晚各1次。

[注意事项]

1. 伴有结石或反复发作的患者一般须手术治疗。

2. 调节饮食，忌吃油腻及不易消化的食物。

第三十七节　胆石症

本病是胆汁中脂质代谢异常，胆固醇在胆囊及胆管系统中形成结石，为胆道系统中最常见的病变。属中医学"黄疸""胁痛""结石"等范畴。

诊断要点：

1. 胆囊结石　无症状的隐性结石不易诊断。较大结石有时可引起右上腹胀闷不舒或右胁隐痛；较小结石阻塞胆囊管时可引起胆绞痛，始为阵发，继而转为持续，伴阵发性加剧。多向右肩背部放射，右上腹明显压痛和肌紧张。

2. 胆总管结石　发作期表现为上腹部剧痛，寒战高热，黄疸。腹痛始为胀闷感，继而转为阵发性刀割样绞痛。剑突下明显压痛而腹肌紧张不明显。

3. 肝内胆管结石　可无腹痛，常有反复发作的肝区胀痛或叩击痛，伴有畏寒、发热或黄疸，肝脏肿大有触痛。

4. 辅助检查　超声波检查、X线胆道造影、十二指肠引流有助于诊断。

[治疗方法]

《点穴秘技》

1. 刺激胆结石的临泣穴时，通常会产生剧烈的疼痛。平时只要自己用拇指腹多加压痛点穴，便能减轻胆结石痛的程度。

2. 点临泣穴的方法是：两手拇指相叠，右手指腹点按临泣穴，左手在上以增加力量。配合呼吸与节拍，4拍点穴吐气，4拍放松吸气。

3. 点按临泣穴时，左、右脚都要施行点穴，共做7分钟。如果只点单只脚的穴道，便不能得到效果。

4. 于膝盖下外侧腓骨端凹陷中为阳陵泉穴。于阳陵泉再下一拇指处便是胆囊穴，胆囊穴与临泣穴作用相同，点压时也会有刺痛感。胆囊穴的点穴方法与施行时间和临泣穴一样，先点按临泣穴7分钟，再点胆囊穴3分钟，10分钟后，再于背上辅助按摩点穴，才是对胆石症的根本治疗。

[注意事项]

1. 保持情绪平稳，避免情志刺激。
2. 饮食有节，起居有常，寒温适度。
3. 坚持治疗，对治疗疾病要有足够的耐心。

[临床报道]

周立人，点穴疗法治疗胆绞痛100例351次的临床观察。经B超确诊的各类胆石症患者100例。肝内胆管结石取双侧肝俞穴，胆囊结石取双侧胆俞，胆总管结石取双侧胃俞，以右侧俞穴为主。手法以按法为主，持续点压至疼痛缓解。一般点穴2~3分钟开始见效，10分钟左右可完全缓解。结果：完全缓解187例次，明显缓解171例次，无效1例次，总有效率为99.7%。对37例进行B超下动态观察，见胆囊在点穴过程中收缩、点穴后扩张，胆总管则在点穴过程中扩张、点穴后收缩。

第三十八节　胆道蛔虫症疝

本病是蛔虫由十二指肠进入胆道而引起，进入的蛔虫多半只有一条或数条，但有时亦可多达数十条。多发生在幼童和少年，腹痛的同时可伴有呕吐蛔虫。

诊断要点：

1. 上腹中部或右上腹突然发生剧烈的阵发性疼痛，伴有呕吐，有时吐出蛔虫。
2. 患者常感剑突的深处有"往上顶"或"钻"的感觉。
3. 发作时，常辗转不安、弯腰、捧腰翻转、叫喊、大汗，痛缓解后的间歇期，局部常有闷胀感，并多感疲倦欲睡。
4. 腹部多无肌紧张，其与剧烈疼痛往往不相符合。
5. 多无发热、恶寒症状。大多白细胞增高，少数黄疸。

[治疗方法]

《实用按摩推拿大全》

患者仰卧位，点三脘开四门法，以理气散郁止痛；点按摩胆囊穴，以疏利肝胆，安蛔止痛，施用提拿足三阳法，点按阳陵泉、太冲、至阳，以调和胃气，止呕降逆，疏利肝胆，疏泄胆气，清热止痛，共达清热利胆，理气止痛。患者俯卧位，点按至阳，以疏通肠腑，清热止痛，达安蛔止痛、驱除蛔虫之效。

[注意事项]

1. 发病时进清淡流质、半流质饮食，忌油腻及刺激性食物。
2. 注意饮食卫生，勿进不洁饮食，防止肠蛔虫病从口入。
3. 罹患肠蛔虫的患者，病情缓解后，应积极驱虫，以防复发。投驱虫剂时的剂量宜适当，过少可激惹蛔虫上窜，引发本病。

[临床报道]

刘伟安，指压右侧肩胛下角缓解胆绞痛的疗效观察。患者取坐位，双肩自然下垂。术者以右手拇指指腹压迫患者的右侧肩胛下角处，待胀感出现后，继续压迫1~3分钟，加局部按摩直至疼痛缓解。结果：胆囊疾病组（胆道蛔虫或结石）56例中，显效（疼痛消失，48小时内未复发）30例，减轻（疼痛消失，48小时内复发）18例，无效8

例。对照组（急性胃炎及十二指肠溃疡等）31例，无显效，仅有7例减轻。

第三十九节　泌尿系统结石

本病为肾脏或输尿管之结石，可引起肾绞痛及血尿。属中医"石淋""血淋"范畴。

诊断要点：

1. 结石小而固定时可无症状或仅轻微腰酸胀。运动或劳动后可使结石下移而发生肾绞痛，疼痛剧烈，向下腹、会阴、大腿内侧放射。

2. 同侧肾区或脊角有压痛、叩击痛。

3. 肾绞痛时尿中红细胞阳性率70%～90%，有时尿中可有砂石或晶体。

4. B超可见结石光团，腹平片可见结石阴影。

5. 肾图　输尿管结石梗阻时有梗阻图像。

[治疗方法]

《实用按摩推拿大全》

1. 患者坐位，医者以双手拇指点按肝俞、肾俞，以益肝补肾，扶正祛邪。患者仰卧位，点按天枢、水道，以通调肠腑，理气消滞，通利水道，利尿止痛；点按三阴交、水泉，以扶正祛邪，舒窍利水。偏于气滞者，点按三阴、蠡沟，以疏利胆气，通结止痛。偏于肾虚者，点按环俞，以疏窍利水，通利气化。偏于中气不足者，点按关元、三阴交，以健脾补肾，调气利水，培补脾胃，调气通淋。

2. 患者坐位，医者以双手拇指点按膀胱俞，以疏调下焦之气，除利湿热。患者俯卧位，点按委阳、照海，以疏利膀胱，清热凉血，清利下焦之热。患者仰卧位，点按中极、关元，以促气化，益元气，疏调下焦，清利湿热，缓急止痛，共达清热利湿、通淋排石之效。

[注意事项]

1. 多饮水，尤其是磁化水，对预防结石有益。

2. 积极治疗泌尿系统感染，去除尿路梗阻因素，长期卧床的患者应多活动、多翻身。

3. 根据结石的成分适当调节饮食。如草酸盐结石患者，宜少吃菠菜、土豆、红茶、坚果、豆类等；口服维生素$B_6$15mg，每日3次，或口服氧化镁，每日300mg。磷酸盐结石患者，宜低磷低钙饮食；口服氯化铵1g，每日3次。尿酸盐结石患者，宜少吃含嘌呤丰富的食物，如肝、肾及豆类等；口服枸橼酸合剂15ml，每日3次，或碳酸氢钠1克，每日3～4次，使尿液碱化。

4. 结石排出后应继续服中药以资巩固，以益肾利水为大法。或服用青娥丸、六味地黄丸等成药。每次6克，每日3次，2个月为1疗程。

第四十节　阑尾炎

阑尾炎属于中医的"肠痈"病。多发生青壮年，男性多于女性，多因饮食不节、寒温不适、忧思积郁、暴急奔走等引起。

诊断要点：

1. 发病较急，开始时有上腹或脐周疼痛，经一定时间后转移到右下腹，疼痛部位一经固定，即呈持续性疼痛，伴恶心、发热等。

2. 体征　固定性右下腹压痛；或有反跳痛及肌紧张，腰大肌试验及闭孔肌试验阳性。

3. 白细胞总数升高，常在10000～20000/mm³，中性白细胞占90％以上。

[治疗方法]

《实用按摩推拿大全》

患者仰卧位，医者以双手点按阑尾穴、足三里、上巨虚，以调理胃肠气机、散瘀止痛、调节阳明之气，通畅经脉气血，消散瘀肿；点按天枢，以宣畅肠腑之气机，通调气血，理气解郁，消食化积；点按合谷、内关，以宽胸降膈，止呕，疏泄邪热，共达气机通达、清热解毒、行气散瘀之功。

《点穴疗法》

1. 治疗　泻合谷、三阴交，补阑尾穴，助以循按等法（曲池穴至合谷穴，阴陵泉穴至三阴交穴）。按照经络循行关系，本法补泻、循按，都以散解集结为主（即补泻、循按）把气血分散四肢末梢。每穴平揉、压放各100次。阑尾穴加点打法100次。每日治疗1次。急性者可每日治疗2次。

2. 疗效　治疗后，症状均有不同程度的减轻，一般10次左右可治愈。如果疼痛剧烈，出现脉搏频弱，血压下降，体温降低，腹肌紧张力增强，则应转外科治疗。

《家庭按摩治病与健康》

1. 患者仰卧，医者站于其旁。如下腹部疼痛，应先以点穴止痛为主。取穴：右阑尾穴、右会宗、居髎。恶心、呕吐加内关穴。发烧加曲池、合谷穴。

2. 患者俯卧，医者站于其旁，用手掌揉腰部数次。取穴：右肾俞、志室以及第2腰椎旁的痛点。以上手法有消炎止痛的作用，适用于慢性阑尾炎。

《指针疗法》

1. 治则　调补胃气，疏通大肠。

2. 手法　揉扪法、泻法。

3. 取穴　阑尾、上巨虚、天枢、气海。

[自我保健]

《家庭按摩治疗与健康》

1. 用手摩腹部及腰部各20～30次。

2. 按压阑尾穴、足三里、天枢穴各1分钟。

[注意事项]

1. 本病在急性期宜平卧，热毒盛则半卧位为妥。凡坐卧转侧，俱宜徐缓；不应过早下床活动，以免热毒扩展。

2. 病轻者可进清淡及软烂的饮食，量宜少，忌食生冷及不消化食物。较重的热毒伤阴者应禁食并输液，腹胀严重者应配合胃肠减压。

3. 预防宜注意饮食卫生，做到饮食有节，避免饥饱无度，食后避免剧烈活动、奔走负重，纠正便秘，及早治疗肠寄生虫病，保持精神愉快，积极锻炼身体。

第四十一节　月经不调

月经不调是指月经的周期、经量、经色、经质发生异常改变的一种常见妇科疾病。常见有月经先期、月经后期、月经先后无定期。

诊断要点：

1. 月经周期提前或错后7天以上作为月经先期或后期，忽前忽后作为先后无定期。

2. 月经周期异常连续2个周期以上。

3. 可伴经色、经质的异常。

4. 育龄妇女，若常有周期延长，不可轻易作后期论，当注意排除早孕。

[治疗方法]

《实用按摩推拿大全》

1. 月经先期

（1）血热型：患者坐位，医者以双手拇指点按膈俞、肝俞、大肠俞、肓俞。患者仰卧位，医者施用运运颤颤法，点按关元、气冲。

（2）气虚型：患者坐位，医者以双手点按肺俞、肝俞、脾俞、心俞、膈俞。嘱患者俯卧位，施用搓髎点强法。患者仰卧位，施用运运颤颤法，点按血海、中脘。

2. 月经后期

（1）血寒型：患者坐位，医者双手拇指点按肺俞、脾俞；嘱其俯卧位，医者用搓运夹脊法，搓髎点强法；嘱患者仰卧位，施用运运颤颤法，点按血海。

（2）血虚型：患者俯卧位，医者用搓运夹脊法，点按肺俞、肾俞、脾俞、三焦俞，施用横搓命门法；嘱患者仰卧位，施用运运颤颤法，点按关元、气海，施用提拿足三阳法，点按足三里。

（3）气滞型：患者坐位，医者以双手点按肺俞、肝俞、三焦俞；嘱其仰卧位，医者施用梳胁开胸顺气法，点按膻中，施用双点章门法，施用运运颤颤法，点按气海。

3. 月经先后无定期

（1）肝郁型：患者俯卧位，医者施用点按肺俞、肝俞、肠俞、肾俞，施用搓髎点强法；嘱患者仰卧位，医者施用运运颤颤法，点按血海，施用提拿足三阴法，点按三阴交、太冲。

（2）肾虚型：患者坐位，医者用双手拇指点按肝俞、肠俞、肾俞、次髎；嘱患者仰卧位，医者用运运颤颤法，点按气海、归来，施用提拿足三阴法，点按足三里、三阴交。

《气功点穴按摩术》

1. 准备　患者取俯卧式，腰带松开，闭目，全身放松。
2. 取穴　膈俞、肝俞、肾俞、命门、八髎、腰俞等穴。
3. 手法　点按法、掌按法、揉法、推法等。
4. 患者改为仰卧式，闭目，全身放松。
5. 取穴　合谷、太渊、气海、关元、足三里、三阴交等穴。
6. 手法　点按法、掌按法、摩法、揉法、震颤法。

《点穴疗法》

调经主要以手、足阳明经合谷、足三里，足太阴脾经三阴交，足太阳膀胱经膈俞等穴为主。阳明经为多气多血，足太阴脾经主统血，全身之血会于膈俞，所以取以上穴为主。经多为热，补三阴交，压足三里，泻合谷、膈俞等穴。另外，加补天枢、关元等穴，并应助以腹部震颤法。气虚者，加补太渊、腹中穴。如经停止相隔时间不长又行经的，为气虚不能摄血，应以固气止血为主。补隐白、三阴交，泻合谷，补太渊、膻中、膈俞、脾俞、肝俞等穴。每穴平揉、压放各100次，手法轻而缓。行经期1日点1次，平时1周点3次。如血仍不止，隐白穴加点打法。

《点穴秘要》

1. 按揉大椎、脾俞、肾俞、肝俞、三焦俞、夹脊、八髎。
2. 推拿肩井、合谷、内关、外关、三阴交、足三里、太冲。
3. 揉命门、关元、中极、气海。
4. 搓腰骶部和小腹部。
5. 重揉涌泉穴及其两侧。

[自我保健]

《百病自我按摩保健》

1. 捏肾俞　患者俯卧，家人用双手拇指捏按患者的肾俞穴1分钟，先左后右，使之有沉胀感。
2. 按命门　家人用双手按揉压患者的命门穴2分钟，使之有沉胀感，并向小腹传导。
3. 揉八髎　双手顺势下移，至八髎穴处，用中等力度，揉按八髎穴2分钟，在患者能耐受的情况下，用本手法。
4. 揉气海　患者仰卧，医者用手按气海穴，反复数次。
5. 揉足三里、三阴交，患者取坐位，自行用拇指按揉法，分别在双足三里、三阴交穴处揉捻1分钟，以有酸胀感为宜。

[注意事项]

1. 提高机体抵抗力，注意心情舒畅，安定情绪。
2. 经期不要过食刺激性食物，禁食寒凉饮食。
3. 治疗期间尽量节制房事，注意经期卫生。
4. 若伴其他并发症，应加强并发症的治疗。

第四十二节　痛经

每逢月经来潮或经行经后出现小腹痛或腰痛，或痛及腰骶，称为痛经，亦称"经行腹痛"。严重的可伴恶心、呕吐、冷汗淋漓、手足厥冷，甚至昏厥。

诊断要点：

1. 疼痛与月经周期相关。

2. 痛经常发生于经前1～2天或来潮第1天开始。严重者可持续到经后消失，疼痛位于下腹部，也可放射至上腹部、会阴、肛门、大腿部，伴恶心呕吐。

3. 排除可以引起痛证的全身或局部器质性疾病。详细询问其病史及做全面体检和妇科检查。

[治疗方法]

《疏通经络点穴法》

1. 选穴　肾俞、命门、八髎、归来、气冲、带脉、关元、气海、三阴交、足三里。

2. 手法　患者取俯卧或仰卧位。按揉肾俞、命门穴，平推八髎发热为度，平推后背部，自大椎推至八髎穴。按揉关元穴；拿带脉穴，按压气冲穴，按揉归来穴。揉按血海、三阴交穴，体虚者揉足三里。气滞者摩两胁下部位及横骨穴，寒重者摩脐周围。

《点穴按摩急救自救法》

1. 选穴　中极、八髎。气滞血瘀所致症见胁痛易怒，少腹胀痛拒按，经色紫黯有块，舌质紫黯者加太冲、血海；寒湿凝滞所致而见少腹不温，舌苔白滑者加水道、阴陵泉；湿热下注而见少腹灼热，小便短黄，舌苔黄腻加公孙、隐白、大敦；气虚而见自汗气短、食欲缺乏便溏者加气海、足三里；血虚而见心悸头晕，唇爪无华，舌淡脉细加心俞、脾俞、膈俞；肾虚而见腰膝酸软、畏寒肢冷、舌淡苔白者加肾俞、命门；颧红潮热、舌红少苔者加太溪、三阴交。

2. 操作　太冲、血海、水道、阴陵泉点法或按揉法重刺激，气海、足三里、心俞、脾俞、膈俞、肾俞、命门用点法或按揉法轻刺激，各15分钟，公孙用点法或按揉法重刺激2～3分钟，隐白、大敦用重掐法后挤出血少许，太溪、三阴交用点法轻刺激2～3分钟，中极、八髎用点法或按揉法重刺激至疼痛减轻或消失。

《点穴疗法》

点合谷（经多用泻法，经少用补法）、三阴交（经多用补法、经少用泻法）等。

实痛者，泻合谷，压足三里，补三阴交穴；虚痛者，先补合谷、膻中、足三里、天枢、关元，压三阴交，泻中脘，然后用震颤手法施于关元穴（经多者不加）；疼痛剧烈者加补内关、心俞、膈俞等反复平揉、压放。

《乾龙门点穴秘法》

两手大拇指适力按压归来5秒；两手大拇指适力按压气冲5秒；两手大拇指适力按压气门5秒；大拇指向上按压地机5秒；五指并拢用中指插压关元5秒；五指并拢用中指插压关元3次；五指并拢，用中指插压中极3次。

[自我保健]

《家庭按摩疗法》

1. 先掐按地机穴（地机穴对痛经有明显的止痛作用）　家属可用拇指峰对准地机穴处进行掐按，按至小腿内侧有酸胀感并向脚部放散为度，每次掐按1~2分钟，或者痛缓为止。

2. 按揉八髎　患者俯卧位，家属用双手拇指在腰骶八髎穴处，反复用力按揉，或者用掌根按压骶部3~5分钟，也可用按摩棒敲击腰骶部。

3. 按掐关元穴　患者取仰卧位，家属用右手拇指峰，先按关元穴0.5分钟，由轻到重，然后沿拇指峰的方向分别向上、向下各掐数边，使腹部有胀痛感。

4. 按压神阙穴　患者取卧位，家属站在患者右边，左手拇指腹按在神阙穴（肚脐）上，右手拇指按在三阴交穴上，先用力按压0.5分钟，然后左拇指按肚脐不动，右拇指从三阴交徐徐下滑按，直至公孙穴为止，反复滑按3次。

5. 揉小腹　用右手掌或掌根，在脐下小腹部揉2~3分钟。

6. 抓肚皮　用右手五指将脐以下肚皮抓起，抖动5次，连抓3遍。

7. 拿带脉　用两手的拇指、食指和中指，将平脐的腰两侧大筋拿起，用力拿弹1次。

8. 腹式呼吸法　按摩操作完后，患者仰卧用腹式呼吸法（吸时凸腹，呼时收腹），均匀细长地呼吸3~5分钟。

[注意事项]

1. 注意经期卫生，特别要保暖，防止受到寒湿侵袭。
2. 参加一些娱乐活动，但避免过度疲劳。
3. 忌食生冷刺激食物。
4. 加强体育锻炼，以增强体质，如伴有全身疾病，应予及时治疗纠正。

[临床报道]

崔守存，气功点穴治疗痛经。患者仰卧，下肢伸直，双手置于体侧；或平坐位，小腿自然下垂与大腿成90°角，双手置于大腿上。两腿微闭，自然呼吸，全身放松。术者调息运气，先以剑指或食指点按患者内关、足三里各3分钟，继用一掌或双掌劳宫穴隔空对关元穴发气20分钟。实证患者配合谷用引气法；虚证配血海或三阴交用聚气法，每日1~2次。共治25例，均经治1~6次痊愈。

第四十三节　闭经

女子年逾18岁尚未初潮，或月经来潮后又连续停经3个月以上者称闭经。前者为"原发性闭经"，后者为"继发性闭经"。又称"经闭""不月""月事不来"等。青春期前、哺乳期、妊娠期或绝经后的闭经，均属生理性闭经，而由于先天发育不良或后天损伤引起下生殖器道闭锁而致月经不能排出者，不属本节讨论范畴。

诊断要点：

1. 询问月经史。
2. 通过体检、B超、妇检及内分泌素测定等方法，明确闭经原因。
3. 与早孕鉴别。

[治疗方法]

《点穴疗法》

本病以补气血为主。气为血之帅，气行则血行，气虚血也虚，补气血旺，气血双补，则血自充而畅行。心主血，肺主气，所以补心经的原穴神门穴、肺经的原穴太渊穴。为了加强气血双补的作用，补手阳明经之原穴合谷穴，并循推81次，加强补的作用。再泻足太阴脾经的三阴交穴，并循推泻36次，以助泻三阴交穴之效，使脾经疏血之力加强，瘀滞之血可解。配补足阳明胃经的水道穴，即可解局部之瘀，又可增强造血机能。继泻任脉中脘、中极等穴，并由肚脐循推至中极穴36次。腹部用手掌摩擦200次，以活动局部组织机能。再揉腹部100次，可助摩擦之效。合谷、神门、太渊穴，每穴平揉、压放各100次。

《脏腑经络按摩》

1. 腹部按摩　腹部按摩常规手法，虚者以补为主，实者以泻为主，顺序按摩10~15分钟。

（1）肝肾不足见腰酸、头晕、耳鸣等症，应以左梁丘、左天枢、左水道、归来穴区、关元穴区为重点，用补法，反复揉按3~5分钟，按点关元穴区0.5分钟。

（2）气血虚弱，见月经量少色淡而渐至闭经者，应以左右梁门、建里、左章门、三阴交、关元等穴区为重点，用补法，反复揉按5~10分钟，按点关元、三阴交穴区各0.5分钟。

（3）气滞血瘀见小腹疼痛、胸胁胀满或疼痛者，应以左右幽门、左梁门、三阴交、关元、中极等穴区为重点，用泻法，反复揉按5~10分钟，并用重手按点左右幽门、三阴交、关元、中极等穴区各0.5~1分钟，使患者出现疼痛，并有向下体放射的感觉。

2. 腰背部推按　腰背部推按常规手法，以直推和分推为主，时间约3~5分钟。然后重点在肝俞、脾俞、肾俞等穴区，反复推按1~3分钟。如兼头晕、耳鸣、心悸、短气、乏力者，应重点推按肝俞、心俞、膏肓等穴区，反复推按1~3分钟。

3. 舒筋活血法　用舒筋活血法横搓腰背部和下肢，时间约10~15分钟，然后进行重点治疗。下肢以足三阴经为主，重点为血海、三阴交穴区，反复横搓3~5分钟。

上述手法有补益肾气、通经活血的作用。

《袁氏按导学》

1. 取穴　侠溪、太溪、间使、足三里、水泉、期门、章门、京门、中脘、关元、中极、石门、达脉、膜原、左归来、带脉、肝俞、脾俞、肾俞、大肠俞、次髎、中髎、气冲。

2. 手法　三指叠按中脘、达脉、膜原、左归来、石门、中极各适度，继以波浪式揉法以少腹为主要部位操作共20分钟；拿带脉弹拨约3次；掌擦期门、章门、京门约2分钟；指或肘点肝俞、脾俞、肾俞、大肠俞各片刻，继以揉之各30转；重点次髎、中髎各0.5分钟；侧掌压气冲（双）各0.5分钟，以松手后下肢发热为佳。若结合下肢截按法则效果更佳。

[自我保健]

《自我保健穴位推拿》

1. 手法治疗　①按、擦大推。②揉拿肩井。③拿揉合谷。④按揉脾俞。⑤揉、擦肾俞。⑥重擦腰骶。⑦揉关元。⑧斜擦小腹。⑨按揉曲泉。⑩按揉三阴交。

2. 随证加穴　肾精虚揉、擦志室，揉按太溪，点按太冲，揉、擦涌泉。气血虚弱摩中脘，拿揉手三里，按揉中三里。气滞血滞揉膻中，揉、擦章门。拿内、外关，点按太冲。痰湿阻滞摩中脘，拿、按内、外关，按揉丰隆。

[注意事项]

1. 有条件的应进行妇科检查，尽早查出病因。

2. 适当锻炼身体，合理安排工作、生活，避免精神紧张，保持情绪稳定，并注意风寒、饮食生冷刺激影响。

3. 对肥胖者，应限制饮食及盐水的摄入。

第四十四节　崩漏

崩漏是指妇女阴道不规则出血，一般以出血来势急而量多者称为"崩"或"崩中"；出血来势缓而量少淋漓者称为"漏"或"漏下"。然"崩为漏之甚，漏为崩之渐"，故临床常统称为崩漏。

诊断要点：

1. 发病特点是月经的期、量发生严重紊乱，主要表现为月经不按期而行，出血或多如注，或淋漓不断，甚至数月不净。

2. 须与月经量多、月经先期、月经先后无定期、经期延长、胎漏、异位妊娠、外伤等所致阴道出血作鉴别。

[治疗方法]

《点穴按摩急救自救法》

1. 选穴　气海、三阴交、隐白。血热而见血色深红而质稠，气味臭秽，口干喜饮，舌绛苔黄，加血海；肝郁化热而见急躁易怒，口苦咽干，加太冲、大敦；湿热而见血色黯红，兼带下黄臭，舌苔黄腻，加阴陵泉、内庭、厉兑；血瘀而见腹痛拒按，血中有块，舌质紫黯或有紫斑，加膈俞；脾气虚而见纳差便溏，气短神疲，加脾俞、足三里、中脘；肾气虚而见腰膝酸软，舌淡苔白，加肾俞、关元；虚火妄动而颧红潮热，舌红少苔，加太溪。

2. 操作　血海、太冲、阴陵泉、内庭作点法重刺激2～3分钟；大敦、厉兑用重掐法后挤出血少许；膈俞用点法或按揉法重刺激15分钟；脾俞、足三里、中脘、肾俞、关元用点法或按揉法轻刺激各15分钟；太溪用点法轻刺激2～3分钟，气海、三阴交、隐白用点法或按揉法重刺激（实证所致者宜重刺激，虚证所致者宜轻刺激）至血崩停止。

《点穴疗法》

以脾不统血、肝不藏血及血会膈俞之理论，补隐白、三阴交穴，每穴平揉、压放各100次，隐白加点打100次，泻膈俞、脾俞、肝俞穴，每穴平揉、压放各100次。泻大肠经的合谷穴，以泻阳明之热。按血热妄行的理论，阳经行泻法、阴经行补法的治疗原则。点打隐白穴时，先点打一侧的穴，再点打另一侧的穴。点打前，用拇、食指，把患者的拇指固定。隐白穴经过点穴手法后，使穴位的局部血管扩张，由于血管扩张与收缩的相对机能的作用，促使出血部位收缩。所以，隐白配脾俞穴，便可达到脾统血的作用，因而止血。气虚者，加补太渊、膻中穴。肾虚者，加补太溪、肾俞穴。脾虚者，加补章门、足三里等穴。

还可配穴隐白（补）、太溪（补）、三阴交（补）、足三里（补）、章门（补）、合谷（泻）、太渊（补）、膻中（补）、膈俞（补）、肾俞（补）、脾俞（补）、肝俞（补）等穴。膈俞、肝俞、脾俞三穴血热泻之，气虚血凉补之。每穴平揉、压放各50～70次。揉圈小，手法轻而缓，隐白一穴稍重些。

《指针疗法》

1. 揉按、平补平泻血海、中极、三阴交。

2. 切隐白及大敦二穴，用十字切法，必要时尚可放血。

3. 胞宫止血法

第一步：先用拇指扪按三阴交约2分钟。

第二步：术者位于患者左侧，用右手按压神阙穴微左侧，掌心向下，小鱼际稍用力向下压。

第三步：左手压在耻骨联合下缘，在阴阜上面，左手下缘已接近阴道口，左手各指置于右手指上面。

第四步：最后左手用力（主要部分为小鱼际）向上推挤（主要推压耻骨联合部位），右手向下微压阻挡，操作1次。第二日或第三日各反复治疗1次。

《袁氏按导学》

1. 取穴　大敦、太白、复溜、阳谷、血海、中都、水泉、长强、中府、膻中、水分、达脉、关元、章门、期门、肺俞、肝俞、膈俞、关元俞、脾俞、胆俞、足三里。

2. 手法　掐、点、按、捺。

3. 操作　大敦、太白、复溜、阳谷，可用掐法和点法，其刺激量要重，掐或点后指揉20转左右；血海以掌按压，中都以指点，水泉点法操作，膻中以掌心按后继以内功颤；三指叠按水分、达脉，若在出血期多以按为主，切忌压力太重，特别是少腹部穴位；掌心按关元穴、章门；期门以双掌分别施以轻抖法操作，肺俞、脾俞、肝俞、胆俞可用捺法操作，膈俞多适揉法，关元俞以两掌分别对两侧穴位同时揉，足三里以拇指点揉之。全部操作时间约为40分钟。

虚热者多在俞穴操作，手法宜轻；实热者背部手法适当加重，不可以掌心按关元穴；血瘀者操作要适量加重手法，少腹多以揉法为先，按法在后。治疗本证有效，全赖辨证准确。若在崩如注者，除取郄穴中都、水泉，络穴长强，会穴膈俞外，主取脐下气海、石门、关元、中极、曲骨和关元两旁胞门和子户、中极两旁子宫，以导积去瘀，引血归经。若患者畅下血块，可获显效或血崩立止。

[自我保健]

《家庭按摩疗法》

1. 揉小腹　取仰卧位，将左手重叠在右手背上，右手掌紧贴小腹皮肤，作顺时针方法揉摩2~3分钟。

2. 按气海穴　将右手的中指伸直，食指和无名指微屈紧靠中指，然后把中指峰对准脐下1.5寸处的气海穴，由轻到重用力按1~2分钟。

3. 按揉下肢穴位　取坐位两腿盘曲，用两拇指峰分别在血海、地机、三阴交穴上先按后揉各1~2分钟。

4. 捶击腰骶部　取坐位或站位，两手轻轻握拳，用手背轮流捶击腰骶八髎穴处30次左右，以骶部有酸胀麻感为佳。

5. 拿肩井穴　分别用两手的拇指、食指和中指对称用力，掐拿对侧的肩井穴3~5次。

[注意事项]

1. 补充营养，预防贫血发生。

2. 出血期间多休息，保证充足睡眠。

3. 血崩出血过多是危重症之一，在点穴救急的同时，应尽量创造条件，采用中西医结合治疗措施进行抢救治疗。

第四十五节　妊娠恶阻

妊娠早期反复出现恶心呕吐、头晕厌食，或食入即吐、心中烦闷者，称妊娠恶阻。亦称"子病""病儿"。多见于妊娠早期，严重日久者可影响胎儿发育及母体健康。

诊断要点：

1. 妊娠早期出现恶心呕吐，食入即吐。

2. 尿妊娠试验阳性，B超检查等。

3. 应与葡萄胎、妊娠合并肝炎等鉴别。

[治疗方法]

《实用按摩推拿大全》

1. 脾胃虚弱型　患者坐位，医者施用揉拿手三阴法，点按内关，以宽胸利膈，降逆止呕。嘱患者仰卧位，施用晨笼解罩法，点按缺盆、天突、屋翳，以调和气血，理气化痰，宣肺调气，降逆止呕；施用推运胃脘法，点按中脘，以健脾和胃，化痰利水，理气和中。

2. 肝胃不和型　患者坐位，医者施用揉拿手三阴法，点按内关，以镇静宽膈，降逆止呕。嘱患者仰卧位，施用疏胁开胸顺气法，点按缺盆，以疏肝解郁；降逆止呕，养血益肝，施用点按足三里，以通降胃气；施用搓抹公孙、太冲，以调中焦冲逆之气，制肝横逆犯胃。

《点穴疗法》

取内关穴（补），继以背部循压法，再点膈俞穴（补），抑制胃气上逆。补肾俞穴，能安静胎气。补足三里穴，引胃气下降。泻太冲穴，有止呕作用。如有头痛者，加前额推运法。每穴平揉、压放各100次。

《指针疗法》

1. 手法　扪揉法。
2. 取穴　内关、足三里、膈俞、肾俞、公孙、中脘。

《中国医用点穴学》

配穴与手法：内关穴（补）；头部推运法；背部循压法；膈俞穴（补）、肾俞穴（补）、太冲穴（泻）、足三里穴（补）。按上列次序点穴，每穴平揉、压放各100次。轻重标准度：应用中度，以应和胃气。快慢标准度：应用慢度，以应抑制。平揉圆圈大小度，应用小度，以固肾安胎。

《中国推拿》

常用推拿法：一指禅推或揉风府、哑门、膻中、足三里，摩腹；按揉内关、太冲。

[自我保健]

《家庭穴位保健》

1. 主穴　中脘、内关、足三里、三阴交。
2. 配穴　上脘、建里、神门、肝俞。
3. 治法　手法以切、刺、捏、指尖击打法为主，施力应轻重结合，重时应以患者能耐受为度，每次时间不限，以呕吐缓解或停止为止，若1次不能奏效，间隔数小时继续做第2次。

《中国推拿家庭保健问答》

1. 脾胃虚弱　揉拿手三阴法，点按内关，施晨笼解罩法，点按缺盆、天突、屋翳，施用推运胃脘法，点按中脘。

2. 肝胃不和　揉拿手三阴法，点按内关，梳肋开胸顺气法点按缺盆，施用点按足三里，搓抹公孙、太冲。

[注意事项]

1. 加强精神鼓励，解除孕妇顾虑，增强自制能力，有助于调节大脑皮层功能。
2. 调整饮食，少食多餐，适当增加酸味、咸味及有助于消化吸收的食物。
3. 严重者应求助于西医治疗。
4. 禁用下腹部手法，慎用下肢手法，以免损伤胎气。

第四十六节　产后腹痛

产妇分娩后，发生与产褥有关的胃脘部或小腹疼痛，称为产后腹痛。胎盘娩出后，由于子宫收缩复旧，常有阵发性腹痛发生，称为"儿枕痛"，一般可持续3~5天即可自然消失，不需治疗，若腹痛过期仍不消失，或因分娩次数递增而腹痛加重者，则应视为产后腹痛。

诊断要点：

1. 与胎盘娩出至产褥期中出现与胞宫缩复有关的腹痛。
2. 腹痛表现为分娩后1周以上，或产后虽不足1周，但小腹阵发性疼痛加剧。
3. 恶露量多或量少，淋漓不断。
4. 有急产病史、滞产史或大失血史。
5. 饮食不节，过食生冷或感受风寒史。

[治疗方法]

《实用按摩推拿大全》

1. 血虚型　患者坐位，医者以双手拇指点按脾俞、膈俞、肓俞，以补益气血，益气补虚，滋阴养血，促生化之源。嘱患者仰卧位，施用推脾运胃法、运运颤颤法，点按关元、中脘，以补益脾土，调和脾胃，通经活络，补中益气，调和气血，培补下元。

2. 血瘀型　患者坐位，医者以双手拇指点按肝俞，以疏肝利胆，调气除滞。嘱患者俯卧位，施以搓髎点强法，以温益下焦。嘱患者仰卧位，施用双点章门法，以鼓动肝气，疏通经络，活血止痛，施用运运颤颤法，点按中极、中脘，以疏通冲任，调和气血，温补下元，活血化瘀；施用提拿足三阴法，点按太溪，以调补肾气，通调三焦。

《点穴按摩急救自救法》

1. 选穴　局部痛点、中极、三阴交、太冲。若正虚寒凝而见面色苍白，腹痛得热减轻，手足逆冷，加气海、关元、足三里、肾俞、命门；若疼痛拒按，恶露量少，色紫有块，舌质紫黯，加膈俞、血海。

2. 操作　气海、关元、足三里、肾俞、命门，用点法或按揉法重刺激，直至疼痛缓解，消失。

《袁氏按导学》

1. 取穴　足三里、血海、关元、膜原、阴交、中极、曲骨、气穴（双）、中渚（双）、商曲（双）、中脘、达脉、气海俞、关元俞、灵台、神阙。

2. 手法　点、揉、按、捏、滚。

3. 操作　拇指点两下肢足三里片刻，揉30转；掌揉血海30转；三指叠按关元、膜原、阴交、中极、曲骨、达脉、中脘各0.5分钟；波浪式揉法以少腹为主要操作部位揉1分钟；两拇指分别同时点按气穴、中渚、商曲各0.5分钟；拇指或肚点脊柱两侧气海俞、关元俞各片刻；以滚法从十二胸椎向下至骶部滚3遍；指揉灵台100转；掌心按神阙以内功震颤0.5分钟结束治疗。

[注意事项]

1. 减少不必要的思想顾虑，保持心情愉快。
2. 产时、产后注意保暖，以免感受寒冷。
3. 忌食生冷食物。

第四十七节　产后腰痛

产妇分娩后，以腰痛为主症者称产后腰痛。

诊断要点：

根据产后发生的以腰痛为主的病证，可做确诊。

中医分型

1. 肾虚型 产后腰腹空痛，足跟疼痛，恶露量少，头晕耳鸣，两眼干涩，苔薄脉细。
2. 风寒型 腰痛转侧不利，得热则减，痛无定处，苔薄白，脉沉弦。
3. 血瘀型 产后腰腿痛如锥刺，痛有定处，时痛时止，舌质紫黯，脉涩。

[治疗方法]

《点穴疗法》

取肾俞（补）、委中（补）等穴为主，并宜在二穴上下取穴。补肺经之太渊、命门、关元、足三里等穴，并宜在疼痛部位取穴，以助疗效。每穴平揉、压放各100次。

《中华气功点穴疗法精粹》

用腰背部气功点穴常规手法，患者取俯卧位，双臂弯曲平放肩前，在胸腹下及双踝部垫拽，医者侧立，以掌从大椎沿督脉向下运气按摩至命门（或八髎穴处），再沿膀胱经自上而下行运气振摩6~12次，用补法。

[注意事项]

1. 慎起居、避风寒。
2. 忌食生冷。

第四十八节　恶露不绝

产后经阴道排出胞宫内余血浊液，持续3周仍淋漓不断者，称恶露不绝或恶露不尽。

诊断要点：

根据患者产后由阴道排出之胞宫内余血浊液，并持续3周以上不断者，可做出诊断。

[治疗方法]

《点穴疗法》

恶露下血，以补虚止血为主。补隐白、三阴交、足三里、天枢、气海、肾俞、膈俞、脾俞、肝俞，泻合谷等穴，有瘀血者，减去天枢、气海穴。合谷穴用补法，三阴交穴用泻法。每穴平揉、压放各100次，隐白穴另加点打100次。手法须轻而缓。

《中国医用点穴学》

配穴与手法：隐白穴（补）、三阴交穴（补）、足三里穴（补）、合谷穴（泻）、太渊穴（补）、章门穴（补）、天枢穴（补）、膻中穴（补）、肾俞穴（补）。按上列次序点穴，每穴平揉、压放各70～100次。轻重标准度：应用轻度，以应之止；快慢标准度：应用慢度，以缓止之；平揉圆圈大小度：应用小度，以应收敛。瘀血不尽者，加泻期门、列缺穴；平揉圆圈大小度：改为中圈；快慢标准度：改用中度。

《袁氏按导学》

1. 取穴　气冲（双）、石门、关元、气海、中脘、达脉、膜原、肝俞、脾俞、关元俞、气海俞（以上各穴均取双侧）、命门、大赫（双）、四满（双）、中渚（双）、足三里（双）、水泉、交信。

2. 手法　压、按、点、揉、掐。

3. 操作　侧掌或肘压气冲0.5分钟，松手后以下肢如汤热下注为佳；三指叠按石门、关元、气海、中脘、达脉、膜原各0.5分钟以后，继以波浪式揉法操作0.5分钟；拇指按揉脊柱两侧肝俞、脾俞、关元俞、气海俞各片刻并揉30转；掌心按压命门0.5分钟，拇指同时分别按压大赫、四满、中渚各0.5分钟，按压后波浪揉法操作共0.5分钟；拇指掐足三里、水泉（内踝下）、交信（内踝上二寸）各片刻结束治疗。

[注意事项]

1. 加强产后护理，注意产褥卫生，避免感受风寒及过食辛辣之品。

2. 积极治疗，防止迁延日久，失血伤阴而致血虚阴竭。

第四十九节　乳少

产后乳汁分泌量甚少或全无，称乳少，亦称"缺乳"或"乳汁不利"。

诊断要点：

1. 产后排出的乳汁量少不够喂养婴儿，甚至全无。

2. 乳房柔软或胀硬，或痛，或无痛，或伴身热。

3. 与乳痈缺乳鉴别。

[治疗方法]

《实用按摩推拿大全》

1. 气血虚弱型　患者坐位，医者以拇指点按膈俞、脾俞，以促气血生化之源，除水湿，助运化，补脾阳，益营血，补益气血，通调气血。嘱患者仰卧位，施用晨笼解罩法，点按乳根、膻中，以通经活络，理气祛邪，补益肺气，宣通乳络，活血化瘀；施用提拿手三阳法，点按少泽，以通经活络，开窍利乳；施用提拿足三阳法，点按足三里，以补益脾胃，宣通气血，通经活络，补益气血，佐以通乳。

2. 肝郁气滞型　患者坐位，医者以双手拇指点按肝俞，以清肝利胆；施用揉拿手三阳法，点按少泽，以通经活血，开窍利乳。嘱患者仰卧位，施用梳胁开胸顺气之法，点按乳根、期门，以活血化瘀，宣通乳络，通调肺气，疏肝解郁，活血化瘀。

《中国按摩大全》

患者俯卧，医者以手掌在背部按揉数次，再点按厥阴俞、膏肓俞。痛点处多施手法。患者仰卧，医者先点按膻中、中脘、曲池、足三里，然后在胸部乳房周围轻轻按揉数次，并沿乳腺分布情况，向乳头推按数次。

《家庭按摩治病与健康》

1. 患者俯卧，医者站于其旁。用手掌或掌根在背部做按揉法数次，痛点处多施手法。取穴：厥阴俞、膏肓。

2. 患者仰卧，医者站于其旁。用手掌在胸部及乳房周围轻轻按揉数次。取穴：膻中、中脘、曲池、足三里。

上述手法有通络活血、促进乳汁分泌的作用。

[自我保健]

《家庭按摩治病与健康》

用手掌推摩胸部及乳房周围20～30次。按压膻中、中脘、足三里、三阴交各1分钟。以上手法，每日早、晚各1次。

《家庭推拿按摩》

1. 患者坐或仰卧位，医者立其侧，以双手掌在其乳房周围轻轻摩揉1～3分钟。

2. 医者五指相撮以指腹轻轻抓揉乳房10～20分钟，然后以掌托住乳房轻抖1～2分钟。

3. 以食、中指按揉乳根穴。

4. 单掌摩脘腹2分钟。

5. 以指按揉膻中、中脘、足三里、三阴交各1分钟，再以拇、食指揉少泽穴1分钟。

（1）血虚气弱者：加捏脊法，揉按肺俞、心俞、肝俞、胃俞各1分钟，按摩合谷、外关各1分钟。

（2）肝郁气滞者：加搓擦双胁3～5分钟，双掌各置乳上及背后相应位置，交替推揉前胸及后背3～5分钟，按揉章门、期门、阳陵泉、太冲各1分钟。

[注意事项]

1. 保持精神愉快，避免过度劳累。加强营养，调节饮食，多吃排骨汤、鸡汤、鲫鱼汤等类食物，以促进乳汁的分泌。

2. 如因乳腺本身疾患所致，可用其他方法治疗。

3. 可用生麦芽及八珍汤等药物配合治疗。可另用猪蹄1只，穿山甲9克，王不留行15克，猪蹄煮热后以汤煎药温服。每日2次，亦有疗效。

第五十节　不孕症

育龄妇女，婚后夫妇同居2年以上未避孕，配偶健康而未怀孕，或曾有孕育后2年以上未孕者，称为不孕症。前者为"原发性不孕"，古称"全不产""无子"；后者称"继发性不孕"，古称"断绪"。

诊断要点：

1. 结婚2年以上或曾孕育后2年以上，夫妇同居，配偶生殖功能正常，未避孕而不受孕者。

2. 应详细询问有关病史，如月经史、婚产史、带下史、性生活史等。

3. 进行妇科检查，输卵管通畅试验，卵巢功能测定，男方精液检查等。

[治疗方法]

《实用按摩推拿大全》

1. 精亏血少型　患者坐位，医者以双手拇指点按脾俞、肝俞、肾俞、膈俞，以补益脾气，培补后天之本，补益肾气，调补冲任，补血养血。嘱患者仰卧位，施用运运颤颤法，点按精宫，以补肾阴，益精髓；施用提拿足三阴法，点按血海、复溜，以充盈肾气，益气养血。

2. 胞宫寒冷型　患者坐位，医者施用横搓命门法，以温补命门，温煦胞宫。嘱患者仰卧位，施用运运颤颤法，点按中极、关元、归来，以温通胞宫，驱散寒邪，通调冲任；施用提拿足三阳法，点按照海，以通经活络，补益肾气，温通下焦，气机通畅，阴寒得散，暖宫驱寒。

3. 肝郁气滞型　患者坐位，医者以双手拇指点按肝俞，以疏泄肝胆，疏达肝气。嘱患者仰卧位，施用狮子滚绣球法，点按中极，以通调冲任，调理下焦之气机；施用提拿足三阴法，点按三阴交、血海、行间，调气理肝。

《中国推拿》

1. 常用推拿法　一指禅推或揉关元、中极、子宫，摩小腹；按揉血海、地机、三阴交。

2. 辨证加减

（1）肾虚者加一指禅推或揉气海、肾俞、八髎，擦命门。

（2）宫寒者加擦少腹、八髎。

（3）血虚者加一指禅推或揉中脘、足三里、脾俞、胃俞，捏脊。

（4）痰湿者加摩腹，一指禅推或揉膻中、带脉、丰隆、心俞。

（5）肝郁者加一指禅推或揉期门、章门，或擦胁，搓胁，按揉肝俞。

《点按秘要》

取穴：气海、关元、中极、子宫、带脉、肾俞、三阴交。

《家庭穴位按摩》

1. 取穴　脾胃虚弱：中脘、内关、足三里、公孙。肝胃不和：内关、阳陵泉、太冲。痰湿中阻加丰隆，胸胁胀满加期门、膻中，头胀头晕加百会、印堂。

2. 治法　手法以按、揉、捏、刮、抹法为主，轻重结合，每次15~20分钟，1~2日1次。

《袁氏按导学》

1. 取穴　巨阙、中脘、达脉、阴交、关元、气海、膜原、横骨（左）、气穴（左）、中注（左）、归来（左）、章门（双）、期门（双）、乳根（双）、中府（双）、气海俞（双）、肾俞（双）、肝俞（双）、脾俞（双）、膈俞（双）、三阴交（双）、然谷等。

2. 手法　按、擦、振、颤、点、揉等。

3. 操作　三指叠按巨阙、中脘、达脉、阴交、关元、气海、膜原、横骨、气穴、中渚、归来各0.5分钟，波浪式揉腹0.5分钟；两掌按双侧章门、期门震颤0.5分钟，擦揉30次。两拇指轻按揉两乳根30转，三指并揉中府30转，两指按、点、揉气海俞、肾俞、肝俞、脾俞、膈俞、肺俞各适度，两拇指点双三阴交、然谷各片刻，再揉腹0.5分钟结束治疗。

[自我保健]

《中医推拿家庭保健问答》

1. 精亏血少　施用点按脾俞、肝俞、肾俞、膈俞，提拿足三阴法。
2. 胞宫寒冷　施用横搓命门法，运运颤颤法，点按中极、关元、归来，提拿足三阳法，点按照海。
3. 肝郁气滞　点按肝俞，狮子滚绣球法点按中极，提拿足三阴法点按三阴交、血海、行间。

[注意事项]

1. 保持心情舒畅，情绪稳定。
2. 避免风寒湿邪侵袭，禁食生冷寒凉饮食。
3. 应配合西医疗法，查找病因，不应盲目用本法治疗。

第五十一节　经前期紧张综合征

本病中医称之为"月经前后诸证"。指妇女每于经前数日或经期规律性地出现的一些症状，如头晕头痛、心烦失眠、乳房胀痛、浮肿腹泻、身痛发热、口舌糜烂、感冒声嘶、大便下血等。一般以经前2~7天最明显，经后逐渐消失。这些症状可单独出现，也可三两证同见。多见于中年妇女。

诊断要点：

因本病见症多端，证情繁杂，故诊断中抓住"随月经周期而发，经行（或经前）即作，经净即止"这一特点。强调其发作与月经周期密切相关。

[治疗方法]

《指针疗法》

1. 手法　揉拍汰，平补平泻。
2. 取穴　气海、命门、三阴交、肾俞、关元等。

《家庭保健按摩术》

1. 用颈椎旋转扳法和腰椎斜扳法。但在经期应避免使用。
2. 患者俯卧位，全身放松，术者立于其旁边，从骶部至颈部使用捏脊法，施行于颈背腰骶的两侧，反复操作约5～7遍，然后用同样手法施行于颈背腰骶的中间，但方向是从颈部至腰骶部，反复3～5遍。

3. 患者仰卧，下肢伸展，术者立于其旁边，双手拇指及其余四指相对用力，拿捏大腿及小腿内侧的肌肉，从上至下反复拿捏3～5遍，力量不宜过重。

4. 患者仰卧，术者立于其旁，用右手中指点按肚脐发硬的部位约2分钟。

《中国推拿》

1. 常用推拿法 一指禅推印堂→神庭、额中→太阳、风池、百会；按揉内关、神门。

2. 辨证加减

（1）心血不足者加一指禅推或揉中脘、心俞、脾俞。

（2）肝郁火旺者加擦胁，按肝俞、太冲，头部操作改为抹前额，扫散颞旁，按百会，拿风池。

（3）痰气郁结者加一指禅推或揉膻中，一指禅推摩期门、章门、中府、云门，搓胁，摩腹，按揉肝俞、脾俞、足三里。

[注意事项]

1. 应首先到医院诊治，排除器质性病变的可能，如肿瘤等。
2. 加强全身的功能锻炼，保持心情舒畅。
3. 避免受风寒及饮食生冷刺激。

第五十二节 更年期综合征

妇女在绝经期（约45～55岁）前后出现三三两两、或长或短、或轻或重的一些症状，如月经紊乱、头晕耳鸣、烦躁易怒、烘热汗出、五心烦热、心悸失眠或情志异常、腰酸腿软、面肢浮肿、神疲力乏等，称为更年期综合征，中医称为"绝经前后诸证"。

诊断要点：

1. 多发生于45～55岁妇女。
2. 月经由规律渐紊乱。
3. 伴烘热汗出或烦躁易怒、潮热面红等症状。
4. 辅助检查 血、尿促性腺激素水平升高，血中雌激素下降等。

[治疗方法]

《实用按摩推拿大全》

1. 肾阴虚　患者坐位，医者以双手拇指点按肝俞、肾俞，施以五指拿推法，点按头维、百会、风池，施以揉拿手三阴法，点按曲池、内关。嘱患者仰卧位，施用推拿足三阴法，点按阴陵泉、太溪、涌泉。

2. 肾阳虚　患者坐位，医者以双手拇指点按肾俞，施用一指托天法，施用揉拿三阳法，点按手三里、阳池、神门。嘱患者仰卧位，施用运运颤颤法，点按关元、中脘，提拿足三阳法，以温肾扶阳。

《疏通经络点穴法》

1. 选穴　印堂、太阳、风池、百会、大椎、脾俞、肾俞、八髎、膻中、关元、气海、带脉、章门、内关、合谷、足三里、太冲、三阴交、照海、涌泉。

2. 手法　施以头部疏通经络点穴法，重点按揉印堂、太阳、百会、风池穴。施以背腰部疏通经络点穴法，重点按揉大椎、脾俞、肾俞、命门穴，按摩八髎穴。旋以胸腹部疏通经络点穴法，重点按摩膻中、气海、关元穴，拿带脉，按章门，推小腹部和脐周围部，推肋部。揉按合谷、内关、神门、足三里、三阴交、照海、涌泉、太冲穴。

《脏腑经络按摩》

1. 腹部按摩　腹部按摩常规手法，以补为主，兼用平补平泻法，顺序按摩10～15分钟。

（1）肝肾阴虚型见头痛、头眩、烦躁易怒等症者，应重点揉按右幽门区，用泻法，时间约2～3分钟，右梁门穴区揉按2～3分钟，用补法。

（2）心肾不交型见心悸、失眠等症者，应重点揉按左章门穴区，用平补平泻法，时间约1～2分钟，按点0.5分钟。

（3）脾肾阳虚型见下肢浮肿等症者，应重点揉按水分穴区，用补法，时间约1～2分钟，按点0.5分钟。

（4）月经过多或淋漓不断者，应重点按阴交穴区，用平补平泻法，时间2～3分钟，按点0.5分钟，患者感觉明显压痛向外放射。

（5）白带多、小腹疼痛等，应重点揉按关元、中极穴1～2分钟，用平补平泻法。然后按点带脉和三阴交穴区，先按点左侧带脉和三阴交，后按点右侧带脉和三阴交。手法：左手中指按压左带脉穴区，大指按压阑门穴区，右手食、中指按压左三阴交穴区时按点约0.5～1分钟，患者感觉腹部和腿部发热为佳，按右侧相同。

2. 腰背部按摩　腰背部按摩常规手法，顺序操作一遍后，然后治疗重点穴区，按摩医师站在患者背后，用双手中指点两肩井穴，双手大指按压大椎穴，同时向下按压0.5～1分钟，然后，中指按点两肩井穴不动，双手大指按压两肺俞穴同时向上提拔0.5～1分钟。患者感到头部背部轻松。

3. 腰背部推按　采用腰背部推按常规手法，直推和分推3～5分钟。

（1）如心悸、失眠等，应重点揉、按点、推肺俞、心俞、膏肓，时间约2～3分钟。

（2）如疲乏、烦躁易怒等，应重点揉、按点、推、搓肝俞、脾俞至肾俞区，时间约2～3分钟。

4. 疏皮疗法

（1）治疗部位：背部。

（2）手法：捻转、提位、推。

（3）治疗重点：应以肩井、风门、肺俞、膏肓等穴区为主。其次是肝俞至肾俞穴区，反复治疗3～5分钟。如头痛、头晕等，应采用疏头皮法反复捻转、提拉头皮3～5分钟。

5. 舒筋活络法　用舒筋活络法横搓腰背和下肢，时间约10～20分钟，然后重点横搓肝俞、脾俞、肾俞穴区，下肢的内侧三阴经，时间约5～10分钟。

6. 局部按摩

（1）如耳鸣，按点翳风0.5分钟，弹拨阳陵泉0.5～1分钟。

（2）如月经过多或淋漓不断，应按点、揉、拨、掐血海、三阴交、隐白、百会，每次时间约0.5～2分钟。

（3）如失眠心悸、气短，应揉内关、神门、足三里、三阴交等穴区，每穴2～3分钟。

（4）如头痛、头晕，搓风池，揉太阳，按点印堂穴区。

（5）如潮热、汗出，应揉复溜、三阴交穴区。

[自我保健]

《自我保健穴位推拿》

1. 手法治疗　①揉印堂。②揉按太阳。③分推前额。④揉按风池。⑤拿揉合谷。⑥按揉脾俞。⑦揉、按肾俞。⑧重擦腰骶。⑨揉关元。⑩揉、按章门。⑪揉按足三里。⑫掐、揉太冲。

2. 随证加穴

（1）肾阴虚：掐揉神门，按揉血海，揉按太溪，揉按三阴交。

（2）肾阳虚：擦大椎，揉、擦命门，摩中脘，擦少腹。

[注意事项]

1. 保持精神饱满，情绪稳定。

2. 加强体育锻炼。

3. 正确对待本病，顺利度过更年期。

第五十三节　阳痿

阳事不举或临房举而不坚之证，称为阳痿。多由情志失调、房室太过、手淫过频及惊恐等原因造成。

诊断要点：

1. 临床阴茎不能勃起或举而不坚，不能性交。

2. 测定阴茎部血压：压值1.0，如降至0.6则考虑动脉供血不全。测定睡眠中快速眼珠颤动时期阴茎勃起程度。

[治疗方法]

《实用按摩推拿大全》

1. 命火衰微　患者坐位，医者以拇指点按肾俞、腰阳关，横搓命门，以腹温热感为度，补益肾阳，培命门之火，益壮元阳，益气固精。嘱患者仰卧位，施用运运颤颤法，点按关元，以温补下元，固摄精气，共达补肾壮阳，益命门之火。

2. 心脾受损　患者坐位，医者以双手拇指点按心俞、脾俞，以促生化之源，除水湿，助运化，益气蓄血，治心脾两虚，气血双亏，调理气血，宁心安神。嘱患者仰卧位，施用推脾运胃法，点按关元、气海，以调和脾胃，促进运化，培补下元，补益心脾，施提拿足三阴法，点按血海、地机、足三里，以调和营血，补中益气，共达补益心脾，养阴育阴，壮补元阳。

3. 恐惧伤肾　患者坐位，医者以双手拇指点按肾俞，以滋补肾阳；施用一指托天法，以补虚益气，升阳固脱。以一手握患腕，另一手施用揉拿手三阴法，点按内关、大陵、少府、神门，以宁心安神，清心宁神，镇静安神。嘱患者仰卧位，施用运运颤颤法，点按关元，故培补下元，益肾安神。

4. 湿热下注　患者坐位，医者以双手拇指点按大肠俞、膀胱俞、胆俞，以通调脏腑，泻热除湿，培补下元。嘱患者仰卧位，施以运运颤颤法，点按天枢、中极、关元，以调和脾胃，利于升清降浊，补益元气，培元固精；施用提拿足三阴法，点按行间、丰隆、曲泉、足三里，以清湿热，利下焦，清热泻火，清热化湿，补益中气。

《点穴疗法》

本病主因肝肾两虚，补肝经之太冲穴，能使阴茎硬度足。补肾经之太溪穴，肺之太渊穴，能使肾气充足而泄精缓慢，并配补会阴、关元等穴，可巩固真阴。每穴平揉、压放、点打各100次，手法须轻而缓。治疗期间禁房事。

《家庭按摩治疗与健康》

1. 患者仰卧，医者站于其旁，用手掌揉按小腹部数次。取穴：气海、关元（上述穴有感觉至阴茎为好），同时，可点蠡沟、三阴交穴。

2. 患者俯卧，医者站于其旁。用手掌揉按腰骶部数次。点穴取穴：命门、肾俞、次髎。上述手法有补益肾阳、强壮宗筋的作用。

《指针疗法》

1. 治则　补肾益精，滋阴扶阳。
2. 手法　揉扪法，平补平泻。
3. 取穴　肾俞、命门、中极、三阴交、涌泉。

《气功点穴按摩术》

1. 准备　患者取俯卧式，腰带松开，闭目，全身放松。
2. 取穴　心俞、命门、肾俞、八髎、阳关、环跳等穴。
3. 手法　点按法、掌按法、揉法、震颤法、拍法等。
4. 患者改为仰卧式，闭目，全身放松。
5. 取穴　太渊、神门、劳宫、气海、关元、中极、足三里、三阴交等穴。
6. 手法　点按法、掌按法、摩法、揉法、震颤法等。

《中国按摩大全》

患者俯卧。医者以手掌按揉腰骶部数次，再分别点按命门、肾俞、次髎穴0.5分钟。患者仰卧，医者居其右侧，以手掌在小腹部运摩3分钟，再按气海、关元、三阴交、水泉0.5分钟。

[自我保健]

《家庭按摩治病与健康》

1. 用手掌搓小腹（气海、关元一带）、腰部（命门、肾俞一带）各100次，使局部产生热感为宜。
2. 用拇指或中指按揉关元、中极、三阴交穴各1分钟。
3. 用双手掌相对搓捻阴茎100次，如同搓麻绳一样，用手指揉捻睾丸100次。
以上手法，每日早、晚各1次。

《自我保健穴位推拿》

1. 手法治疗　按揉脾俞；按擦肾俞；重擦腰骶；揉关元；擦少腹；拿揉阴、阳陵泉；按揉曲泉；拿三阴交和悬钟。

2. 随证加穴。

（1）性欲冲动、触而即泄、多思眠差、咽干目涩、小便黄赤者，按擦志室，拿揉内、外关，掐揉神门，按、擦涌泉。

（2）阴茎举而不坚、气短乏力、面色萎黄、食少神疲者加揉按百会，按揉肺俞，擦大椎，摩中脘，按揉足三里。

（3）痿而不起、腰酸膝软、滑精早泄、形寒肢冷者加擦太椎，按揉肺俞，揉擦命门，按揉合谷。

[注意事项]

1. 正确对待性生活，解除顾虑，克服一切不良习惯。

2. 性伙伴之间相互交流感受，相互沟通，在性交中协调同步，并取得性伙伴的合作。

3. 适当进行体育锻炼，治疗期间避免房事。

4. 房事避免过频。进行房事之日尽量避免劳累、饮酒。

5. 戒烟、酒。

6. 治疗时配合自我按摩，效果更佳。

7. 寻找病因，必要时做辅助检查，积极防治原发疾病。

第五十四节　遗精

不因性生活而精液遗泄的病证称为遗精。其中有梦而遗精的名为"梦遗"，无梦而遗精的，甚至清醒时精液流出者名为"滑精"。必须指出，凡成年未婚男子，或婚后夫妻分居者，每月遗精1～2次，属于生理现象，一般不会出现明显病态症状。过多的遗精（每周2次以上）或清醒时流精，并有头昏、精神萎靡、腰腿酸软、失眠等症状，则属病态，须及时治疗。

诊断要点：

1. 非性生活或手淫而精液遗泄。

2. 除外成年未婚男子，或婚后夫妻分居者每月精液遗泄1～2次者。

3. 每周遗精1～2次以上，并伴有头昏、精神萎靡、腰酸腿软、失眠等症状。

[治疗方法]

《实用按摩推拿大全》

1. 君相火动，心肾不交　患者坐位，医者以拇指按点心俞、肾俞，以调腰肾，强腰骨，宁心安神，调理气血；以一手握住患者腕部，点按曲骨、巨阙，以补益心气，治怔忡心悸，以温补元阳，固精室，治滑精；点按太溪，以补益肾气，共达清心安神、滋阴清热之效。

2. 湿热下注，扰动精室　患者坐位，医者以双手拇指点按肾俞、膀胱俞、小肠俞、三焦俞，以调肾气，滋补肾阴，通利腰脊，清利下焦，通利小便，培补下元，通利水道；患者仰卧位，点按关元、中极，以补下元虚损，固涩藏精；点按足三里，以扶正祛邪，清热利湿，升清化浊。

3. 劳心伤脾，气不摄精　患者坐位，医者以双手拇指点按脾俞、胃俞、心俞，以补益脾气，促助运化，调和营血，化湿导滞，宁心安神，理气调血。以一手握患腕，另一手点按内关、少府、间使、曲泽，以清心降火，宁心调神，理气和胃，通经活络。患者仰卧位，点按关元、气海，以补益中气，培补下元，益气升清，补益脾肾，共达化湿升清，补肾调本，益气摄精。

4. 肾虚滑精，精关不固　患者坐位，医者以双手拇指点按心俞、肾俞、志室，以交通心肾，固摄肾精。医者以一手握患腕，另一手点按内关、神门，以镇静安神，通络宁心，理气和胃。患者仰卧位，点按关元、气海、曲骨，以培补肾精，补益元气，振阳固精，共达补益肾精、固涩止遗之功。

《点穴疗法》

1. 补心俞、肾俞穴，使心肾相交。补关元、气海、三阴交等穴，有大补元阴、巩固正气之效。无梦滑精，补三阴交、关元、气海、会阴等穴，除能发挥以上的作用外，确有巩固镇精的作用。每穴平揉、压放各100次，须轻而缓。滑精较重者，关元、气海等穴加点打法，隔日治疗1次。

2. 点穴次序　由上而下，手法宜缓慢而轻微。

3. 疗效　治疗2～3次，即可见效。一般治疗10次以上可以痊愈，但病势重者，要延长治疗期。

《指针疗法》

1. 治则　补气养血，交通心肾。
2. 手法　揉扪法，平补平泻。
3. 取穴　气海、中极、神门、肾俞、三阴交、涌泉。

[自我保健]

《自我保健穴位推拿》

1. 手法治疗　按揉脾俞，按擦肾俞，重擦腰骶，揉气海和关元，按揉三阴交，揉按太溪。

2. 随证加穴

（1）睡眠不安、梦中遗精、精神不振、小便黄短而有热感者加：揉按翳明，拿按内关，掐、揉神门，拿揉太溪。

（2）遗精频作或小便时有精液外流、心烦失眠、口苦或渴，小便黄赤或不爽者加：摩中脘，按揉足三里，揉按曲泉。

（3）遗精过多，甚至滑精、头昏目眩、耳鸣腰酸、面色少华、畏寒肢冷者加：擦大椎，按揉风池，揉按肺俞，拿按阴、阳陵泉。

[注意事项]

1. 注意饮食，禁忌过食醇酒厚味及刺激性食物。

2. 治疗期间节制性生活，勿用脑过度，保持精神愉快。

3. 中年遗精过频，有可能为腰脊髓刺激性损害的早期症状，应重视并详细检查病因。

4. 调摄心神，注意精神调养，排除杂念，清心寡欲，避免过度的脑力紧张，多参加有益的文体活动，以分散集中于性问题上的注意力。

5. 注意生活起居，节制性欲，戒除手淫，睡前温水洗脚，养成侧卧的习惯，被褥不宜过厚，脚部不宜盖得太暖，不穿紧身裤。

第五十五节　早泄

性生活中阴茎完全勃起，而在纳入阴道之前或已纳入阴道而未及摩擦（不足2分钟）即完成射精，造成性交被迫中断的病状称为"早泄"。

诊断要点：

每次性交，或大多数性交时都发生早泄者，应诊断为早泄。

[治疗方法]

《中医男科临床治疗学》

1. 相火亢盛　用清法。清法是用刚中有柔的手法在所取穴位上进行操作。取背俞、任脉、足厥阴孔穴。心俞、肾俞、关元、中封一般轻揉类手法，以清心降火，滋阴涩精。

2. 肾气不固　治疗时可在命门、肾俞、志室用一指禅推法或擦法。再用摩法、揉法、按法施于腹部的关元、气海，从而起培补元气以壮命门之火，达到治疗早泄的目的。

3. 心脾亏损　治疗时常用一指禅推法、摩法、揉法，在腹部做顺时针方向治疗，重点在中脘、天枢、气海、关元穴。再点按背部的胃俞、脾俞、心俞、小肠俞。这样可调节胃、脾和心、小肠功能，达到健脾和胃、补中益气、滋阴养血安神的目的。

4. 肝经湿热　取督脉，足厥阴、足少阳经的至阳、腕骨、阳陵泉、太冲穴。用泻法。手法力量要稍重，手法频率由慢而逐渐加快。

5. 肝气郁结　一指禅按揉章门、期门，每穴30分钟，以酸胀为度。斜擦两胁，手法宜轻，以微有热感为度。用和法，在腹部的上脘、中脘及背部的肝俞、胃俞、脾俞等穴进行治疗。

《气功点穴按摩术》

1. 准备　患者取坐式，闭目放松。
2. 取穴　上星、百会、通天、肩井、中府、神门、劳宫等穴。
3. 手法　点按法、揉法、拿法、震颤法等。
4. 患者改为俯卧式，腰带松开，闭目，全身放松。
5. 取穴　心俞、肝俞、肾俞、命门、阳关、环跳、昆仑等穴。
6. 手法　点按法、掌按法、揉法、拍法、震颤法等。
7. 患者改为仰卧式，闭目，全身放松。
8. 取穴　中脘、气海、关元、中极、足三里、三阴交等穴。
9. 手法　点按法、掌按法、摩法、揉法、震颤法等。

[注意事项]

1. 消除精神紧张情绪，清心寡欲，治疗时需要伴侣的体贴与配合。
2. 加强体育锻炼，增强体质。

第五十六节　前列腺炎

本病为成年男性极常见的疾病，属中医"淋浊""遗精"等范畴。

诊断要点：

1. 急性前列腺炎

（1）发病急骤，高热寒战，恶心呕吐，腰骶部及会阴部疼痛，可伴尿频、尿痛及直肠刺激症状。

（2）直肠指诊前列腺肿胀、压痛，局部温度升高。

（3）尿三杯试验：第三杯细菌培养高于第一杯，菌落超过5000可确诊。

2. 慢性前列腺炎

（1）有反复尿路感染、急性前列腺炎等病史，尿频尿痛、余沥不净感，疼痛常放射至阴茎头或会阴部，便后或尿后有白色分泌物自尿道口排出，常有睾丸精索、腰骶部疼痛、性功能障碍等。

（2）直肠指检一侧前列腺明显肿胀，局部性压痛。

（3）前列腺液镜检，每个高倍视野超过10个白细胞计数。

3. 非细菌性前列腺炎

（1）症状与慢性前列腺炎相似。

（2）指诊可扪及前列腺肿胀、质软。

（3）前列腺液细菌培养阴性。

[治疗方法]

《实用按摩推拿大全》

1. 湿热内蕴　患者坐位，医者以双手拇指点按肾俞、脾俞、命门，以补益元气，促进气化功能，补益脾气，促运法，壮肾阳，补脾土，补命火，温土制水湿。患者仰卧位，点按阴陵泉、照海、曲宗、中都、关元，以温补下元，清湿热，利下焦，通经络，调气血，清热泻火，清化湿热，通利三焦。共达清热利湿之效。

2. 脾虚气陷　患者坐位，点按脾俞、胃俞，以补益气，促进气化，调和脾胃，振奋胃阳，促气血生化之源，益气营血。患者仰卧位，点按公孙、三阴交，以调和脾胃，促运化，健脾益气，升清固脱。

3. 肾元亏虚　患者坐位，医者以双手拇指点按命门，膀胱俞，以滋阴潜阳，培补下元。患者仰卧位，点按关元、气海、建里，以调和气血，补益后天之本，培肾固本，补益元阳，强壮腹内器官，共达滋阴益肾，温肾固涩。点按太溪、阴陵泉，以调补肾气，通调三焦。

《气功点穴按摩术》

1. 准备　患者取俯式，腰带松开，闭目，全身放松。
2. 取穴　命门、肾俞、八髎等穴。
3. 手法　点按法、掌按法、推法、揉法、拍法、震颤法等。
4. 患者改为仰卧式。
5. 取穴　气海、关元、中极、水道、阴陵泉、下巨虚、三阴交等穴。
6. 手法　点按法、掌按法、揉法、摩法、震颤法等。

《中国按摩大全》

1. 患者俯卧，医者以手掌按揉腰骶部数次，再点按命门、肾俞、次髎各0.5分钟，然后以手掌运摩腰骶部3分钟。
2. 患者仰卧，医者居其右侧，以手掌按揉小腹部数次，再点按气海、关元、中极及阴陵泉各0.5分钟，揉按涌泉0.5分钟，然后以手掌运摩小腹部3分钟。

[自我保健]

《家庭按摩治病与健康》

1. 揉按小腹部20~30次。按压气海、关元、中极、阴陵泉各1分钟。
2. 用手掌搓小腹部、腰骶部各100百次。

以上手法，每日早、晚各1次。

《自我保健穴位推拿》

1. 手法治疗　按揉肺俞；点、擦大椎；揉、擦肾俞；重擦腰骶；拿按内、外关；摩中脘；揉关元；斜擦少腹；揉按曲泉；拿揉三阴交。
2. 随证加穴。

（1）头昏耳鸣、腰酸胀痛、少腹以下不适或刺痛、尿频、尿急、尿痛者加：按揉风池，拿揉合谷，点按太冲，拿揉太溪和昆仑。

（2）少腹以下胀痛、眩晕肢重、胸脘胀闷、食少嗜睡、尿液白浊者加：按揉脾俞和三焦俞，拿按丰隆和承山。

（3）年老体弱、头昏目眩、面色萎黄，神疲无力、食少便溏者加：按揉脾俞，拿按足三里。

[注意事项]

1. 急性前列腺炎可配合药物治疗。

2. 平时应不吃刺激性食物，不喝酒，避免长时间骑车，可经常进行热水浴和坐浴。同时，还要注意性生活卫生，治疗期间节制房事。

3. 应多参加体育锻炼，增强体质，可练习"站桩气功"和"静坐气功"。

第五十七节　小儿发热

发热即体温异常升高，是小儿常见病。临床上多见于外感、食积、急性传染病初起时，年幼体弱的小儿患病后也可见到此症。

诊断要点：

1. 在急性发热的整个过程中，15天以内的以呼吸道感染为主要原因，大多属于中医的外感发热。

2. 小儿发热的整个过程在2周以上的为长期发热，多为中医的内伤发热。

3. 发热的过程中，血象变化与炎症性发热和非炎症性发热有关。一般炎症性发热常见白细胞增高。

[治疗方法]

《农村常见病推拿疗法》

1. 外感发热　开天门30次，揉太阳20次，清肺金400次，揉外劳宫50次，推三关500次，清天河水300次，揉肺俞100次，推膻中2分钟，揉乳根30次，拿风池5次，热度高至39℃以上者，加清天河水400次，推脊200次。

2. 食积发热　清脾土300次，补脾土100次，清大肠300次，揉板门100次，推天河水400次，推六腑500次，揉中脘5分钟，摩腹3分钟，按足三里10次，按脾俞、胃俞各10次，如有呕吐加揉承浆10次，推膻中2分钟。有泄泻加揉龟尾400次，推七节200次。热度高至39℃以上者，加推脊200次。

《中国医用点穴学》

1. 风寒发热　取合谷穴（泻）、风池穴（泻）、足三里穴（泻）。治疗风寒感冒、发热不太高者，按上列穴位次序点穴。每穴平揉、压放、点打各100次。如发热比较高，加泻大椎穴，补内关穴。手法宜轻，并减去点打法。

2. 食积发热　内关穴（补）、大椎穴（泻）、足三里穴（补）、中脘穴（泻）等穴。

3. 不明原因发热　合谷穴（泻）、内关穴（补）、大椎穴（泻）、陶道穴（泻）、尺泽穴（泻）、内庭穴（泻）。以上两种症状的选穴可按次序点穴，每穴平揉、压放各100次。采用一般手法即可。

小结：小儿发热轻症，1日点穴1～2次，1～2日可治愈。重症，1日点穴3～4次，3～4日可退热，1周左右即痊愈。

《推拿学》

1. 外感发热

（1）治则：清热解表，发散外邪。

（2）处方：推攒竹、推坎宫、揉太阳、清肺经、清天河水。风寒者加推三关、掐揉二扇门、拿风池；风热者加推脊。

（3）方义：清肺经、清天河水宣肺清热；推攒竹、推坎宫、揉太阳疏风解表，发散外邪、风寒者加推三关、掐揉二扇门、拿风池发汗解表，祛散风寒；风热者加推脊，多清天河水以清热解表。若兼咳嗽、痰鸣气急者加推膻中、揉肺俞、揉丰隆、运内八卦；兼见脘腹胀满、不思乳食、嗳酸呕吐者加揉中脘、推揉板门、分腹阴阳推天柱骨；兼见烦躁不、睡卧不宁、惊惕不安者加清肝经、掐揉小天心、掐揉五指节。

2. 阴虚发热

（1）治则：滋阴清热。

（2）处方：补脾经、补肺经、揉上马、清天河水、推涌泉、按揉足三里，运内劳宫。

（3）方义：补肺经，揉上马滋肾养肺，滋补阴液，配清河水，运内劳宫以清虚热；补脾经、按揉足三里健脾和胃，增进饮食；推涌泉引热下行以退虚热。烦躁不眠加清肝经、清心经、按揉百会；自汗盗汗加揉肾顶，补肾经。

3. 肺胃实热

（1）治则：清泻里热，理气消食。

（2）处方：清肺经、清胃经、清大肠、揉板门、运内八卦、清天河水、退六腑、揉天枢。

（3）方义：清肺经，清胃经，清肺、胃两经实热，配清大肠、揉天枢疏调肠腑结滞以通便泻火；清天河水、退六腑清热除烦；揉板门、运内八卦理气消食。

《中国按摩大全》

1. 治则　表证发热宜解表散邪；里证发热宜清泻里热，理气消食；阴虚发热宜滋阴清热。

2. 手法

（1）表证发热：患者坐位或仰卧位。医者两拇指在两眉间至前发际自下而上交替直推30～50次（推攒竹）。再自眉头起沿眉向眉梢直推30～50次（推眉弓）。然后以中指端在眉右凹处向耳后揉按30～50次（揉太阳）。医者左手握住患儿左手，右手拇指在患儿无名指末节螺纹向指根方向直推100次 （清肺经）。再以食、中二指在前臂正中自腕向肘直推100～300次（清天河水）。

（2）里证发热：患者平卧，医者左手握住患儿左手，右手拇指分别在患儿拇指掌面第一节，无名指末节螺纹向指根方向直推100次。然后，在食指桡侧缘自虎口向指尖直推100次（清大肠）。再以拇指分别在患儿掌心、大鱼际顺时针方向按揉100次。最后，施用清天河水，退六腑，揉天枢法。

（3）阴虚发热：患儿平卧，将患儿左手拇指屈曲，医者以拇指在患儿拇指桡侧缘向掌根方向直推100次（补脾经）。在无名指末节螺纹面向指尖方向施推100次（补肺经）。再以中指端自小指根起，经各掌指关节，大小鱼际至内劳宫掐运30次。然后以食、中二指在患儿前臂掌侧正中自腕向肘直推100～300次。医者左手握住患儿左脚，右手拇指面自涌泉穴向足趾直推100次。最后在足三里穴按揉100次。

[注意事项]

1. 注意休息，多饮水，吃易消化食物，保持室内空气流通。
2. 积极寻找致病因素，配合针对病因疗法。
3. 结核病患儿禁按摩疗法，否则易造成结核病灶扩散。

第五十八节 小儿咳嗽

咳嗽是小儿疾病常见的一个症状，一年四季皆可发病，而冬春季节尤为多见。咳嗽的原因不一，种类亦多，外邪侵袭肺脏可引起咳嗽，其他脏腑有病累及肺，也可发生咳嗽。临床上一般将咳嗽分为外感和内伤咳嗽两大类，小儿以外感咳嗽多见。

诊断要点：

开始是干咳，随后才慢慢有痰，并有怕冷，流清涕，或兼发热等症状。3～5天后，一般症状即可消失，但咳嗽仍然存在，时间长了会影响其健康，合并其他病证。

[治疗方法]

《小儿推拿》

清肺经，按天突，推膻中，开璇玑，揉乳旁，揉乳根，擦胸背。

（1）外感咳嗽者加：推攒竹，推坎宫，推太阳，黄蜂入洞，拿风池，推上三关，退下六腑，拿合谷，以疏风解表。

（2）内伤咳嗽者加：补脾经，补肺经，补肾经，揉二马，按揉气海，揉肺俞，揉肾俞，以补脾养肺益肾。

《推拿学》

1. 外感咳嗽

（1）治则：疏风解表，宣肺止咳。

（2）处方：推攒竹、推坎宫、揉太阳、清肺经、运内八卦、推揉膻中、揉乳旁、揉乳根、揉肺俞、分推肩胛骨。

（3）方义：推攒竹、推坎宫、揉太阳疏风解表；推揉膻中、运内八卦宽胸理气、化痰止咳；清肺经、揉乳根、揉乳旁、揉肺俞、分推肩胛骨宣肺止咳化痰。风寒者加推三关、掐揉二扇门；风热者加清天河水；痰多喘咳，有干、湿性啰音加推小横纹、揉掌小横纹。

2. 内伤咳嗽

（1）治则：健脾养肺、止咳化痰。

（2）处方：补脾经、补肺经、运内八卦、推揉膻中、乳旁，揉乳根、揉中脘、揉肺俞、按揉足三里。

（3）方义：补脾经、补肺经健脾养肺；推揉膻中、运内八卦宽胸理气、化痰止咳；揉乳旁、揉乳根、揉肺俞宣肺止咳，揉中脘、揉按足三里健脾胃，助运化。久咳体虚喘促加补肾经、推三关、捏脊；阴虚咳嗽加揉上马；痰吐不利加揉丰隆、揉天突。

《点穴疗法》

外感未退而咳嗽的，先用外感方法治疗，外感退，咳嗽也会随之减轻或痊愈。若外感已退，仍然咳嗽的，补太渊穴，泻偏历穴，补风门、肺俞、膻中，泻璇玑穴，有通肺气、抑制咳嗽的作用。泻中脘穴，补气海、足三里穴，能健胃化痰。每穴平揉、压放，点打各100次。热盛咳嗽的，风门、肺俞穴用泻法，并减去点打法。

《中国医用点穴学》

止咳法，是针对咳嗽以几种手法组合进行的一种手法。这种手法为捏、揉、推、切、摇4种手法。

1. "捏"　用两手拇、食、中指、捏第7颈椎100次。捏住肌肉，轻提而放为1次；继之，在第2胸椎下两旁和第3胸椎下两旁，各二横指处，即风门与肺俞两穴的部位，仍用拇、食、中指，捏住两侧的两穴部位的肌肉，轻提而放100次。捏提，则有宣通肺气之效。

2. "揉"　用两手中指端，先平揉风门穴，正揉、倒揉，各100次；继之，平揉肺俞穴，正揉、倒揉各100次。

3. "推"　用两拇指侧面，从肺俞穴下，往上推过风门穴，为1次，继续推36次后，改为从风门穴以上，往下推过肺俞穴之下，为1次，继续推54次。往上推逆经为泻，泻其有余，往下推顺经为补，补其不足。

4. "切" 即切摇手太阳肺经的金穴经渠、木穴少商，左右两侧，各切摇100次。此法为治疗咳嗽的局部性专用手法。

[注意事项]

若久咳不愈者，按揉肺俞时可加沾少许盐粉，效果更佳。适当休息，多喝水，保持室内空气流通。

[临床报道]

黄际群，强督充任五指点穴法配合穴位药贴治疗小儿百日咳103例。

1. 强督点穴法　患儿俯卧，暴露背部，医者站于一侧，先用小鱼际由骶部循拿推两旁揉按至大椎穴并往返3~5分钟，然后中指指端居大椎穴，余四指自然分开分居于膀胱经脉侧1和侧2线，以每秒5次的速度从大椎穴循拿推节节点打至尾推部，然后从大椎穴循拿推震颤至尾椎部，均往返3分钟。最后以相同顺序施以揉按推拿手法。

2. 充任点穴法　患儿仰卧，医者中指居患儿天突穴，食指与无名指分居胸骨旁侧，拇指和小指分居锁骨中线乳根穴处，以五指指端点打所居部位2分钟，然后中指沿任脉，余四指保持原姿势的距离揉按下行至膻中穴震颤2分钟后，继续揉按下行至神阙震颤3分钟并稍停片刻；术者掌根贴腹，以患儿神阙为中心，先逆时针再顺时针方向各摩腹2分钟后收功。上法每日1次。

3. 穴位药贴　取吴茱萸、生大蒜、细辛、葶苈子、檀香、百部各10克，甘遂5克，麝香1克，研极细粉，用时取药粉10克，用猪胆汁或鸡胆汁适量调至稠膏状，点穴之后分别贴敷于涌泉、神阙、身柱、膏肓等穴8~12小时。经治3~11次后，痊愈86例，显效7例，有效、无效各5例。

第五十九节　小儿腹泻

小儿腹泻是婴幼儿时期的一种急性胃肠道功能紊乱，以呕吐、腹泻为主的综合征。通常将肠道内感染引起的腹泻称为肠炎；将肠道外感染、喂养不当、气候环境影响所引起的腹泻称为消化不良。多发于夏秋季节。

诊断要点：

夏秋季节，小儿食欲减退，恶心呕吐，便次增多，大便呈黄绿色或稀糊状，有酸臭味，混有少量黏液，伴有不同程度脱水，大便镜检除有脂肪球外，亦有少许红、白细胞，诊断即可成立。

[治疗方法]

《中国按摩大全》

1. 治则　健脾燥湿为主。

2. 手法　推脾经、推大肠、清小肠、摩腹、揉脐、推上七节骨、揉龟尾。患儿仰卧。医者行补脾经、推大肠、清小肠法，以手掌在上腹部运摩5分钟，再以脐为中心逆时针按摩3分钟。患儿俯卧，用拇指桡侧面自尾椎骨端向上直推300次，再用拇指指端按揉尾椎骨端。偏寒湿者加揉外劳宫、揉天枢、按脾俞、按胃俞；偏湿者加清大肠、推上三关、退下六腑；偏脾虚者加推板门、运内八卦、揉脾俞、揉胃俞、捏脊、揉足三里。

《中华气功点穴疗法精粹》

1. 治疗手法　用胸腹部气功点穴常规手法，并配合点、按、摩、捏脊等手法。

2. 操作要领

（1）患儿由一人扶抱或半卧位，医者手掌运气有热感后，行推拿胸腹部及旋摩脐部，再行胸腹部气功点穴常规，反复6~12遍，以促进患儿腹部血循环，增强肠蠕动功能。

（2）点按腰背部脊柱两侧经穴，然后由上而下捏脊。腹泻次数较多者，可运气点按或推龟尾穴。并用一指端运气后向上顶压长强穴发功，以通督脉，有行气活血、运调脏腑的功效。

（3）运气后用指点按双侧足三里穴，并配双侧内关穴，反复6~12次，可用泻法。有健脾益气、温阳止泻的作用。

《实用针灸推拿治疗学》

每日施治1次，较重型也可每日施治2次。常用开天门9次，分坎宫24次，揉太阳1分钟，掐印堂、山根、素髎、水沟、承浆各3下，虚证不掐。推三关200次，退六府100次，运内八卦30次，运螺纹3~5次，侧推食指桡侧200次，揉中脘、神阙2分钟，搓胁肋2分钟，拿肩井3次，推七节骨30次，揉长强2分钟。脾虚泻，多揉螺纹，推上三关，揉百会。食滞泻，揉螺纹，多搓胁肋，加揉鱼际，拿肚角，拿足三里，揉脾俞、胃俞。湿热泻，加清天河水300次，运鱼际2分钟，清小肠100次。寒湿泻，多推三关，掐阳池，揉按神阙3分钟，揉按天枢2分钟。

《中国医用点穴学》

1. 配穴与手法　内关穴（补），合谷穴（泻），内庭穴（泻），三阴交穴（补），阴陵泉穴（不想食用补法，大便稀用泻法），足三里穴（补）等。每穴平揉、压放各100次。循推背部，从第3、4腰椎两旁，即膀胱经第一线，用两拇指侧向上推至相当于第7胸椎为1次，推36次。然后，用两拇指、中指在脾俞、胃俞穴部位，把肌肉捏住提起，提住一上一下为1次，提36次，为泻法。继用拇指侧压住脾俞、胃俞二穴，一压一松为1次，压54次。然后，用两拇指侧从第7胸椎两旁第一线，向下再推至第3、4腰椎两旁处，推54次，为补法。

2. 方义解释　取内关、合谷穴，以安神。并与各穴配合，则健脾胃及调理肠功能。而循推背部，有增强消化的作用。

[注意事项]

按摩疗法主要用于轻型腹泻、迁延性腹泻。配合饮食调养，吐泻严重的患儿应禁食6～12小时，吐泻好转后，逐渐恢复正常饮食。

第六十节　小儿遗尿

遗尿是指3岁以上小儿在睡眠时不自主排尿，又称尿床。轻者数夜1次，重者1夜数次，随着年龄增长，大部分可自愈。

诊断要点：

1. 睡眠中不自主排尿。
2. 尿常规检查无异常。

[治疗方法]

《儿科按摩学》

1. 治则　温补脾肾、固涩下元。
2. 处方　补脾经，补肾经，补肺经，推三关，揉外劳宫，按揉百会，揉丹田，按揉肾俞，擦腰骶部，按揉三阴交。
3. 方义　揉丹田，补肾经，按揉肾俞，擦腰骶部以温补肾气，壮命门火，固涩下元；补脾经，补肺经，推三关健脾益气，按揉百会，揉外劳宫温阳升提；按揉三阴交以通调水道。

《中国按摩大全》

1. 治则　温肾固涩。
2. 手法　补脾经，补肾经，揉丹田，揉龟尾，按揉三阴交。较大儿童用擦法，横擦肾俞、八髎。

（1）患儿仰卧，医者以拇指在小儿拇指桡侧缘向掌根方向直推300次（补脾经），再补肾经。

（2）以手掌在患儿小腹部（脐下2~3寸）揉100次，摩3分钟（揉摩丹田）。

（3）以拇指端按揉三阴交穴100次。

（4）患儿俯卧，以中指端在患儿尾椎端按揉100次。

（5）以拇指桡侧缘在两肾俞穴间直线来回摩擦50次。

（6）以小鱼际在骶骨上直线来回摩擦50次。

《中华气功点穴疗法精粹》

1. 治疗手法　用气功点穴，捏脊等手法。

2. 操作要领。

（1）运气点穴法：患者仰卧位，医者侧立，运气后以指点按腱内、三阴交、股内、股中、坐结3~6遍。以小腹部有紧缩热感为宜。

（2）运气捏脊法：运气后从患者骶尾部长强穴开始捏脊至大椎下，反复操作6~12遍，以舒通经络、调达脏腑、滋补气血、增强抗病。

《小儿推拿》

治疗遗尿以温肾固涩为主。

揉丹田、关元、气海、揉龟尾、按三阴交。下元虚寒者加补肾经清小肠、揉肾俞、擦八髎，以温补下元。肺脾气虚者加按百会、补脾经、补肺经、清小肠、揉中脘，以益气健脾。

《农村常见病推拿疗法》

揉少腹（气海、关元、中极）20分钟，按揉三阴交10次，揉肾俞、命门5分钟，按揉百会30次。

[注意事项]

1. 训练和养成定时排尿习惯，防止过度疲劳。

2. 晚上最好少饮水，家长在夜间按时唤醒排尿。

第六十一节　小儿夜啼

1岁以内的哺乳婴儿经常在夜间间歇啼哭，或持续不已，甚至通宵达旦，而白天如常，谓之夜啼，民间俗称"哭夜郎"。多由脾寒、心热、惊骇、食积等引起。

诊断要点：

1. 经常夜间啼哭，白天正常。
2. 常可询问到腹部受寒、受惊恐病史。
3. 应排除疾病原因造成的啼哭。疾病原因所致者，常是急性发作，哭闹不分昼夜。

[治疗方法]

《中国按摩大全》

1. 治则　宁心健脾。
2. 手法　补脾经，清心经，清肝经，揉外劳宫，摩腹，揉足三里。

《儿科按摩学》

1. 治则　养心健脾。
2. 处方　补脾经，清心经，清肝经，揉小天心，揉外劳宫，摩腹，揉足三里。
3. 方义　清心经、清肝经、按揉小天心能养心安神，平肝镇静；揉外劳宫、补脾经、摩腹、按揉足三里健脾助运，补益气血。
4. 加减　偏于脾寒者加推三关、揉中脘、揉脐，以健脾温中。偏于食积者加清脾胃、清大肠、摩中脘、推下七节，以消食导滞。偏于心火盛者加掐心经、水底捞月、清天河水、退天腑，以清热降火。偏于惊恐者加掐十宣、老龙，揉精宁、威灵，以安神宁志。

《推拿学》

1. 脾脏虚寒
（1）治则：温中健脾。
（2）处方：补脾经，推三关，摩腹，揉中脘。
（3）方义：补脾经，摩腹，揉中脘以健温中；推三关以温通周身阳气。

2. 心经积热
（1）治则：清心导赤。
（2）处方：清心经，清小肠，清天河水，揉总筋，揉内劳宫。
（3）方义：清心经，清天河水以清热退心火；清小肠以导赤而泻心火；揉总筋，揉内劳宫以清心经热。

3. 惊骇恐惧
（1）治则：镇惊安神。
（2）处方：推攒竹，清肝经，揉小天心，揉五指节。
（3）方义：推攒竹，清肝经，揉小天心以镇惊除烦；揉五指节以安神。

4. 乳食积滞

（1）治则：消食导滞。

（2）处方：清补脾经（先清后补），清大肠，摩腹，揉中脘，揉天枢，揉脐，推下七节。

（3）方义：清补脾经以健脾利湿；清大肠，推下七节以清利肠腑，泻热通便；摩腹，揉中脘，揉天枢，揉脐以健脾和胃，消食导滞。

《中国医学百科全书》

1. 脾胃虚寒型

（1）第一种治疗方法：补脾经300次，推三关100次，清肝经100次，揉中脘100次，顺时针摩腹5分钟，揉脾俞、胃俞穴各100次，揉按足三里30次，揉小天心100次。

（2）第二种治疗方法：分阴阳200次，推脾土300次，揉一窝风穴300次，逆运内八卦200次。

（3）第三种治疗方法：揉太阳穴100次，分阴阳200次，运内八卦200次，推五指节100次，天门入虎口100次，推上三关200次，旋推腹部5分钟（左右交替）。

2. 心热型

（1）第一种治疗方法：清心经100次，水底捞月30次，掐总筋3～5次，清天河水300次，推六腑300次。

（2）第二种治疗方法：推补肾经5分钟，清板门5分钟，清肺经3分钟，分阴阳1分钟，大清天河水1分钟。

（3）第三种治疗方法：清心经300次，清肺经200次，清肝经300次，清小肠300次。

3. 惊吓型

（1）第一种治疗方法：补脾经120次，清肝经200次，清心经150次，补肺经80次，补肾经100次，推大肠80次，揉外劳宫60次，推三关20次，推六腑60次，揉中脘100次，推揉肺俞100次，按肩井3下。

（2）第二种治疗方法：揉小天心100次，补肾经300次，揉二人上马3分钟，清天河水100次。

（3）第三种治疗方法：分手阴阳200次，运内八卦200次，推五指节100次，天门入虎口100次，揉小天心100次，按摩百会300次，两耳上提20次。

4. 伤食型

清大肠100次，揉小天心100次，掐总筋5次，摩腹5分钟，捏脊3遍，天门入虎口100次，鸠尾直推中极100次，旋推腹部5分钟。

[注意事项]

1. 调节寒暖，避免受惊。
2. 注意饮食，乳母少吃辛辣厚味食物。

第六十二节　小儿惊风

惊风是小儿较常见的中枢神经急性症状。大多突然发作，但仔细观察常有先驱症状，如惊跳、抖动、头晕、呼吸不规则等，以抽搐和意识不清为特征。严重的可致脑组织缺氧，遗留后遗症状，甚至窒息，危及生命，需要紧急处理。

诊断要点：

发病时头后仰，意识丧失，两眼球上翻、凝视、斜视，口吐白沫，面部和四肢肌肉强直性或阵挛性抽动。发作严重或持久者面色、口唇、指甲青紫，喉部痰声"咕咕"作响，甚至窒息，可危及生命。

[治疗方法]

《儿科按摩学》

1. 急惊风

（1）治则：开窍镇惊，清热，导痰消食。

（2）处方：

1）开窍：掐人中，拿合谷，掐端正、老龙、十宣、威灵，拿肩井、仆参。

2）止痉：拿合谷、曲池、肩井、百会、承山、委中。

3）导痰：清肺经，推揉膻中，揉天突、中脘、肺俞、丰隆，搓摩胁肋。

4）消食导滞：补脾经，清大肠，揉板门、中脘、天枢，摩腹，按揉足三里，推十七节骨。

5）清热：清肝经、心经、肺经，清天河水，退六腑，推脊。

2. 慢惊风

（1）治则：培补元气，熄风止痉。

（2）处方：补脾经、肾经，清肺经，按揉百会，推三关，拿曲池，揉中脘，摩腹，按揉足三里，捏脊，拿委中。

（3）方义：补脾经、肾经，推三关，揉中脘，摩腹，按揉足三里，捏脊健脾和胃，增补元气，清肝经，按揉百会，拿曲池，拿季中，平肝熄风止痉。

《中国医学百科全书》

1. 急惊风　治宜开窍镇惊，清热化痰，平肝熄风。

（1）先掐小天心、人中、老龙以开窍，待清醒后再行止搐法：如拿肩井、曲池、合谷、委中、承山、昆仑、太膊、仆参诸穴。如昏迷不醒，抽搐不止者，可采用烧"五炷灯火"（即百会、双内劳宫、双涌泉）。

（2）待抽搐缓解后，再行治本，治本有两种治疗方法。

1）第一种治疗方法：清脾经300次，清肝经400次，清肺经350次，清心经400次，补肾经200次，清大肠100次，清后溪150次，推六腑200次，推三关50次，捞明月20次，推天河水15次，揉膻中150次，揉中脘100次，推揉肺俞发红，按肩井2～3次。

2）第二种治疗方法：推五指节100次，清心经200次，清肝经200次，推六腑200次，鸠尾直推中极300次，旋推中极左右各100次，按揉鞋带穴20次，按揉太冲穴20次，按揉膝眼穴20次。

2. 慢惊风　治宜温阳健脾，平肝熄风，镇惊止搐。

（1）第一种治疗方法：补脾经500次，清大肠50次，清肝经300次，清心经300次，补肾经500次，推三关300次，揉中脘300次，摩腹800次，揉脐100次，揉足三里100次，捏脊3遍。

（2）第二种治疗方法：补脾经300次，补肾经300次，旋摩腹部10分钟。

《中国按摩大全》

1. 治则　开窍镇惊。

2. 手法

（1）开窍：掐人中，拿合谷，掐端正，掐十宣（以上穴位可选择应用）。患儿意识不清时，将患儿平放，头侧卧。医者以拇指指甲掐人中穴，同时以另一手拇指掐拿合谷，至患儿醒后即止；或以拇指甲掐端正穴（中指甲根两侧赤白肉处），或掐十宣。

（2）止抽搐：拿合谷，拿曲池，拿肩井，拿百会，拿承山，拿委中。

（3）角弓反张：拿风池，拿肩井，推天柱骨，推脊，按阳陵，拿承山。

《农村常见病推拿疗法》

开窍、止抽搐法：掐人中、十王、老龙、合谷、小天心诸穴，掐醒为止，一般每穴掐3～5次即可，如掐一或二穴即醒，其他穴位不必再掐。待醒后，则补脾土500次，清肝木300次，补肾水400次，分阴阳30次，推膻中3分钟，摩中脘5分钟，按百会50次，按血海（百虫）20次，按足三里20次。

[注意事项]

急性发作时的护理，将患儿平放，头侧卧，松衣领，并将多层纱布包裹的压舌板，放于上下牙齿之间，以防咬伤舌体。保持呼吸道通畅，必要时给氧，随时取出咽喉分泌物及痰涎，以防阻塞呼吸道而引起窒息。前述治疗手法只宜于急性发作时，控制后需针对不同的致病因素采取不同的治疗方法。保持室内安静，避免刺激，密切观察。及时预防各种感染与中毒。

第六十三节　小儿麻痹症

小儿麻痹症又称脊髓灰质炎。临床特征为发热、肢痛，伴有胃肠道或上呼吸道症状，继而发生肢体麻痹和弛缓性瘫痪。若病程在一年半以上尚未恢复的，称小儿麻痹后遗症。

小儿麻痹症常流行于夏秋之间，1～5岁小儿多见，近年来采用了口服小儿麻痹活疫苗糖丸，发病率已明显下降。

诊断要点：

1. 血象　在前驱期和瘫痪前期可能有轻度白细胞增多，中性粒细胞亦略增，血沉常增快。

2. 脑脊液检查　在前驱期无异常，至瘫痪前期细胞数常增加，一般在50～500/mm^{3}之间。早期以多核粒细胞居多，以后则为淋巴细胞。蛋白在早期可能正常，以后渐增加。氯化物正常，糖可稍增。

[治疗方法]

《儿科按摩学》

1. 治则　通经活络，荣筋养肌，矫正畸形。

2. 处方　用成人按摩手法，主要在瘫痪部位施治。

（1）面部：用推揉法白天门斜向瞳子髎、颊车、地仓穴，反复操作5～8遍。

（2）颈及上肢：白天柱推向大椎、肩井等处，反复数次，再于肩关节周围施推揉法，然后沿上臂内外侧经肘部至腕部反复揉拿数遍。

（3）腰背部：沿脊椎两侧施推、揉、拨、滚法，作3～5遍。重点刺激背部俞穴。

（4）下肢部：推、揉、攘下肢后、外侧。反复数遍，搓麻痹肌群，配合按拿解溪、足三里、阳陵泉、绝骨等穴，若关节有畸形加摇法。

3. 方义　推、揉、按拿患处及有关经穴，能疏通经脉，行气活血，使经脉肌肉得到濡养，助肌肉恢复，缓解肌肉的挛缩，配合捏法等被动活动，能改善关节活动功能，矫正畸形。

《中国医学百科全书》

1. 面瘫治疗方法　患者取仰卧位，医者用一指禅推法或揉法自攒竹向瞳子髎、颊车、下关、地仓穴往返操作5～6次，揉风池，拿合谷。

2. 颈项部瘫痪治疗方法　患者取坐位，医者用一指禅推法自天柱至大椎、肩井等处，往返操作约3分钟，按百会、肺俞，拿风池，提拿颈肌，拿肩井、合谷穴。

3. 上肢瘫痪的治疗方法　患者取坐位，医者用一指禅推法或攘法施于肩关节周围约3分钟，从肩部三角肌经肱三头肌、肱二头肌至肘关节，向下沿前臂到腕部，重点在萎缩肌肉的周围，往返约10分钟，并擦热患部，最后捻指关节，拿合谷，搓患肢。

4. 腹肌瘫痪的治疗方法　患者取仰卧位，医者用一指禅推法施于脐周，摩腹，提拿腹肌；然后换俯卧位。按揉膈俞、脾胃俞、命门穴，提拿两侧骶棘肌，揉足三里。

5. 腰及下肢瘫痪的治疗方法　患者取俯位，医者用推法或滚法从腰部起，向下到尾骶部、臀部，循大腿后侧往下至跟腱，往返操作约10分钟，配合按肾俞、腰阳关；拿委中，按伏兔、足三里、阳陵泉、绝骨、解溪等穴。

6. 踝关节有畸形者，施摇法和扳法，提拿跟腱，揉涌泉。

《点穴疗法》

按经络表里关系，肾属里、膀胱属表；肝属里、胆属表；脾属里、胃属表。病在表，则取膀胱经之肾俞、次髎、委中等穴；继取胆经之环跳、阳陵泉、丘墟等穴。再取胃经之解溪、足三里、膝眼、鹤顶等穴。腹部麻痹者，加天枢、气海等穴。上肢麻痹者，加合谷、曲池、肩髃、肩井、大杼、臑俞等穴。均用阳补阴泻手法，并助以循按法。每穴平揉、压放、点打各50次，助以循按、摇动等法。

《小儿推拿》

在瘫痪部位相应旋用攘法、擦法、拿法、摇法。取穴为：瞳子髎、颊车、地仓、大椎、肩井、肩髃、曲池、阳池、合谷；肝俞、肾俞、腰阳关、委中、承山、解溪、昆仑。除上述方法外，还当施用健脾和胃法，揉中脘，摩腹，按揉脾俞、胃俞、足三里。

[注意事项]

小儿麻痹症自发病起，40天内注意隔离。平时用揉中脘，按脾俞、胃俞和按揉足三里等法健脾胃。

第六十四节　小儿营养不良

小儿营养不良症是一种慢性病，是由身体长期得不到足够的营养，成长期患慢性疾病所引起，多发生于3岁以下婴幼儿，中医称为"疳证"。轻症时仅体重减轻，严重时除身体消瘦外，各器官的功能也减退。

诊断要点：

1. 常有喂养不当及慢性病史。

2. 临床表现轻重不同。早期只是体重不增，低于正常小儿，皮下脂肪自腹部开始逐渐消失，其次为躯干、四肢、臀部，最后为面颊，且肌肉松弛无力，皮肤干燥、苍白、弹性差。较重患儿常常有烦躁不安和睡眠不佳，或精神萎靡，头发干黄稀疏，口腔常有炎症、易感染等症。

[治疗方法]

《实用针灸推拿治疗学》

1. 推拿　开天门9次，分推坎宫24次，揉太阳1分钟。推三关300次，退六腑200次，揉大陵3分钟，运内八卦30次，揉螺纹1分钟，运鱼际1分钟（腹胀者多揉），搓胁肋2分钟（有积滞者多搓），揉神阙3分钟，揉气海2分钟，拿肚角3～5次，揉脾俞、肺俞、膏肓、肾俞各1分钟，揉拿足三里、三阴交各2分钟。

2. 捏脊疗法　患儿伏卧，裸露背部，医者从长强穴向上，用两手指捏起皮肤，一捏一放，交替向上，至大椎穴为1遍。3遍后，再从白环俞沿脊柱两侧1寸处捏拿皮肤，自下向上，随拿随放，至大杼穴处，反复3遍，如患儿有目燥夜盲，白膜遮睛，口角、鼻孔糜烂，则捏至风府穴。捏完后以拇指按摩肾俞穴数下。每天1次，每2天为1疗程，休息5天后，再行第2疗程。

《中国医学百科全书》

1. 治则　健脾和胃，消积导滞，补益气血。

2. 治疗方法　推坎宫50次，运太阳100次，推双手脾经2分钟，顺运双手内八卦2分钟，分推双手阴阳1分钟，推运揉全腹10分钟，捏脊5遍，推脊5遍。如烦躁、夜寐不安惊跳者，加推心经200次，天门入虎口100次，揉五指节100次。久泻不愈者，加大补脾经300次，手掌擦热后按脐10次，揉龟尾50次；便秘者，加虎口推出大肠50次，推下六腑100次，直推鸠尾至中极100次；食欲不振者，加揉板门50次；呕吐者，加按揉合谷

100次，乳旁穴100次。虫积腹痛者，按揉一窝风100次，揉外劳宫100次，按揉百虫窝50次。午后潮热者，加补肺经200次，补肾经200次，揉二人上马50次，清天河水100次。兼外感发热者，加推攒竹30次，推二扇门50次，推三关100次，水底捞月50次，推下六腑100次，拿肩井10次。

《中国按摩大全》

1. 治则　消食导滞，健脾和胃。

2. 手法　捏脊为主，配以摩腹、揉脐、按揉足三里穴。患儿俯卧，暴露脊背。医者先在脊背部轻轻按揉2～3遍，使肌肉放松，再以双手拇指指腹自大椎穴起自上而下直推至长强穴。然后再用两手拇指与食指合作自长强穴起将皮肤脂肪层捏起。交替向上至大椎穴，连续推捏6次至皮肤发红止。在推捏5～6次时，每捏三下再用隐力将背脊皮提一下（称为提三捏一法）。捏完后，再以两手拇指在肾俞部向左右推压2～3下。每日1次，1周为1疗程。

《儿科按摩学》

1. 积滞伤脾

（1）治则：消积导滞、调理脾胃。

（2）处方：补脾经、揉板门、推四横纹、揉中脘、运内八卦、分推腹阴阳、揉天枢、按揉足三里。

（3）方义：揉板门、揉中脘、揉天枢、分推腹阴阳，消食导滞、疏调肠胃积滞。推四横纹，运内八卦加强以上作用，并能理气调中。补脾经、按揉足三里以健脾开胃、消食和中。

2. 气血两亏

（1）治则：温中健脾、补益气血。

（2）处方：补脾经、推三关、揉外劳宫、运内八卦、掐揉四横纹、揉足三里、揉中脘、捏脊。

（3）方义：补脾经、揉中脘、推三关、捏脊，温中健脾、补益气血、增进饮食；运内八卦、揉外劳宫温阳助运、理气和血；掐揉四横纹主治疳积，配按揉足三里调和气血、消积导滞。

3. 随证加减　若五心烦热、阴阳不足者，加推三关，揉外劳宫，清肺经，补肾经，揉上马，运内劳宫；烦躁不安者，加掐揉五指节，清肝经；口舌生疮加掐揉小横纹；目赤多泪、隐涩难睁者，加清肝经，揉肾经；若兼见咳嗽痰喘，加推肺经，推揉膻中、肺俞；便溏加补大肠；便秘加清大肠，推下七节骨。

[注意事项]

1. 经常带小儿户外呼吸新鲜空气，多晒太阳，增强体质。

2. 喂养要得当，定时、定量喂奶和吃有丰富营养、易于消化的食品，少食肥甘厚腻之品，注意饮食卫生。

第六十五节　小儿脱肛

脱肛又称肌管直肠脱垂，是直肠黏膜、肛管、直肠和部分乙状结肠向下移位，脱出肛门外的一种疾病，为儿童常见病证之一。

诊断要点：

1. 部分脱垂　每逢大便时直肠才脱出，脱出物仅为直肠黏膜，便后能自动收回。

2. 完全脱垂　便后直肠各层脱出肛门外，需用手揉托方能回去。严重者在咳嗽、喷嚏等用力时也能脱出。

[治疗方法]

《中国按摩大全》

1. 治则　升提固脱为主。

2. 手法　揉丹田、天枢、龟尾、推上七节骨。患者仰卧，医者以右手拇指按揉百会穴100次，再以右手掌揉摩丹田穴5分钟，再以食、中二指按揉天枢500次。患者俯卧，以中指端按揉尾椎骨端100次；再以拇指桡侧面自尾椎骨端向上直推至第四腰椎100次。气虚者加：补脾经、补肺经、推三关、捏脊、按揉足三里。大便秘结者加：清脾经、清大肠、推下七节骨。

《中国医学百科全书》

1. 虚证

（1）第一种治疗方法：按百会10次，推脾经500次，揉脾俞、胃俞各50次，揉命门30次，揉大肠俞100次，揉长强50次，揉丹50次，揉承山50次，揉足三里100次。

（2）第二种治疗方法：掐揉百会300次，补脾经500次，侧推大肠300次，揉外劳宫300次，推三关300次，推上七节骨500次，揉龟尾300次，掐揉足三里50次。

2. 实证

（1）第一种治疗方法：清大肠200次，补脾经300次，摩腹（顺时针方向）3分钟，揉气海50次，揉命门30次，揉长强50次，揉承山50次，揉足三里100次。

（2）第二种治疗方法：清补脾经各300次，清大肠300次，运八卦300次，推六腑300次，分阴阳300次，水底捞月30次，掐揉足三里100次，推上七节骨300次，揉龟尾

300次。

《小儿推拿》

治疗脱肛以升提固脱为主。揉气海、关元、天枢、龟尾。体弱气虚者加：按揉百会，补脾经，补肺经，补大肠，摩脐，推七节，拿肩井，以补中益气。大便燥结者加：清脾胃，清大肠，摩腹，推下七节，以清热通便。

《儿科按摩学》

1. 气虚

（1）治则：补中益气，升提固脱。

（2）处方：补脾经，补肺经，补大肠，推三关，按揉百会，揉龟尾，推上七节骨，捏脊。

（3）方义：补脾经、补肺经、推三关、捏脊，补中益气；补大肠、推上七节骨，涩肠固脱；按揉百会以提气；揉龟尾理肠提肛。

2. 实热

（1）治则：清热利湿，理肠通便。

（2）处方：清脾经，清大肠，清小肠，退天腑，按揉膊阳池，揉天枢，推下七节骨，揉龟尾。

（3）方义：清大肠、揉天枢配退天腑以清理肠腑积热；清脾经，清小肠利湿热；按揉膊阳池、推下七节骨清热通便；揉龟尾以理肠提肛。

[注意事项]

小儿患脱肛后应注意护理，每次大便后应用温水洗净并轻轻地将脱出之直肠托回去。平时注意营养调理和饮食卫生，防止发生腹泻或便秘。

第六十六节　五软症

五软症又称小儿脑瘫。是指患儿在母亲妊娠期到新生儿期，受到多种原因引起的脑部损伤，使婴儿不能正常生长发育所致，常表现为肢体软弱、筋骨不固、四肢无力、站立不稳、行步困难、神情呆钝等症状。

诊断要点：

1. 出生后或婴幼时期发病，病情稳定，非进行性。

2. 多数患者出现双侧性或四肢性运动功能障碍，可伴有舞蹈症、扭转痉挛等不自主运动，以及共济失调等症状。手足发育迟缓或痿弱，或在某些功能上表现低下，以及肌张力、腱反射异常。

3. 诱发电位检查可显示出大脑皮层、锥体束以及脊髓等中枢神经系统的功能障碍。CT检查可见部分患儿脑实质萎缩或发育不全。

[治疗方法]

《中国医用点穴学》

内关穴（补），合谷穴（泻），列缺穴（补），双侧穴位。曲池穴（补），肩井穴（补），右侧穴位。右上臂肘内侧；肘窝至横纹端，用拇指揉筋移动性地往返做3～5次循揉。太溪穴（补），复溜穴（补），三阴交穴（补），阴陵泉穴（泻），足三里穴（补），膻中穴（补），巨阙穴（补），中脘穴（泻），关元穴（补），天枢穴（补），太阳穴（补），风池穴（补），百会穴（补），廉泉穴（补），承浆穴（补），哑门穴（补）。上列各穴，每穴平揉、压放各50次，翳风、颊车穴，各压放50次。

《按摩治疗学》

1. 取穴　百会、身柱、至阳、命门、肾俞、脾俞、环跳、承山、涌泉、膻中、夹脊穴、背部膀胱经俞穴。

2. 手法　点法、按法、揉法、拿法、搓法、提捻法。肝肾不足者加太溪、阴谷、大赫、太冲。脾肾两亏者加太溪、三阴交、中脘、足三里。气血虚弱者加关元、足三里、血海、心俞。脾虚水泛者加阴陵泉、三阴交、太白、中极。

第六十七节　迎风流泪

迎风流泪又称流泪症，主要表现为泪液经常溢出睑而外流，多为"遇风泪出"，无明显的目睛赤痛翳障而流泪，泪水清冷稀薄，类似于西医学的眼睑缘位置异常、泪道系统阻塞或排泄功能不全所引起的"溢泪症"。

诊断要点：

1. 平素目无赤烂肿痛，亦不流泪，然遇风则泪出，无风即止。

2. 泪液清稀而无热感。

3. 冲洗泪道时，泪道通畅或狭窄。

4. 无风有风，及时泪下，迎风尤甚者，冲洗泪道时，泪道狭窄或不通，或有泪窍外翻现象。

[治疗方法]

《实用按摩推拿大全》

患者坐位，医者以双手拇指点按肝俞、风池，以补益肝气，荣养目睛。患者仰卧位，点按目窗、头临泣、睛明，以祛风明目，益气止泪。

《实用中医推拿学》

1. 治则　养肝祛风。
2. 操作　推攒竹，揉太阳，掐鱼腰，掐四白，揉风池，捏合谷。

第六十八节　近视

近视是以视近清楚、视远模糊为特征的眼病，古称"能近怯远症"。多由青少年学习、工作时不善使用目力，劳瞻竭视，或禀赋不足、先天遗传所致，相当于西医之近视眼。

诊断要点：

1. 一般近视力良好，视远处目标则模糊不清。
2. 高度近视者，眼珠较为突出。
3. 远视力显著减退，为达视物清晰的目的，常眯眼视物，或移近所视目标。
4. 易并发云雾移睛，甚至引起视网膜脱离，以致严重损害视力。

[治疗方法]

《袁氏按导学》

1. 取穴　睛明、丝竹空、阳白、四白、风池等。
2. 手法　按、揉、推、点。
3. 操作　先以拇指食指分别按两睛明穴，稍加压力，以用为宜，继揉30转；再以两拇指分别点按两丝竹空以胀为度，继揉30转；两拇指再分别按点两阳白、四白，按而揉之，各0.5分钟；医者拇指点两风池处，其他四指托患者两偏侧头部，以助两拇指加强力度，重点至患者眼球作胀时，立刻释手；然后以拇指推鱼腰30转，推印堂30转，患者可立感两睛清晰。

《按摩治疗学》

1. 取穴　睛明、阳白、四白、瞳子髎、风池、曲池、合谷、外关、肝俞、肾俞。

2. 手法　推、揉、点。

3. 操作

（1）患者仰卧位，医者立于头上方。用双手拇指在印堂穴处交替性上推30～40次；用拇指在鱼腰和承泣穴处做分推法，每穴推20次；用多指揉鱼腰、承泣的瞳子髎穴处，每处揉30圈；点睛明、阳白、四白、光明穴。

（2）患者俯卧位，医者立其旁，用拇指点肝俞和肾俞。

（3）患者坐位，医者立于其后方，用双手拇指或一手拇指与中指点风池穴；最后用双拇指点合谷和曲池穴，即一手点合谷穴，一手点曲池穴，一侧点后再点另一侧，治疗时间约10分钟。

《疏通经络点穴法》

1. 选穴

（1）主穴：眼明穴（睛明上2分处，按时局部有发热及痛麻感）。

（2）配穴：攒竹、丝竹空、四白、承泣、睛明。

2. 手法　患者取卧位或头向后靠的坐位。

（1）以拇指先按推眼眶。

（2）以中指按揉眼明穴，约20分钟。

（3）以拇指按揉攒竹、丝竹空、四白、承泣、睛明诸穴约10分钟。

《中国秘藏点穴术》

食指推压鼻穿向上睛明5次。食指点压睛明5秒。拇指轻揉攒竹10次，闭目养神3分钟。拇指点鱼腰5秒。食指点光明5秒。

[自我保健]

《家庭按摩治病与健康》

1. 按揉睛明穴　做时要闭上双眼，用双手拇指的螺纹面按在睛明穴上，挤按鼻根，先向下按，后向上挤，一按一挤为1拍，连做4个8拍。

2. 按揉太阳穴和轮刮眼眶　轮刮眼眶的穴位有5个：攒竹、鱼腰、丝竹空、瞳子髎、承泣。先刮后揉，用左右手的拇指螺纹面，按在左右太阳穴上，其余四指拳起来，用左右食指第二节内侧面轮刮上下眼眶。上眼眶从眉头到眉梢，下眼眶从内眼角到外眼角，先上后下，各二指，轮刮眼眶1圈为4拍。再用拇指螺纹面揉太阳穴，一共8拍。连做4个8拍。

3. 按揉四白穴　按揉时，手指不要移动，按揉面不要太大，连做4个8拍。

4. 按揉风池穴　两手食指和中指并拢，放在风池穴上，每拍按揉一下，共做4个8拍。

5. 干洗脸　将两手四指并拢，从两侧鼻翼旁开始，沿鼻梁两侧向上推，一直推到前额。然后顺着两额骨沿太阳穴向下拉，向下推是4拍，向下拉是4拍，共8拍，连做4个8拍。以上手法，每日早、晚各1次。

通过自我按摩眼部周围穴位和皮肤、肌肉，增强眼内血液循环，改善神经营养，解除大脑和眼球的过度充血，使血液重新分配。由于血液循环的畅通，使眼内调节肌可以排出肌肉积聚的废物，从而消除眼睛疲劳，提高视力，预防近视和减少近视。

[注意事项]

1. 尽量避免长时间地阅读，每1小时左右可放松一下，抬目远眺以放松紧张的眼内肌肉。

2. 避免在过暗过亮的地方、颠簸的车上看书看报。

3. 坚持正确的阅读姿势和阅读距离，不可躺着看书，眼睛与书的距离最好大于30cm。

4. 一旦近视，应及时配戴合适的眼镜，不可因麻烦而不戴，反而会加重近视的发展。

5. 加强体育锻炼，一个好的体质往往大大减少近视的发生率。

6. 注意平时的饮食调护，不要过食辛辣之物，多食蔬菜水果。

7. 应戒烟、酒，过量的烟酒会严重损害眼睛的各种功能而易患近视等眼疾。

8. 持每日做眼球保健操。

第六十九节　耳鸣、耳聋

耳鸣，即耳中鸣响，或如蝉鸣，或若钟鸣，是多种耳科病的证候群之一；耳聋是指不同程度的听力减退，甚至失听，其如耳鸣一样，也是耳科病的常见病证。

诊断要点：

1. 耳鸣　为患者自觉症状，以自觉耳内或头颅内有声音为主要症状。

2. 耳聋　以听力障碍、减退甚至消失为主要症状，客观检查也有听力障碍表现者。

3. 除外耵聍、异物、脓耳等而引起的耳鸣、耳聋。

[治疗方法]

《实用按摩推拿大全》

1. 肝火上扰　患者坐位，医者以双手拇指点按肝俞、胆俞，以疏肝利胆，清热调气，清头明目；施用揉拿手三阳法，点按合谷，以通经活络，疏风解表；施用三指拿推法，点按风池、翳风、率谷，以疏通阳脉，疏肝利胆，散风解热，清头开窍，明目益聪；施用双指开宫法，以通耳开窍，清热止痛，调和阴阳。嘱患者仰卧位，旋用提拿足三阴法，点按阳陵泉、行间、三阴交、太溪，以清泄湿热，疏肝利胆，通经活络，调和气血，清热泻火，调补肾气，通利之集，共达滋阴养肝，导热下行，清肝泻火。

2. 痰火郁结　患者坐位，医者以双手拇指点按大肠俞、肺俞、三焦俞、胆俞，以清泄肝胆邪热，理气宽膈，调和胃肠，泄热通便，升清降浊，调气利水，通调三焦；施用搓运夹脊法，以理气和血，涤痰清热。嘱患者仰卧位，施用晨笼解罩法，点按膻中，以宣通肺气，理气和血；施用捉拿足三阴法，点按侠溪、阳陵泉、丰隆、三阴交，以分清降浊，清泄湿热，清热聪耳，共达化痰清火，和胃降浊。

3. 肾精亏虚　患者坐位，医者以双手拇指点按肾俞、脾俞，以补益肾气，补益气血；施用双指开弓法，以通耳开窍，通经活络。嘱患者仰卧位，施用运运颤颤法，点按关元，以调补肾气；施用提拿足三阴法，点按太溪，以补益肾水，益肾固精，共达滋阴降火，收摄肾气。

《点穴疗法》

1. 取穴　合谷（泻）、翳风（泻）、听会（泻）、耳门穴（泻），能散上焦之热。风池（泻）、胆俞（泻）、肾俞（补）、足三里（补），能引上热下行。心虚者，加补通里穴。胆实者，加泻腕骨穴。每穴平揉、压放各100次。

2. 疗效　单纯耳鸣，病程不久的，治疗7～8次可治愈，如果由于其他病引起的，则治疗其他病，耳鸣也随之治愈。

《中国秘藏点穴术》

1. 取穴　翳风、完骨。

2. 方法　以拇指指纹部分在完骨、翳风穴依次点压，点5秒、停3秒为1次，做7～8次。点时穴位疼痛。

《气功点穴按摩术》

1. 准备　患者坐位，闭目，身体放松。

2. 取穴　太阳、耳门、听宫、听会、风池、外关、合谷、肾俞、足三里。

3. 手法　点按法、揉法、震颤法等。

《点穴秘要》

1. 取穴　耳门、听宫、翳风、颔厌、完骨、五枕、中渚、支沟。
2. 手法　点、按、揉、切、掐、弹击。
3. 操作　患者取坐势，按摩者立于后。
（1）用食指和中指同时切、掐耳的四周（耳根周围）。切掐15～20次。
（2）点按耳门穴、听宫穴，点、按、揉三法并用。
（3）点揉翳风、浮白、颔厌、完骨等穴。
（4）双手用中指、食指分弹五枕穴。此法叫"鸣天鼓"，力量要重一点。
（5）取远穴以配增功效：点按中渚穴，再点按支沟穴。

[自我保健]

《家庭按摩治病与健康》

1. 用手指揉摩耳周围及乳突后20～30次。按压翳风、完骨、中渚各1分钟。
2. 捏提耳郭20～30次。以上手法，每日早、晚各1次。

[注意事项]

1. 要注意稳定情绪，防止暴怒、烦躁。
2. 劳逸结合，尤其要节制房事。
3. 戒烟、酒，勿食生冷、油腻食物。
4. 可用龙胆泻肝丸、耳聋左磁丸等药物配合一起治疗。

第七十节　鼻渊

鼻渊，是指以鼻流浊涕、如泉下渗、量多不止为主要特征的鼻病。本病常伴有头痛、鼻塞、嗅觉减退，久则虚眩不已。

诊断要点：

本病以鼻流浊涕而量多，涕从鼻腔上方向下流为其特征，伴有头痛、鼻塞、嗅觉减退、鼻内肌膜红赤或淡红肿胀，眉间或颧部有压痛等症状及体征。

[治疗方法]

《疏通经络点穴法》

1. 选穴　风池、上星、迎香、印堂、曲池、合谷、足三里、肺俞、肾俞。
2. 手法　患者取坐位。

（1）按揉印堂、上星、风池穴。

（2）平推额部、两眉、额颞部，摩推两鼻翼。摩推鼻翼时手法要沉着匀透，有热感。

（3）施拿法 于两睛之间鼻根部。

（4）重点按揉迎香穴。

（5）施拿、按揉法于合谷、曲池、肺俞、肾俞、足三里穴。

《指针疗法》

1. 手法　捏项法、扪泻法。
2. 取穴及操作　患者取坐位，施捏项法，次用扪泻法于阳白，再用扪邪法于迎香及鼻川穴（迎香及鼻川穴交替使用），最后可用扪泻法于印堂。

《鹰爪门点穴秘法》

1. 取穴　头部上星、印堂穴。
2. 方法　将10根牙签捆成1束，以尖端点上星穴，点5秒钟，停3秒为1次，予以连续刺激，力量适度，开始上星穴感到刺痛，但点10次以后，鼻子会舒畅无比。然后，再用大拇指进行压痛点穴，做5次，即压5秒，停3秒为1次。接着，再以拇指端点压印堂，方洗亦以点5秒，停3秒，3～5次。大约1周以后，症状便会消失。

《家庭按摩疗法》

1. 按揉迎香穴　用右手拇指、食指指峰，按压鼻孔两边的迎香穴上，先按后揉1～2分钟，局部有酸胀感为度。
2. 按夹鼻穴　"夹鼻"也叫"鼻通"，在鼻两侧的中间，鼻骨与软组织交界处，可用拇指、食指侧峰顶按1～2分钟，按的得法，鼻塞即可通畅。
3. 掐鼻根　"鼻根"指的两大眼角处的鼻骨，可用拇指、食指的指甲峰掐按1分钟左右，使局部发胀。
4. 擦鼻两旁　将两拇指关节屈曲，其余四指呈半握拳，用拇指关节的桡侧面，从鼻根顺鼻两侧擦至迎香穴，来回摩擦30～50遍，擦至鼻部发热为度。
5. 按揉风池穴　用两拇指按压在风池穴上，用力按0.5分钟，揉数10次，适用于感冒引起的鼻炎。

《家庭按摩治病与健康》

1. 患者仰卧，医者站于头侧。用双拇指搓揉鼻翼两侧数次，使鼻腔内发热为宜。取穴：囟会、印堂、迎香、鼻通、合谷。

2. 患者坐位，医者站于其后。用拇指揉按颈部数次。按揉：风池、肺俞穴数次。

[自我保健]

《自我保健穴位推拿》

1. 手法治疗　①揉按印堂。②按揉上星。③分推前额。④揉按迎香。⑤上擦鼻旁。⑥上推面颊。⑦按揉风池。⑧拿按合谷。

2. 随证加穴

（1）鼻内干燥明显，鼻液臭、黄绿色，痂皮多，擤鼻时可见少量血丝，兼咽痒呛咳、说话无力、声音嘶哑、口干咽燥者加按揉肺俞，按揉肾俞，拿揉额前，揉按尺泽，拿揉太溪，揉按三阴交。

（2）鼻涕如浆，色微黄浅绿，痂皮淡薄，鼻气腥臭，兼少食腹胀，神疲无力，大便时溏者加按揉脾俞，摩中脘，揉按足三里，拿揉三阴交。

《常见病自我推拿图解》

1. 揉印堂　用中指指峰揉印堂穴1~2分钟。

2. 推上星、通天，用双手中指推上星、通天穴，指力逐步加重，使鼻腔有松解的感觉。每穴1~2分钟。

3. 推揉风池　用双手拇指的指峰或指腹推揉风池穴1~2分钟。

4. 推迎香、鼻通　用双手中指推迎香、鼻通穴，每穴各1~2分钟。

5. 擦面部　用双手中指贴于两侧鼻沟，用手指与掌面上下、来回轻擦鼻沟及面部，以发热为度。

[注意事项]

推拿治疗时可先在鼻内涂少量金霉素眼膏，鼻旁、印堂、风池等穴位处涂以少量风油精或清凉油。必须迅速治愈感冒及急性鼻炎。不要掏鼻痂，以免出血及加重症状。

[临床报道]

杨桂芬，指针治疗过敏性鼻炎500例疗效分析。主穴取鼻通、合谷、迎香、少商。两组穴交替使用，先取面部穴，后取手上穴。用一手拇指偏峰切穴位，先轻切之，逐渐加压，操作中适当加指颤动作，最后逐渐减压结束治疗。每日1次，15次为1疗程。伴前额头痛者加阳白、攒竹、上星、百会；目眶痛加鱼腰、睛明、印堂；偏头痛加太阳、头维、率谷；流黄涕者加风池、曲池。结果：痊愈352例占70.4%，显效104例占20.8%，好转35例占7%，无效9例占1.8%。

第七十一节　鼻衄

鼻衄，即鼻中出血，是多种疾病常见的症状。有鼻洪、血蔑血、红汗、倒经之称。除跌打损伤、肿疡血瘤等引起者外，还有外邪侵犯、脏腑病变引起的鼻衄。

诊断要点：

鼻衄是因鼻中出血的症状而命名，有此症状者，便可诊为鼻衄。但临床需排除其他部位的出血经由鼻腔流出者，切忌将肺、胃、咽喉的出血误诊为鼻衄。

[治疗方法]

《点穴按摩急救自救法》

1. 点穴验方选穴　迎香、上星、合谷。若肺热而见咳吐黄痰，舌红苔黄者，加孔最、少商；胃火而见口渴口臭，烦躁便秘者，加内庭、厉兑；肝火盛而见口苦咽干，急躁易怒者，加太冲、大敦；阴虚火旺而见颧红潮热，舌红少苔者，加太溪、三阴交；气虚不能摄血而见面色苍白，自汗乏力，舌淡苔白者加气海、脾俞、足三里、隐白。

2. 操作　孔最、内庭、太冲用点法重刺激2～3分钟；少商、厉兑、大敦用重掐法后挤出血少许，太溪、三阴交用点法轻刺激2～3分钟；气海、脾俞、足三里、隐白用点法或按揉法轻刺激各15分钟；迎香、上星、合谷用点法或揉按法中、重刺激，直至出血停止。

《点穴疗法》

火盛血热，故取手阳明经之合谷（泻）、手三里穴（泻），并辅助以循按法（由肩鹊穴至合谷穴，或循按曲池穴至合谷穴）八九次。取上星穴，用压穴法。取委中穴（补），引血下行。再由承扶至承山穴，辅助以循按法八九次。如病势重，前法无效时，加泻膈俞、脾俞、肝俞，补隐白等穴。每穴平揉、压放各50～100次。委中穴次数，可酌情加多。隐白穴需另加点打法100次。一侧鼻孔出血，取对侧合谷、手三里穴。高血压引起的鼻出血，则需配合降血压的方法。

《点穴秘要》

1. 取穴　老商穴位于拇指尖与第1指关节之间，确定方法有二：

（1）平伸拇指，由指尖中央向第一指关节延伸1.75～1.85厘米处，或指甲底部中央向下0.5～0.6厘米。

（2）用另一手手指点按此穴会有酸胀感；方商穴位于拇指外侧中央，与老商穴在同一线上。

2. 操作　流血时点同侧老商和少商穴。一般在0.5～1分钟即可见效。如反复多次出血时，就应当尽快到医院去找医生彻底检查病因，以便根治。本方法只为应急之用。

《指针疗法》

1. 手法　扪泻法、切法。

2. 取穴　大敦、迎香、少商（切法）、百会、上星（扪泻法）、合谷（捏法）。如因外伤等鼻出血不止时，用两手拇食指同时对捏昆仑、太溪穴。

《家庭按摩疗法》

1. 捏压鼻孔　用右手拇指和食指，捏住两侧鼻孔，用口呼吸。小量的鼻出血，捏压片刻即可止住。

2. 掐人中穴　用拇指峰用力掐压人中穴，人中穴处有一条动脉血管通向鼻腔，掐压后能起一定的止血作用。

3. 掐按上星、合谷穴　用拇指峰先在发际上的上星穴处掐按1分钟左右后，再掐按两合谷1分钟，可止住鼻血。

4. 掐按昆仑、太溪穴　用拇指、食指峰对称用力，掐按两脚跟腱部的昆仑、太溪1分钟。用于外伤引起的鼻血效果较好。

《凤阳门点穴秘法》

囟会——龙指，重点、按揉。中奎——捏、揉3～5分钟。

《乾龙门点穴秘法》

1. 应用穴道　膀胱经：眉冲。督脉：囟会、百会。胆经：风池。

2. 点穴法　眉冲：食指点按压5秒。囟会：食指点按压5秒。百会：食指点按压5秒。风池：两手大拇指按压5秒。

3. 流鼻血者加吃鸡蛋，每日1个（服3日即可）。方法：滚水煮熟，浸泡冷水过夜食用。

《袁氏按导学》

1. 取穴　内迎香、迎香、山根、印堂、膈俞、肺俞、风池、肝俞、胃俞、合谷、太溪、关元、达脉、中脘等。

2. 手法　按、压、捏、点、揉。

3. 操作　先以拇指、食指分别捏按、压迫两鼻翼向鼻孔内压迫止血（别名"内迎香"），同时口吹两耳以助止血之功，次点按两迎香，轻轻揉20转，从山根向上以两拇指推10遍，点揉山根、印堂各20转，若血不止，再捏压内迎香并吹两耳，点风池、肝俞、膈俞、肺俞、胃俞片刻并揉20转，点合谷、太溪各片刻，三指叠按关元、达脉、中脘各0.5分钟，波浪式揉腹0.5分钟结束治疗。

[自我保健]

《百病自我按摩保健》

首先自己用手指捏住鼻子（暂时用口呼吸）以便压住出血点，起到止血作用；或用清洁的棉花或软纸由鼻孔塞入，压迫出血点止血；或冷敷颈部和后颈部，注意毛巾要每2～3分钟浸冷水1次；或用双手中指同时按压双侧耳屏，使耳屏紧贴外耳道口，使耳道闭塞，指压强度以自己能耐受为度。每次按压约2～3分钟，一般约2分钟左右即可。

[注意事项]

1. 鼻衄患者情绪多较烦躁、紧张，因此，安定患者的情绪，使患者能够与医生密切配合，以使迅速制止出血，是很重要的。

2. 止血操作时动作要轻巧，防止粗暴，以免加重损伤。遇有活动性出血患者，要首先制止其出血，然后才做必要的检查，以寻找出血原因，审因论治。对出血患者，一般可采用半卧位，既有助于止血，又便利于医生检查、操作。

3. 禁食辛辣刺激食物，以免助火热，加重病情。

第七十二节　牙痛

牙痛是口腔疾病的常见症状之一。牙齿本身、牙周组织、颌骨的某些疾患，以及神经系统疾患，均可引起牙痛。

诊断要点：

牙痛为一症状，凡以牙齿疼痛为主要症状者，均可诊为牙痛。但临床上，必须辨明发生牙痛的病因、病理和所属疾病。

[治疗方法]

《点穴按摩急救自救法》

1. 选穴　颊车、下关、合谷。有恶寒发热等外感症者加大椎、外关、商阳；胃火实热而见口渴、口臭，便秘苔黄者加内庭、厉兑、商阳；虚火上炎而见牙齿松动、潮热心烦、舌红少苔者加太溪。

2. 操作　大椎、外关、内庭用点法重刺激各2～3分钟，颊车、下关、合谷用点法或按揉法重刺激至疼痛消失为止。

《疏通经络点穴法》

1. 选穴　风池、颊车、承浆、合谷、牙痛点、下关、太溪、内庭、手三里、三阴交。（牙痛点位于第3、4指掌骨之间，内劳宫旁。）

2. 用法

（1）拿合谷穴，按揉（痛甚用指甲掐切）牙痛点穴。诸种牙痛先施此法。

（2）胃火牙痛按内庭、手三里、颊车、下关、承浆穴，身热加拿风池穴。

（3）虚火牙痛揉太溪、三阴交穴。

《点穴治大病》

1. 疗法一　按压合谷，按拨肢麻、臂内3～5遍。前3齿痛：上牙痛按压鼻通、迎香；下牙痛按压颏孔、颏底。后5齿痛：上牙痛按压颧突上缘及下缘凹处；下牙痛按压垂根、颌底、颌角。按压时应由轻到重，持续约15～30分钟。按压后患牙有麻木感。

2. 疗法二　按压合谷、垂根，按拨肢麻、臂臑穴3～5遍。前3齿痛：上牙痛按压鼻隔、迎香；下牙痛按压夹承浆、上廉泉。后5齿痛：上牙痛按压颧突上缘及下缘凹陷处及下关穴；下牙痛时按压垂根穴。按压穴位的操作由轻到重，持续15～30分钟，以痛区有麻木感为宜。有的患者止痛后数小时复发，可再行点穴处理。

《点穴秘要》

拿揉合谷，疼痛较重者可加揉下关、风池、翳风；疼痛不止加按揉太阳、颊车、少海、阳溪、劳宫；若疼痛在上前牙加揉迎香、四白；下前牙痛揉承浆；若牙痛在槽牙，上牙痛加揉颧突上缘与下缘凹陷处，下牙痛加揉下颌角。一般要按压15～20分钟，揉后病牙有麻木感，原则是面部刺激同侧穴位，肢体刺激同侧或双侧穴位（手法应适当加重）。

[自我保健]

《自我保健穴位推拿》

1. 治疗　①叩齿法。②搅海法。③按揉翳风。④按揉风池。⑤按揉患侧下关。⑥按揉患侧颊车。⑦按揉患侧太阳。⑧拿按合谷。

2. 随证加穴

（1）牙龈红肿，牙齿疼痛，得冷痛减，受热痛增，兼有发热、恶寒、口渴者加按揉风门，点按大椎，按揉曲池，拿内、外关。

（2）牙龈红肿胀痛，牙痛较重，肿连腮颊，严重时流脓渗血，兼有头痛、口臭、口渴、大便秘结者加按揉胃俞和脾俞，摩中脘，拿按足三里，掐、揉内庭，拿按丰隆和承山。

（3）牙齿隐隐作痛，劳累及午后加重，牙龈微红，微肿，久则龈肉萎缩，牙齿浮动，咬物无力，兼腰酸膝软、头晕、耳鸣者加揉肾俞和志室，揉气海，按揉太溪和涌泉。

[注意事项]

注意口腔卫生，每日最少早、晚各刷牙1次，除去牙面和牙间隙中污垢及食物碎屑，保持牙齿洁净，是防治牙病的重要措施。

第七十三节　咽喉肿痛

咽喉肿痛，为常见的病证，属中医"喉痹"范畴。

[治疗方法]

《实用按摩推拿大全》

1. **风热**　掐点合谷、少商、曲池，以清肺胃热，清利咽喉，清热止痛，疏风解表，泄诸窍邪热；点按风池、大椎，以通阳解表，祛风解表，清除风热。

2. **实热**　掐点少商、合谷、尺泽、关冲，以泻肺经实热，清热解表；点按掐合谷，以清胃热，泻郁火，共奏清利咽喉、消炎止痛之效。

3. **虚热**　点按少商、合谷，以清热利肺，疏风解表；点按复溜、照海，以补益肾阴，降虚火，导虚火下行，并滋阴潜阳，清利咽喉。

《家庭按摩治病与健康》

1. **取穴**　翳风、扶突、哑门、鱼际。

2. **按摩手法**　患者坐位，医者站于其旁。

（1）用拇指、食指、中指揉捏咽喉两侧数次。

（2）用拇指按揉后颈部、肩部（从哑门到大椎、从风池至肩井两条线）。

《点穴按摩急救自救法》

1. **选穴**　天突、廉泉，咽喉部局部皮肤。有恶寒发热等外感风热症者加：大椎、合谷、商阳；肺热而见咳嗽咽干，舌红苔黄者加：鱼际、少商；胃热而见口渴饮冷，大便干结，舌红苔黄者加：内庭、厉兑；有痰热证而见咯痰黄稠，舌苔黄腻者加：丰隆、隐白；肝气郁结而见胁痛易怒、嗳气频频者加：太冲；肝郁化热而兼见口苦咽干、舌红苔黄者再加大敦；虚火上炎而见颧红潮热，舌红少苔者加：太溪、三阴交。

2. **操作**　大椎、合谷、鱼际、内庭、丰隆用点法重刺激各2～3分钟，大椎点后用提捏法或挤法至局部红紫。商阳、少商、厉兑、隐白、大敦用重掐法后挤出血少许。太冲用点法或按揉法重刺激15分钟。太溪、三阴交用点法轻刺激各2～3分钟。天突、廉泉先用点法或按揉法各2～3分钟，然后用捏提法或挤法至局部红紫。咽喉部皮肤用捏提法与挤法至局部出现紫斑、疼痛与不适感减轻或消失为止。

《疏通经络点穴法》

1. 选穴 合谷、鱼际、少商、手三里、尺泽、百会、风池、肺俞、三阴交、照海。
2. 手法
（1）拿合谷穴，揉鱼际穴，按揉手三里、尺泽穴。
（2）以指甲掐切少商穴。
（3）以中指点叩百会穴。
（4）拿风池穴，推两颈项，揉肺俞穴。
（5）揉照海、三阴交穴。
（6）拿揪喉部，以微见紫斑为度。

《袁氏按导学》

1. 取穴 少商、少冲、大陵、阳交、风池、臂臑、曲池、间使、太渊、肺俞、胃俞、人迎、天突、中府、云门等。
2. 手法 掐、点、揉、按。
3. 操作 先以拇指掐少商、少冲、大陵、阳交诸穴片刻，点、揉风池、臂臑、曲池、间使、太渊各10转左右，点、揉肺俞、肝俞、胃俞各20转，捏、揉人迎5转，点天突片刻，二指并按中府、云门10秒钟，按"四弯"（即两肘弯、两腘弯）至皮肤潮红为度而结束治疗。

《中国医用点穴学》

合谷（泻）、列缺（泻）、少商（切）、商阳（切）、关冲（切）。以上切的三个穴，每穴切时，都是循着每穴的经脉手指根部，推至穴位处6次；继之，切穴6次。液门（泻）、中渚（泻）、照海（补）、内庭（泻）。另外，取颊车、翳风、百会、廉泉穴，交换压穴。每穴压10次，交换5次，即各压50次。按上列次序点穴，每穴平揉、压放各100次。

[自我保健]

《家庭按摩治病与健康》

1. 自我按摩
（1）用拇、食、中指揉咽喉部两侧20～30次。
（2）用拇、食指捏揪咽喉部皮肤20～30次，使局部发红、咽喉部发热为佳。
2. 按压翳风、天突、合谷各1分钟。每日早、晚各1次。

[注意事项]

1. 忌食辛辣及吸烟、饮酒。
2. 慎起居、适寒暑。

第七十四节　颞颌关节功能紊乱症

颞颌关节功能紊乱症主要临床表现是开口运动异常（开口程度、开口型异常及开闭时出现绞锁），关节和关节周围肌群疼痛，关节弹响。

诊断要点：

1. 关节区疼痛与下颌运动，如咀嚼、讲话等有关。咀嚼肌局部有压痛点，下颌运动有不同程度的障碍，常伴有轻重不等的弹响。
2. X线摄片常示髁状突位置不正常及运动受限。

[治疗方法]

《点穴秘要》

术者先用拇指揉点下关、颊车二穴，张口困难的患者，可将患者上、下颌骨做先轻后重的掰合运动。

《疏通经络点穴法》

1. 取穴　听会、下关、合谷。
2. 手法　首先以大指揉推下颌关节处。拿合谷穴，揉听会、下关穴。以鱼际部位揉整个下颌关节处。

《点穴按摩急救自救法》

1. 选穴　下关、上关、颊车。外感风邪所致而症见恶寒发热者加大椎、合谷、外关；阳明热盛而见口渴饮冷，大便干结，舌红苔黄者加曲池、商阳、内庭及厉兑。
2. 操作　大椎、合谷、外关、曲池、内庭用点法或按揉法各2～3分钟。商阳、厉兑用重掐法后挤出血少许。下关、上关、颊车用点法或按揉法重刺激，直至张、闭口时疼痛完全消失为止。

《点穴疗法》

散热止痛法，泻合谷、手三里穴，泻风池、翳风穴，助以循按手阳明经（由肘至手），并搓切商阳、少商穴，压颊车穴。头痛者，加补列缺穴。阴虚者，加补太溪穴。每穴平揉、压放各50~100次。

《点穴治大病》

1. 让患者咀嚼时按压下颌关节处，每咀嚼1次则按压1次，手法由轻到重，可连续按压5~10次。

2. 头痛、头晕者可按头痛方法治疗，耳鸣者可按翳风、翳上穴。

[自我保健]

《家庭按摩疗法》

1. 揉摩患部　用右手食指、中指、无名指的螺纹面，在患侧下颌部轻轻揉摩1~2分钟，使局部肌肉放松。

2. 按压下关穴　以同侧的拇指峰，由轻到重按压下关穴2~3分钟，使酸胀向下颌深部放散。

3. 推颊车穴　用同侧拇指，从颊车穴向上推至下关穴，反复推1~2分钟。

4. 活动下颌关节　口呈半开状，下颌关节左右活动30~50次，再作叩齿张合动作30次。

5. 掐按合谷穴　用拇指峰掐按对侧合谷穴1分钟，再交换掐按另一合谷穴，以局部有酸胀感为宜。

[注意事项]

1. 术后应嘱患者避免寒冷刺激及过度疲劳，纠正不良的咀嚼习惯。可配合热敷。
2. 若有骨性改变者，点穴推拿疗效欠佳，应及时转口腔科治疗。

[临床报道]

洪正友，指压法治疗颞下颌关节功能紊乱综合征50例。患者侧卧，患侧向上，术者立于患者对面，或取坐位，患者头偏向健侧45°，术者立于患侧。患处局部涂以松节油或液体石蜡，用拇指以每分钟80~110次的频率顺序点揉下关、颊车、翳风、完骨、风池、合谷等穴，使关节区周围肌肉缓解，然后顺着嚼肌群肌纤维走行方向，一手拇指指腹固定于肌肉起点或止点，以另一手拇指之腹侧做来回捋顺动作，指压强度以患者能承受为佳，反复捋顺5分钟，重复点揉以上穴位，每次10分钟，每日或隔日1次，5次为1疗程。结果：治愈33例，好转14例，无效3例。

第七十五节　面神经麻痹

面神经麻痹亦称"面瘫""口眼㖞斜"，以青壮年为多见，临床分为中枢性和周围性两类。其主要临床表现，以面部肌肉运动功障碍、口眼歪斜、说话漏风、口角流涎为主症。

诊断要点：

1. 常在清晨洗脸、漱口时发现口眼歪斜，面肌麻痹，部分患者起病前有同侧耳内、乳突区、面部疼痛。

2. 病侧面部表情肌运动丧失，额纹消失，眼裂增大，鼻唇沟消失，口角下垂，口歪向健侧，病侧不能作蹙眉、皱眉、闭眼、露齿、吹哨、鼓腮等动作，上、下眼睑不能闭合，病侧经常流泪、流涎，食物滞留于病侧颊和齿龈之间。

[治疗方法]

《点穴秘要》

1. 患者仰卧（最好坐在躺椅上），术者立于后。先做一遍面部按摩，再进行下列手法。

2. 点穴　主穴有：阳白、攒竹、承泣、睛明、四白、下关、颊车、颧髎、地仓、合谷、太冲、足三里、内关。鼻唇沟平坦者加点迎香、上迎香穴；人中沟平坦者加点人中、禾髎穴；颌唇沟歪斜加点承浆、太阳、风池穴；乳突部疼痛者加点翳风、太阳、风池穴。

3. 运用"切"手法，从唇部开始，切向颊车穴，反复切数次。

《点穴疗法》

点合谷、风池、足三里，均为双侧穴。每穴平揉、压放各150次。3次后，再按病在左侧（口向右歪），取左侧合谷、手三里、地仓、颊车、迎香、听宫、下关、丝竹空、瞳子髎、阳白、风池等穴。病在右侧（口向左歪）相反取穴。初期肿痛时作泻法，治疗减轻时用补法。或泻合谷、补手三里穴。面部用切穴法。每穴平揉、压放各20~50次，并在患侧面颊、鬓部、耳轮上下等部，加以震颤、推运、摩擦等手法。并宜加攒竹、临泣、头维、承浆、人中等穴。轮换使用，以助疗效。

《气功点穴按摩术》

1. 准备　患者取坐式，闭目，头面部、颈部放松。

2. 取穴　太阳、攒竹、人中、迎香、地仓、承浆、上关、下关、颊车、风池、合谷等穴。

3. 手法　点按法、揉法、推法、摩法、震颤法等。

《自我保健穴位推拿》

1. 手法治疗

（1）揉印堂；

（2）按揉太阳；

（3）揉睛明；

（4）摩眼眶；

（5）揉按迎香；

（6）掐揉人中；

（7）揉按承浆；

（8）揉按风池；

（9）拿揉合谷；

（10）拿内、外关；

（11）擦按患侧阳白、下关、颊车等穴。

2. 随证加穴　突然起病，常于清晨起床洗脸、漱口或吃饭时发现者加：摩中脘，按揉丰隆，揉按三阴交。病程长久，恢复缓慢，兼头晕、耳鸣、目糊流泪、腰酸膝软者加：揉按脾俞和肾俞，揉气海，揉按三阴交和太溪，点按太冲。发病前耳内流脓或流水、耳周红肿、进食咀嚼困难、口角斜向一侧者加：揉按翳风、翳明和听会，按揉胃俞，拿阴、阳陵泉，点按丘墟、内庭。

《指针疗法》

1. 手法　揉扪法，平补平泻。

2. 取穴　翳风、阳白、地仓、颊车、合谷，配合捏脊法。

《点穴治大病》

1. 气功点穴导引　操作时嘱患者仰卧，医者先运气至手掌，再置于患者的头部（百会、神庭穴）以意引气进行导引，将患者体内浊气排出体外。同时对中枢性面瘫者，应用气功点穴导引方法，增进患侧关节功能活动，增加全身血液循环，对周围性面瘫者，医者可直接用气功点内眦、内眦上、迎香、四白、颏孔、颏三角、垂根等穴。

2. 运气推按法　对周围性面瘫和上眼睑下垂者，进行面部推按，由颌下至前额进行。对中枢神经性面瘫，还必须加强患侧肢体的功能锻炼，也可用推按、拍打等手法，以促进血循环和功能恢复。

《常见病自我推拿图解》

推揉地仓、迎香、下关、颊车、翳风，用中指指腹、指峰循环推揉患侧地仓、迎香、下关、颊车、翳风等穴，每穴推揉约0.5分钟，可重复推揉若干次；推揉承浆，用中指指峰推揉承浆穴1～2分钟；用食指第二节偏峰循环推按患侧睛明、阳白、太阳、瞳子髎、四白等穴，每穴推揉约0.5分钟，可循环推揉若干次；擦面部，双手中指贴于两侧鼻沟，用手指指腹和掌面上下来回轻擦面部，以发热为度；推揉合谷，用拇指指峰紧贴在合谷上，推揉1～2分钟，再缓缓加力，使指力深透、持续约10秒钟，两手交替进行。

《家庭按摩疗法》

1. 将两食指或中指指峰在阳白、太阳、四白、迎香、地仓、颊车、下关等穴位，依上、下次序，先按后揉每穴各1～2分钟。

2. 两食指微屈放在前额发际处，两拇指放在面部两侧，从正中向两侧行分抹法，反复20～30次。

3. 将两手掌摩擦发热，在面部上下轻轻擦3～5遍。

4. 用拇指峰掐按患侧和健侧合谷穴各1分钟。如果有头痛或耳后痛者，可加按风池、翳风穴各1分钟左右。

[注意事项]

治疗和恢复期间最好不要用冷水洗脸和漱口，上街或外出时要戴口罩保护面部以免吹风受凉，平时乘车坐船以及晚上睡觉时，不要面对窗口吹风着凉。

[临床报道]

1. 周德宜，指针疗法治疗面瘫20例疗效观察。以双手拇指为主，食指为辅，在穴位处进行按压，次序是双侧风池、合谷、睛明、太阳、四白、颊车、地仓，每穴5分钟，达到酸、麻、胀、重为宜，每日1次。寒证在患侧阳白、翳风、地仓穴艾灸，每穴3～5分钟。局部疼痛，在患侧阳白、颊车穴拔火罐10分钟。结果：20例中，痊愈12例，显效4例，进步3例，无效1例。

2. 陶学成，以指代针治愈面神经麻痹42例。均在患侧采用手法：①用整个拇指螺纹面由睛明穴沿眉经鱼腰、丝竹空、瞳子髎至太阳穴推抹1～2分钟。②用中指指端螺纹面重按并加以节律性地刺激鱼腰、牵正、承浆、水沟、翳风各穴1～2分钟。③用大鱼际或掌根，推擦眼轮匝肌、额骨、皱眉肌、咬肌、颊肌等有关表情肌部分，反复推擦，直至整个患部发热、发红、深达皮下肌层。④用拇指指前端按压合谷穴（双侧）1～2分钟。每次手法10分钟左右，每日1次，7次为1疗程。结果：全部治愈。

第二章 用点穴还你美丽容颜

美容医学可分为外科整容和医疗美容两大部分。外科整容的工作，主要是用外科手术的办法消除不能依靠药物或其他医疗方法解决的人体缺陷。如整治鼻形、整修耳郭、丰乳隆胸、重眼睑等。医疗美容的重点则放在损害容貌疾病的治疗上，用各种非手术的方法治疗面部和人体其他部位的缺陷，如色素沉着、脱发、斑秃、痤疮等，点穴美容就属于医疗美容。

点穴美容从中医整体观念的理论出发，充分调动人体自身的积极因素，既简便易行、又安全可靠，从根本上使人变美，为人体美容提供一套行之有效的方法。

点穴保健，是根据中医所提倡的"养生""治未病"的理论，也就是强调以预防为主。点穴保健是怎样达到防治疾病的目的呢？一般人都知道服药是药物通过消化道吸收进入血液而发挥作用的；手术是以医疗器械除去或整复机体患部而达到治疗目的。点穴治疗不同于服药，也不同于手术疗法，它是根据脏腑经络、气血津液等中医理论，对疾病进行辨证分析，然后再以手法的技巧、力量的强弱作用于人体的经络、穴位上而产生治疗作用，从而达到平衡阴阳、调和气血、祛风除湿、温经散寒、活血化瘀、消肿止痛等治疗目的。

西医学已对中医的点穴、按摩等防治疾病的道理有一定的认识。认为皮肤内含有丰富的血管和末梢神经，点穴手法的外在压力作用于体表可产生物理性刺激，在作用区引起生物物理和生物化学的变化，直接由皮肤或间接向肌肉深层、筋腱、神经、血管、淋巴等组织渗透，通过神经和体液的调节，产生一系列病理生理变化，从而使机体功能恢复正常，或得到改善，以防止疾病的发生和发展。

第一节 雀斑

雀斑是因皮肤局部色素增多而形成的一种棕褐色或黑色小斑点。多长在颜面部，虽不影响健康，但直接影响美容。雀斑的形成主要是由于皮肤表皮基底层的黑色素细胞生成的黑色素过多所致。多为圆形或卵圆形，针尖或小米粒大小，不高出皮肤，以双颊、鼻部和两眼的下方最为明显。常左右对称出现。雀斑通常在5岁以后出现，有一定的遗传倾向，女性多见。随着年龄增长而数目增多、颜色加深。

[病因病机]

中医认为本病的形成多由于先天肾水不足，阴虚火邪上炎，郁结于面部；或由于情绪过激化火，风邪外袭，火郁络脉所致。

西医学对雀斑的发病原因尚未完全搞清楚。一般认为与遗传有关。另一个原因与日光有关，雀斑患者一般冬季轻夏季重，这与紫外线的强弱有关。因此，有人认为雀斑是一种物理性光损伤性皮肤病。雀斑产生的机制为皮肤表皮基底层的黑色素细胞中的黑色素过多。黑色素来源于奶酪等食物内的酪氨酸，在体内酶的作用下，酪氨酸羟化成二羟苯丙氨酸，然后合成黑色素。如果脑垂体产生的"促黑激素"增多时，就可以引起色素代谢障碍，因而出现雀斑。

[选穴]

主穴：曲池、足三里、三阴交。配穴：心俞、肝俞、脾俞、三焦俞、肾俞、血海。

以上主穴每次必用，配穴可选3~4个，交替使用。

[手法]

用食指或中指点按穴位，每分钟60~80次，以酸胀为度，每日1次，每次10~15分钟。

本法可以疏通经络，祛邪散风，治疗和预防雀斑。

[预防与调理]

1. 尽量避免日光照射面部，外出时要戴草帽、打遮阳伞等，或外涂防晒霜类。

2. 可以外用一些祛斑霜，对防止雀斑加重有一定作用。

3. 如有慢性肝功能、肾功能减退或激素代谢紊乱者，应先行治疗原发病症，再做点穴治疗。

4. 对于泛发性雀斑可内服归脾丸、逍遥丸、六味地黄丸及维生素C等。

第二节　黄褐斑

黄褐斑又称蝴蝶斑、肝斑。常见于中青年女性，好发于面颊、鼻两侧的周围及前额下部。其形态多呈不规则的片状黄褐色的色素沉着，分布对称，形似蝴蝶。斑的表面光滑无皮屑，既不痒又不疼，其色泽随季节而变化，一般冬季变浅夏季变深。本病多发生在妊娠期或长期服用避孕药物的妇女，由于体内雌激素分泌过多，刺激皮肤黑色素细胞，导致色素增加而产生黄褐斑。

另外，患慢性肝病、结核病、贫血、慢性盆腔炎或其他慢性消耗性疾病时，也可能产生黄褐斑。

[病因病机]

中医认为，情志不遂，暴怒伤肝，肝脏不能正常疏泄；思虑伤脾，脾虚不运，营养物质缺乏；惊恐伤肾，肾虚水乏不能济火。以上因素皆可使人体气血紊乱，气血悖逆，不能上荣于面，而产生黄褐斑。

西医学认为，本病的发生可能与黄体酮及雌激素的增加使酪氨酸酶不受谷酰甘肽的抑制，同时垂体中叶分泌的黑色素细胞刺激素增加。另外，精神抑郁、过度疲劳、日晒、劣质化妆品等因素也能诱发本病。

[选穴]

主穴：鱼腰、太阳、颧髎。配穴：肝俞、脾俞、肾俞、血海。

[手法]

用手的食指点按，每分钟60～80次，以酸胀为度，每日1次，每次15分钟。

[预防与调理]

1. 少晒太阳，夏季外出时要戴草帽，或撑阳伞，或外涂防晒霜等，避免紫外线直接照射面部皮肤。

2. 消除精神负担，保持心情舒畅，生活要有规律，多饮水、多吃新鲜蔬菜和水果，少食辛辣刺激食物，保证足够的睡眠。

3. 可选用一些具有祛斑美容作用的化妆品。

4. 治疗慢性消耗性疾病，根治发病因素。

5. 产前、产后口服维生素C，每日1克，有抑制色素合成的作用。

第三节　面部皱纹

脸上发生皱纹是人体老化的象征之一，是岁月在面部皮肤上留下的痕迹。当人步入中年以后，脸部的皮肤会逐渐出现皱纹，而且年龄越大，皱纹就越多。因所处的自然环境、精神状态及营养条件的不同，每个人面部皱纹出现的时间有早有晚。一般来说，额部的皱纹是最早出现的，接着是颊部的笑纹和眼部的鱼尾纹。如果不注意面部的美容护理，即使在青春年华也会出现细小的皱纹。另外，由于精神上的创伤、生活的艰辛以及其他一些原因，在面部会提早出现衰老性皱纹，显得未老先衰的样子，严重影响面容。反之，科学地掌握皮肤美容的方法，就是进入暮年皱纹也不十分明显。因此，正确护理和保养面部皮肤，延缓面部皱纹出现，防止皮肤衰老已成为人们普遍关心的话题。点穴疗法可以防止和延缓皮肤的衰老。

[病因病机]

中医认为，脾胃虚弱，运化失调，饮食营养不能化生气血；或因劳倦过度，心脾亏虚；或恣情纵欲，耗伤真阴，以致肾精不足，精不化血；或偏食、营养物质摄入不足，以致气血化生无源。以上都可导致气血不足，不能上荣于面部，则面部皮肤失去血液的濡养而逐渐衰老，故产生皱纹。另外，情志不遂、肝失疏泄、气机郁滞引起的血行不畅、面部血脉瘀滞、肌肤失荣，也可导致皮肤皱纹的出现。

西医学认为面部皱纹的产生，是由于长期慢性疾病缠身，或人体的内分泌功能失调，或雌激素水平下降，致使皮肤血液供应不佳所致。与遗传等因素也有关。

[选穴]

太阳、承泣、合谷、中脘、足三里、三阴交、肝俞、脾俞、胃俞、肾俞。
以上穴位，每次可选5~6个，交替使用。

[手法]

用手指点按穴位，以酸胀为度，每分钟60~80次，每日1次，每次20分钟。
消除眼周皱纹可配睛明穴、瞳子髎穴、阳白穴，以上取穴要正确，垂直用力，切忌斜压以防点压到眼球。

[预防和调理]

1. 保持身体健康。人体是一个有机的整体，保持和维护好全身的健康至关重要。
2. 积极治疗各种疾病，特别是慢性、消耗性疾病，如肝病、肾病、结核病、贫血等。要增进食欲，防止过分消瘦。
3. 保持精神愉快，情绪乐观，减少忧愁与烦恼。防止情绪激动，脾气暴躁。
4. 注意面部皮肤的清洁和保护。每天用温水洗脸，最好早、晚各洗1次，洗后用热毛巾敷脸3分钟，使毛孔张开，可使面部皮肤血液循环加快，然后选用抗皱美容化妆品，涂于面部。
5. 外出时避免日光直射，因紫外线的刺激可损害皮肤细胞，加快皮肤老化。
6. 多食含有较高维生素的水果和新鲜蔬菜等食品。
7. 坚持面部的点按治疗，最好在洗脸或洗澡后进行，此疗法要持之以恒。

第四节　痤疮

痤疮俗称"青春痘""暗疮""粉刺"，是青少年常见的一种疾病，多发生于油脂性皮肤者。痤疮是一种毛囊皮脂腺结构的慢性炎症性疾患。一般男性发病较女性多，好发于面部，如颊、鼻前端及两侧、额、下巴等处，以及胸、背部皮脂腺丰富的部位，形成粉刺、丘疹、脓疱及瘢痕等损害。很不美观，有些患者为此很苦恼。

正常人皮脂通过皮脂腺孔排出体外。一旦毛孔被堵塞，就阻碍了皮脂排泄，病菌趁机而入，便发生局部炎症。

本病初起为顶端呈黄白色小点的圆锥形丘疹。这是因为毛囊口角化过度及栓塞，皮脂不能排出，在毛囊内滞留而局部隆起，即形成所谓"粉刺"。粉刺可分为开放性和闭锁性两种。黑头粉刺为角蛋白和类脂质形成的毛囊性脂栓，以指挤压可见黑头的黄白色脂栓排出；白头粉刺为灰白色小丘疹，不易见到毛囊口，亦不易排出脂栓，表面无黑点。如病情继续发展，丘疹的炎症就更明显，顶端可出现米粒至黄豆大小的小脓疱，破溃或吸收后遗留暂时性色素沉着或小凹坑状疤痕。有的患者病程较长，迁延不愈，时重时轻，时好时发，经久不退。点穴疗法可预防和治疗痤疮病。

[病因病机]

中医学认为本病与膳食结构有关。"膏粱厚味，足生大疔"，如嗜食肥甘、香燥炙烤之品，使胃肠湿热蕴久成毒，热毒上攻，溢于肌表；或肺胃郁热、上蒸颜面而发为此病。

西医学认为痤疮是一种由于多种因素引起的疾病，发病机理至今尚未完全搞清楚。一般来说，可能与遗传因素有关，另外青年人内分泌功能亢盛，尤其是雌激素分泌亢进，或因情绪受刺激而产生大量雄激素等，是痤疮发病的主要原因。

[选穴]

攒竹、下关、颊车、翳风、曲池、合谷、足三里、丰隆、三阴交。

每次选5~6个穴，交替使用。

[手法]

用食指点按面部穴位，用中指点按四肢的穴位，以酸胀为度，每分钟60~80次，每次20分钟，每日治疗1次。

[预防与调理]

1. 保持情绪稳定，心情愉快，避免过激心理。

2. 平时少吃脂肪、糖类、可可、咖啡等食品，忌食辛辣煎炒食品及烈性酒类。多吃新鲜瓜果蔬菜，保持大便通畅。

3. 注意卫生，常用温热水及中性肥皂洗面，以保持毛囊内皮脂腺导管的通畅。

4. 尽量少用化妆品，尤其是油脂类化妆品，不要浓妆艳抹。

5. 切忌用手按挤患处，尤其是面部三角区域。因挤压患处可将毛囊的内容物挤入真皮中，刺激组织增生，产生炎症反应，甚至使细菌进入血液循环之中，产生危重病症。

6. 可内服清热解毒、活血消炎的中成药，如清血内消丸、连翘败毒丸等。

7. 对治疗痤疮要有信心，因为此病不是短期内就可以治好的，要有一个治疗过程，即使治好了还要避免各种诱发因素，以免复发。

第三章　灸法

第一节　灸法的治病机理

艾灸是我们祖先传下来的保健良方，是一种神奇又简单的治病保健方法。早在中国古代，人们就利用艾灸治病和保健，什么是艾灸？艾灸的作用机理是什么？本章帮您认识艾灸法，掌握艾灸法的基本知识。

一、概念

艾灸法是将艾绒或以艾叶为主要成分的艾条或者艾炷点燃后悬置或者放置在身体穴位或部位，进行烧灼、温熨，借助灸火的热力以及药物的作用，通过经络的传导，以刺激机体，达到治疗疾病和预防保健目的的一种方法，具有温经散寒、扶脱固阳、消肿散结、防病保健等作用。

二、灸法的治病机理

（一）温经散寒

《素问·异法方宜论》记载："脏寒生满病，其治宜灸焫。"可见灸法有温经散寒的功能。临床上常用于治疗寒凝气滞、经络阻痹所引起的寒湿阻痹、痛经、经痹、胃脘痛、寒疝腹痛、泄泻、痢疾等。

（二）扶阳固脱

《扁鹊心书》记载："真气虚则人病，真气脱则人死，保命之法，灼艾第一。"又有《伤寒杂病论》中云："下利，手足厥冷，无脉者，灸之。"可见阳气下陷或欲脱之危证皆可用灸法，以扶助虚脱之阳气。临床上多用于治疗脱证和中气不足、阳气下陷而引起的遗尿、脱肛、阴挺、崩漏、带下、久泻、痰饮等。

（三）消淤散结

"脉中之血，凝而留止，弗之火调，弗能取之。"气为血帅，血随气行，气得温则行，气行则血亦行。灸能使气机通畅，营卫调和，所以郁结自散。所以临床常用于治疗气血瘀滞之疾，如乳痈初起、瘰疬、瘿瘤等。

（四）防病保健

"凡人吴蜀地游宦，体上常须三两处灸之，勿令疮暂瘥，则瘴疠、温疟、毒气不能着人也。"又有书言之"人于无病时，常灸关元、气海、命门、中脘，虽未得长生，亦可保百余年寿也。"说明艾灸有防病保健的作用，今人称之"保健灸"，无病施灸，可以激发人体的正气，增强抗病的能力，使人精力充沛，长寿不衰。

三、灸法施治原料

用于施灸的原料很多，有艾绒、白芥子、灯芯草等，其中以艾绒最常见。将干燥的艾叶经过反复捣碎，去除杂质，留取纯净细软的部分，即为艾绒。艾叶气味芳香、辛温味苦，易于燃烧，火力温和，主灸百病。另外根据灸法不同，还用到姜、蒜、盐、附子、蟾蜍皮、核桃壳、乳香、沉香、麝香等各种中药，还有金属筒状灸具、盒形木制灸具等。

第二节　艾灸操作方法

一、艾炷灸

艾炷灸是把艾绒搓捏成规格大小不同的圆锥形艾炷，置于施灸部位，点燃灼烧而治病的方法。艾炷有大、中、小三种：大者高1厘米，炷底直径0.8厘米，重约0.1克，如半截橄榄大；中者为大炷之半，如半截枣核大；小者如麦粒大。燃烧一炷即一壮。临床用炷的大小多少随病症、施灸部位不同而异，少者1至3壮，多着可达数百壮。一般阳寒虚弱者多灸，体壮者少灸；肌肉丰满深厚处宜大炷，浅薄处宜小炷。艾炷灸分为直接灸和间接灸。

（一）直接灸

将大小适宜的艾炷直接放在皮肤表面施灸的方法，若施灸时需将皮肤烧伤化脓，愈后留有瘢痕者，成为瘢痕灸，若不使皮肤烧伤化脓、不留瘢痕者则称为无瘢痕灸。

1. 瘢痕灸　又称化脓灸。施灸时先将所灸穴位涂少量蒜汁，以增强黏附和刺激作用，然后将大小适宜的艾炷置于穴位上，点燃施灸，待艾炷燃尽，去除灰烬后易炷再灸，至灸完规定壮数为止。由于艾火灼烧皮肤，因此可产生剧痛，施灸时可轻轻拍打穴位周围皮肤缓解疼痛。正常情况下，灸后一周左右，施灸部位化脓形成灸疮，5至6周左右，灸疮自行痊愈，结痂脱落后留下瘢痕。因此，施灸前必须征得患者同意合作后，方可使用本法。临床上常用于治疗哮喘、肺痨等慢性顽疾。

2. 无瘢痕灸　又称非化脓性灸。施灸时先在所灸穴位处涂以少量凡士林，使艾炷易于黏附，然后将大小适宜的艾炷置于腧穴上点燃施灸，燃至艾炷的2/5或1/4而感到微有灼痛时，易炷再灸，灸至规定壮数。一般灸至皮肤出现红晕而不起泡为度。灸后不化脓无瘢痕。常用于寒性疾病。

（二）间接灸

又称隔物灸。是指用药物或其他材料将艾炷与施灸部位皮肤隔开进行施灸的方法。有隔姜灸、隔蒜灸、隔盐灸、隔附子饼灸。

1. 隔姜灸　将鲜姜切成直径大约2至3厘米，厚约0.2至0.3厘米的薄片，中间以针刺数孔，然后将姜片置于施灸部位，在将艾炷放在姜片上点燃施灸，当艾炷燃尽，再易炷施灸，灸完规定壮数。以皮肤红润而不起泡为度。常用于因寒而致的呕吐、腹痛及风寒痹症等。

2. 隔蒜灸　将鲜大蒜切成厚约0.2至0.4厘米的薄片，中间针刺数孔或捣蒜如泥，置于穴位上，然后将艾炷放在蒜片上，点燃施灸，待艾炷燃尽，易炷再灸，至灸完规定壮数。多用于治疗肺痨及初起的肿疡等病，有清热解毒、杀虫的作用。

3. 隔盐灸　用干燥的食盐，青盐为佳填敷于脐部，或于盐上再置一薄姜片，上置艾炷施灸。需连续施灸，不拘壮数，以期脉起、肢温、证候改善。多用于治疗伤寒阴证或吐泻并作、中风脱证等。

4. 隔附子饼灸　将附子研成粉末，用酒调和做成直径约3厘米、厚约0.8厘米的附子饼，中间以针刺数孔，置于施灸部位，上置艾炷施灸，灸至规定壮数。多用于治疗命门火衰而至的阳痿、早泄或疮疡久溃不敛等。

二、艾条灸

艾条灸即将艾绒制作成艾条进行施灸。艾条的制作方法是：取纯净细软的艾绒24克，平铺在26厘米长，20厘米宽的细草纸上，将其卷成直径为1.5厘米的圆柱形艾卷，要求卷紧，外裹以质地柔软疏松而又坚韧的桑纸皮，用胶水或糨糊封口而制成。也有在艾绒中掺入肉桂、干姜、丁香、独活、细辛、白芷、雄黄、苍术、没药、乳香、川椒各等分的细末6克，则制成药艾条。艾条灸可分为悬起灸和实按灸。

（一）悬起灸

施灸时将艾条放在距离穴位一定高度上进行熏烤，不使艾条点燃端直接接触皮肤，称悬起灸。它可分为温和灸、雀啄灸和回旋灸。

1. 温和灸　施灸时将艾条一端点燃，对准应灸的部位，距皮肤2～3厘米左右，进行熏烤，使患者局部有温热感而无灼痛为宜，一般每处灸10～15分钟至皮肤出现红晕为度。对于晕厥、局部知觉迟钝的患者，可将中食二指分开，置于施灸部位两侧，通过手指的感觉测知患者局部受热程度，以便随时调节施灸的距离，防止烫伤。

2. 雀啄灸　施灸时，将点燃的一端与施灸部位皮肤并不固定在一定距离，约2至5厘米，像鸟雀啄食一样，一上一下活动地施灸，一般每个部位5分钟左右，常用于治疗急性病证。

3. 回旋灸　点燃艾条一端，在距离施灸部位皮肤约3厘米处，左右来回或旋转移动，进行反复熏灸，一般每个部位20至30分钟。常用于治疗急性病症。

此三种方法可以单独使用，亦可以混合使用。

（二）实按灸

将点燃的艾条隔布或数层绵纸实按在穴位上，使热力透入皮肉深部，火灭热减后重新点火按灸，称实按灸。常用的有太乙针灸和雷火针灸。

1. 太乙针灸　用纯净细软的艾绒150 g平铺在40cm见方的桑纸皮上，将人参125g穿山甲250g，山羊血90g，千年健500g，钻地风300g，肉桂500g，小茴香500g，苍术500g，甘草1000g，防风2000g，麝香少许，共为细末，取药末24g，掺入艾绒内，卷紧成爆竹状，外用鸡蛋清封固，阴干后备用。

施灸时将太乙针的一端点燃，用布7层包裹其烧着的一端，立即紧按于应灸的穴位或患处，进行灸熨，针冷则再燃再熨。如此反复灸熨7至10次为度。此法治疗风寒湿痹、肢体顽麻、痿弱无力、半身不遂等均有效。

2. 雷火神针　其制作方法与施灸方法与太乙神针相同，唯处方有异。方用纯净细软的艾绒125g，沉香、乳香、羌活、干姜、穿山甲各9g，麝香少许，共为细末。

三、温灸法

（一）艾饼灸法

又称铺灸法。是将艾绒铺于穴位或患处上而施灸的一种方法，包括熨灸法和日光灸法。熨灸法是将艾绒平铺于穴位上，再盖几层布，用熨斗在上面运之，可发挥热熨和艾灸的双重作用，适用于虚寒痿痹等证。日光灸法是将艾绒平铺在腹部，在日光下暴晒，每次10至20分钟，既有日光浴又有艾的作用。适用于皮肤色素变性、慢性虚弱疾病等。

（二）艾熏灸法

艾熏灸法是将艾绒燃熏或加水煮蒸熏穴位或患处的灸治方法。常用的有烟熏灸法和蒸汽灸法。

烟熏灸法是将艾绒放杯中点燃，使热烟熏灸一定部位的治疗方法，适用于痹症、痿证等。

蒸汽灸法是用水煮艾，边煮边使其蒸汽熏，或煮好后盛盆内用蒸汽熏的治疗方法。适用于肢体麻木或肿胀、风寒湿痹等。

（三）温灸器灸

温灸器又名灸疗器，是一种专门用于施灸的工具。临床常用的有温灸盒灸和温灸筒灸。施灸时将艾绒或加掺药物，装入温灸器的小筒，点燃后，将温灸器盖扣好，置于腧穴或应灸部位，进行熨灸，直到所灸部位皮肤潮红为度。对小儿、妇女及畏惧灸治者最为适宜。

（四）温针灸

采取留针和艾灸相结合的方法施治。

（五）苇管器灸

灸器有两种：一种是一节苇管灸器，其苇管口直径约0.4～0.6cm，长5～6cm，一端做成半个鸭嘴状，另一端用胶布封闭。另一种是两节苇管灸器，放艾绒段，口径约0.8～1cm，做成鸭嘴形长4cm，插入耳段口径较细，直径约0.5～0.6cm，长3cm，该段插入放艾绒端口内，连接成灸器，因而得名。插入耳道端用胶布固定。

将半个花生大的一撮细艾绒，放在灸器的半个鸭嘴处，用线香点燃后，用胶布封闭苇管器，内端插入耳道内，施灸时耳部有温热感。灸完一壮，再换一壮。每次3～9壮，10次为一疗程，主治面瘫。

四、天灸

又称药物灸、发泡灸，是用对皮肤有刺激作用的药物敷于穴位或患处，使局部充血、气泡，犹如灸疮，故名天灸。所用药物多是单味中药，也有复方，常用的有白芥子、蒜泥、斑蝥等。

（一）蒜泥灸

将大蒜捣碎如泥，取3～5g贴敷于穴位上，灸敷1～3小时，以局部皮肤发痒发红起泡为度。如敷涌泉穴治疗咯血、衄血，敷合谷穴治疗扁桃体炎，敷鱼际穴治疗喉痹等。

（二）白芥子灸

将白芥子研成粉末，用水调和，敷贴于俞穴或患处。利用其较强的刺激作用，敷贴后促使发泡达到治疗目的。一般用于关节痹痛、口眼斜或配合其他药物治疗哮喘等。

（三）马钱子灸

取马钱子适量，研为细末，用醋调为糊状，敷于穴位上，胶布固定，如敷颊车、地仓治疗面神经麻痹等。

（四）毛茛灸

毛茛又称老虎脚爪草。取其鲜叶捣烂，敷于穴位上，初起有热辣感，继而所附部位皮肤发红充血，少时即起水泡。发泡后，局部有色素沉着，以后可自行消退。敷灸时间为1～2小时。如敷于经渠或内关、大椎穴可治疟疾，如与食盐合用制成药丸敷于少商、合谷穴可治疗急性结膜炎。

五、其他灸法

（一）硫黄灸

用硫黄一块，随疮口大小而定，另取少许硫黄，于火上烧之，以银钗挑之取焰，点硫黄上，另着三五遍，取脓水，以疮干差为度，用于治疗顽固性疮疡及其形成瘘管者。

（二）黄蜡灸

调和面粉，用湿面团沿疮疡肿根围城一圈，高出皮肤约3cm圈外围布数层，防止烘肤，圈内放上等蜡片约1cm厚，随后以铜勺或铁勺盛灰火在蜡上烘烤，使黄蜡融化，皮肤有热痛即可。若疮疡肿毒较深，可随灸随添加黄蜡，以围圈满为度，若灸使蜡液沸动，病人施灸处先痒感，随后痛不可忍，立即停止治疗。灸完洒冷水少许于蜡上，冷却后揭去围布、面团及黄蜡。

（三）灯火灸

又名灯草灸，是用灯芯草蘸油点燃后快速按在穴位上进行熨烫的方法。常用的有明灯爆灸法、阴灯灼灸法、压灯指温熨法和灯芯炷灸法。

明灯爆灸法即取灯芯草一根，长约10cm，以植物油浸之寸许，燃着后用快速动作对准穴位，猛一接触听到"叭"的一声迅速离开，如无爆焠之声可重复1次。有疏风解表、行气化痰、清神止搐作用，多用于治疗小儿痄腮、小儿脐风和腹痛等证。

（四）电热灸

利用电作为热源而施灸的方法。先取特制电灸器1台，接通电源达到适当温度后，即在穴位上灸敷。每次裸灸5～15分钟，适用于寒湿痹、寒性腹痛腹泻等常见病。

第三节　艾灸适应范围及反应处理

一、适应范围

灸法主要适用于慢性虚弱疾病以及风寒湿邪为患的病症。如风湿疼痛、腹痛、泄泻、肢体麻木、呕吐、遗尿、脱肛、阳痿等；临床常灸足三里、三阴交、关元、气海、曲池、大椎等穴。

二、正常反应及处理

施灸后，局部皮肤出现微红灼热，属正常现象，无须处理。如施灸过量，时间过长，局部出现小水泡，可任其自然吸收，注意不要擦破。如水泡较大，可用毫针将其刺破，放出水液或用注射器抽出水液，涂上烫伤油，用纱布包上。如是化脓灸，在灸疮化脓期间，注意休息，保持局部清洁，增强营养，并用敷料保护灸疮，防止灸疮污染。如处理不当，疮面脓液呈黄绿色或渗血，可用消炎药膏外敷。

第四节　艾灸的禁忌证和注意事项

一、禁忌证

1. 不宜在过饱过饥或醉酒情况下施灸。
2. 对实热、阴虚发热者，一般不宜施灸。
3. 对颜面、五官和有大血管的部位及关节活动处不宜瘢痕灸。
4. 孕妇的腰部和骶尾部不宜施灸。

二、注意事项

1. 施灸的顺序一般是先上后下，先阳后阴，壮数先少后多，艾炷是先小后大。
2. 根据患者的病情和体质，选合适灸法，若瘢痕灸需取得同意后施灸。
3. 腰、背、腹部施灸，壮数可多，胸、四肢部施，壮数宜少；老年、小儿壮数宜少，时间宜短，青壮年壮数宜多，时间宜长。
4. 施灸时体位要舒适，一般空腹、极度疲劳、过饱过饥及惧灸者不宜施灸，灸时艾炷不可过大，刺激量不可过强，如发生晕灸现象及时处理。
5. 对昏迷、感觉迟钝或肢体麻木者，勿灸过量；另外可用自己两手指测知温度，调节距离防止烫伤。
6. 施灸时及时除去灰烬，防治皮肤烫伤，可用盘盛少许水，将燃剩的艾灰放入，防治复燃，施灸完毕，把艾炷或艾灸彻底熄灭，严防艾火烧坏衣服被褥等物，避免发生火灾。

第四章　拔罐疗法

第一节　拔罐疗法的治病机理和作用

拔罐法是以罐为工具，利用燃火、抽气等方法排除罐内空气，造成负压，使之吸附于体表相应穴位上，使局部皮肤充血、淤血，以达到防治疾病目的的方法。

拔罐法，或称吸筒疗法，起初主要为外科治疗疮疡时用来吸血排脓的，后来，随着医疗不断发展，不仅罐的材质和拔罐方法有了改进和发展，治疗的范围也逐渐扩大。

一、治病机理

（一）行气止痛

此作用在软组织损伤方面表现明显。拔罐后局部充血，刺激人体穴位，经过经络腧穴的传导作用，缓解了"不通则痛"的气滞血瘀现象，从而行气、活血、止痛。

（二）活血化瘀

拔罐使局部充血，加快局部的血液循环和新陈代谢。

（三）祛风散寒

《本草纲目拾遗》中说"罐得火气合于肉，即牢不可脱……肉上起红晕，罐中有气水出，风寒尽出。"实践证明拔罐可治疗风湿性关节炎、类风湿性关节炎等。

（四）调理脏腑虚实

拔罐虽在体表但可通过经络发挥调节脏腑虚实的作用。

二、作用

（一）排除毒素

拔罐刺激局部神经，继而血管扩张，血流和淋巴流动增快，吞噬和搬运力量增强，加速体内废物和毒素的排出，从而净化血液，增强抵抗力，促进康复。

（二）行气活血

气血通过经络的传输对人体起着濡养、温润等作用。拔罐作用于肌表，使经络通畅，气血通达，则淤血化散，凝滞固塞得以崩解消除，全身气血通达无碍，局部疼痛得以减轻或消失。现代医学认为，拔罐可使局部皮肤充血，毛细血管扩张，血液循环加快；另外拔罐的吸附刺激可通过神经内分泌调节血管舒缩功能和血管壁的通透性，增强局部血液供应而改善全身血液循环。

（三）疏通经络

人体的五脏六腑、四肢百骸、五官九窍、皮肉筋骨等组织器官保持着协调统一，构成一个有机的整体，这种相互联系、有机配合是依靠经络系统的沟通得以实现的。人体各脏腑组织起官均需要经络运行的气血濡养才能发挥其正常作用。经络气血通达则人体健康；若阴阳失调、邪正相争，经络之气随之逆乱，气血运行被阻，则可发生各种疾病。而拔罐可使阻塞的穴位、经络得以开通，气血得以通达。拔罐对颈椎病、肩周炎、腰腿痛等痛症效果颇佳。

（四）扶正固本

中医的扶正固本是保持经络气血的通畅，经络气血通则营卫正常，表固不受外邪，内可濡养脏腑，内外通畅，内在废物有正常途径得以排泄，机体自可健康。拔罐通过机表作用，使经络气血通畅，激发人体正气，使人健康。现代认为，拔罐的吸附使肌表吸附部位毛细血管破裂，继而局部血液凝固，但不久崩溃引起自身溶血现象，继而产生一种刺激素，一种类组胺的物质，随体液周游全身，刺激全身组织器官，增强其功能活动。而自身溶血是一个良性弱刺激，可增强免疫功能，提高机体抗病能力。

另外拔罐还有预防保健作用。经常拔罐可增强卫气，卫气强则外邪不易侵表，有外邪侵表，及时拔罐，还可祛除表邪，避免生大病。

第二节　拔罐疗法的操作方法

一、拔罐工具

目前使用的器具主要是竹罐、陶罐、玻璃罐及负压吸引罐等，其中以玻璃罐最为常用。

（一）竹罐

竹罐是用直径为3～5cm的竹子，截成6～10cm的不同长度，一端留节做底，另一端做罐口，并用砂纸磨光而成。其优点为取材容易，制作简单，轻巧价廉，不易损坏，适用于水（药）煮。缺点是易爆裂、漏气。用后可煮沸消毒。

（二）陶罐

陶罐是用陶土烧制而成，吸附力强，但质地较重，易摔碎损坏。用后可煮沸消毒或用消毒剂浸泡消毒。

（三）玻璃罐

玻璃罐是临床较为常用的拔罐器具，用玻璃制成，形如球状，有大中小三种。优点是质地透明，使用时可观察局部皮肤的变化，便于掌握留罐时间。缺点是易破碎。用后煮沸或用消毒剂浸泡消毒。

（四）负压吸引罐

用透明塑料制成，顶部设置活塞，便于抽气。使用方法方便安全而且不易破碎。用后可用消毒液浸泡消毒。

另外还可用到梅花针、三棱针及油纸、95%酒精棉球、面粉等。

二、罐的吸附方法

罐的吸附方法是指采用一定的方法排除罐内空气，使之形成负压，吸附于拔罐局部的方法，目前常用的有火吸法、水吸法和抽气吸法。

（一）火吸法

火吸法是用燃烧时的热力排除罐内空气，形成负压，将罐吸附于相应皮肤上。

1. 闪火法　一手持大小适宜的罐具，另一手用止血钳或镊子夹紧95%的酒精棉球一个，点燃后尽快伸入罐内，在罐壁中煅烧1～2圈后，立即退出同时迅速将罐扣在相应部位皮肤上。这种点火方法比较安全，也是临床最常用点火方法。但注意点燃的酒精棉球尽快送入罐内中部，不要在罐内停留，以免将罐口烧热。灼伤皮肤。

2. 投火法　将大小适宜的纸片或95%酒精棉球点火后投入罐内，迅速将罐扣在所拔皮肤上。此种点火方法吸附力较强，但因罐内有燃烧物，易烫伤皮肤，所以仅适用于侧身横拔，使火球落于罐的侧壁，避免烫伤。

3. 贴棉法　将95%酒精棉球摊成棉片，紧贴管内壁中部，点燃后迅速扣在皮肤上。但注意酒精棉片不宜过湿，以免乙醇滴下，烫伤皮肤。另外乙醇棉片应与罐中部皮肤紧贴，防止脱落烫伤皮肤。

4. 滴酒法　在罐内壁中间部滴入95%乙醇1～3滴，缓慢旋转罐体，使乙醇均匀地布于罐内壁上，点燃后迅速拔于相应部位上。注意滴入的棉球不宜过多，负责酒精滴下灼伤皮肤，也不宜过少，过少不宜燃烧。

（二）水吸法

又称煮罐法，是用高温的水排出罐内空气的方法。此法多用竹罐。将大小适宜的竹罐投入沸水或药液中煮3～5分钟，用长镊子夹住罐底，使罐口朝下，甩去罐内多余水，立即用冷毛巾扪紧罐口，再迅速将罐扣在相应皮肤上。

（三）抽气吸法

是将负压吸引罐扣于局部皮肤上，将抽气筒连接罐顶部抽气活塞，抽出罐内空气形成负压，吸牢后，取下抽气筒，关闭气门即能吸住。

三、拔罐时间

各种方法拔罐时间应视局部组织厚薄及气候条件而定。一般在腰背部等肌肉丰厚处可拔10～15分钟；胸腹部肌肉浅薄处可拔5～10分钟；额、面等可拔3～5分钟。气候炎热的夏季，拔罐时间应缩短，寒冷的冬季可稍延长。

四、拔罐方法

（一）单纯罐手法

单纯罐手法即单独使用拔罐进行保健与治疗的方法。

1. 闪罐法　闪罐是将罐拔住后立即起下反复多次地拔住、起下，直至局部皮肤出现潮红、充血或淤血为止。多用于局部麻木或疼痛等。

（1）浅吸闪罐法：浅吸闪罐法是使罐体吸附在选定的部位，如穴位、病灶处，罐体内吸入的皮肤肌肉较少，立即提拉罐体使之脱落，至皮肤潮红，每个部位10～30次为度的一种手法。使用前先涂抹刮痧拔罐润肤剂为佳。通过对某一部位进行吸紧牵拉、放松的物理刺激，局部经络气血充盈→输布→再充盈→再输布，从而使其运行状态得以调整，改善营卫状况。此法多用于风寒束表，局部肌肤麻木、疼痛，病位游走不定的患者及颜面部位的拔罐。

（2）深吸闪罐法：又称响罐法，操作方法基本与浅吸闪罐法相同，只是罐体内吸附皮肤肌肉较浅吸闪罐法深。闪罐皮肤也需先涂抹润肤剂，功效也与前者相同，只是刺激量较前者大。多用于病变较深且较局限的病症。

2. 留罐法　又称坐罐，是指待罐吸牢后，将罐留置10～15分钟，待局部皮肤充血，皮下出现淤血时即可起罐。如果罐体较大，吸附力较强时可适当缩短留罐时间，以免局部皮肤起泡。此法较为常用一般疾病均可使用，可留单罐，亦可同时留多罐。

（1）单罐法：治疗时只用一个罐体。适用于病变单一或局限的病症。如头痛选太阳穴；胃痛选中脘穴；大便不正常选天枢穴等。

（2）多罐法：治疗时多个罐体同时用的方法。适用于病变广泛的病症。又分排罐法和散罐法。

多罐法是将多个罐体吸附于某条经络或特定部位如某一肌束上的一种手法。留罐时应自上而下即先拔上面部分后拔下面部分。例如肥胖病人可在背部夹脊穴自上而下拔罐；坐骨神经痛可拔足少阳胆经的环跳、风市、阳陵穴、悬钟穴，足太阳膀胱经的秩边、殷门、委中、承山穴。

密排法：多个罐体紧密排列在某个部位，罐体间隔为1～2cm,罐体之间不可距离太近，以免罐体之间相互牵拉导致疼痛或损伤。此法多用于病变局限、症状明显，体质较好的患者。

疏排法：罐体之间间隔5～7厘米以上，多用于病变广泛、症状较多而主症不明显、体质较差的患者。

散罐法　是指全身各吸附罐体之间相差较远。此法常用于全身病症较多的患者。如心律失常患者常选膻中穴、内关穴、心俞穴等；肩周炎患者选肩井穴、肩髃穴、曲池穴、条口穴等。

（3）发泡罐法：是指吸附部位出现水泡的一种手法。使吸附部位出现水泡一是通过增加罐内负压，延长吸附时间来实现；二是水湿、酒湿邪盛，感冒患者等10分钟左右亦可自己起泡。此法与药物贴敷、发泡灸法相似，此法的水泡散在表皮，无痛苦，除有治疗作用外还有强壮作用，可提高正气，增强免疫力。起罐后皮肤上的水泡一般不必挑破；1～2天后可自行吸收消失；若挑破或已破溃，用紫药水涂抹即可。瘢痕体质者禁用。临床上对哮喘、心下痞硬患者可选膻中穴、巨阙穴。

（4）提按罐法：用手提起吸附体表的罐体，随之按下复原，力量逐渐加大，以罐体不脱离肌表为度，如此反复20～30次。此法使罐体内吸附的肌肉上下振动，增加拔罐功效，振荡相应经络腧穴、脏腑气血，促进气血运行，振奋五脏六腑。此法常用于腹部，对胃肠不适、消化不良、小儿疳积、泄泻、痛经等均有较好疗效。

（5）摇罐法：用手握着吸附于体表的罐体，均匀、有节奏地上下（或前后）左右摇动，以一个部位20～30次为宜。此法通过对局部的反复牵拉，可增强刺激量增加疗效。操作时，手腕放松、力道柔和、动作协调均匀，忌快与生硬，以病人自感放松、舒适、能耐受为度。

（6）转罐法：用手握着罐体，慢慢地使罐体向左水平旋转90°～180°，然后再向右水平旋转90°～180°，一个左右转动为1次，反复10～20次。转罐法扭矩力量较大，可造成更大的牵拉，比摇罐法要强烈，可放松局部肌肉组织，促进气血流动，增强治疗效果。操作时注意使用此手法前须在施术的肌肤上涂上润肤剂，手法要轻柔，以患者能忍受为度，忌用强力。多用于软组织损伤，如腰肌劳损等深部无菌性炎症所致的局部疼痛。

3. 走罐法　又称行罐法、滑罐法、推罐法、拉罐法、移罐法，是指罐体吸附肌肤后，用手握着罐体在皮肤上进行移动（前进方向罐体口稍提起，后部着力于肌肤，速度可快可慢，使病情、部位与治疗需要上下左右移动罐体），以皮肤上出现红、紫、黑色斑为度的一种手法。此手法作用力度、面积都很大，与刮痧疗法有相似处。操作前应在待走罐的部位涂润肤剂，否则易出现皮肤损伤和疼痛。一般背部走罐宜上下移动，胸部应按肋骨走行方向来回移动，上下肢、腹部宜旋转移动（顺时针、逆时针均可）。此法对经络气血不通、脏腑功能失调、外感等病症，如腰痛、肩周炎、坐骨神经痛、感冒发烧、高血压、支气管炎、哮喘、慢性胃肠炎、痤疮等均有广泛应用，且效果颇佳。常用的有三种。

（1）浅吸快移法：使肌肤吸附于罐内3～5厘米高，移动速度为每秒30～50厘米行程，以皮肤微红为度。适用于体虚年迈、儿童和病情表浅者，如末梢神经炎、轻度感冒等。

（2）深吸快移法：使肌肤吸附于罐体内5~8厘米高，移动速度为每秒15~30厘米行程，以皮肤表面紫红为度。适用于经络气血不通、脏腑功能失调的多种病症。使用部位常以背部膀胱经，即背俞穴为主。

（3）深吸慢移法：使肌肤吸附于罐内8~12厘米高，移动速度为每秒3~5厘米行程，以皮肤表面紫黑为度。适用于久寒痼冷、经络气血阻滞日久、静脉肌肉失养等病症。如肌肉萎缩、中风半身不遂、腰椎间盘突出症、坐骨神经痛等。

（二）结合罐手法

结合罐手法是指拔罐疗法与其他治疗方法配合使用，或取长补短，或强强联合以达到共同增加疗效的复合治疗方法。常用的有以下几种。

1. 刮痧拔罐法　即刮痧与拔罐配合使用。可先刮痧后拔罐，也可先拔罐后刮痧，前者较常用。先在选定的部位皮肤上涂抹适量润肤油，用水牛角刮痧板进行刮痧，若与走罐手法相结合，刮拭皮肤应略短，皮肤出现红色即可在刮痧部位走罐；若与留罐方法结合，刮拭皮肤时间应稍长，待皮肤出现红、紫或紫黑色时再行留罐。留罐部位可以是穴位包括阿是穴，亦可以是病灶点（刮痧后皮肤上红紫或紫黑明显处，用手触摸，皮下常有明显硬结或条索状物，压迫多有酸麻胀痛等反应）。在病灶点处拔罐对疏通经络气血、调节脏腑功能有明显作用。此法广泛应用于颈椎病、肩周炎、腰椎间盘突出症、腰肌劳损、坐骨神经痛、哮喘、膝关节疼痛和屈伸不利、高血压、痤疮等病症，均有显著疗效。

2. 针刺拔罐法　针刺与拔罐相结合的方法，有针刺和拔罐双重效果，治疗范围广。

（1）留针拔罐法：是先在选定穴位上针刺，行针后将针留在原处（穴位）再以针刺点为中心进行留罐即可（针尾、针柄等露出表面部分均在罐体内）留罐5~10分钟起罐。注意针柄、针尾不可触及罐体内壁。胸背部禁用此法。

（2）针后拔罐法：在选定的穴位进行针刺，待行针完毕起针后，再以针孔为中心进行拔罐（留罐），5~10分钟起罐。若见皮肤出现小血珠，可用棉球擦净并在针孔处稍加按压即可。

（3）刺络拔罐法：是刺络（刺血）后再拔罐的一种方法。皮肤消毒后，用三棱针、粗毫针或平口小刀浅刺，刺激量分浅刺、中刺、重刺3种，轻刺以皮肤微红为度，中刺以微出血为度，重刺以点状出血为度，然后在刺处拔罐，留罐10~15分钟后（出血量5~10毫升为度）起罐，起罐后，用消毒棉球擦干渗血。3~6日治疗一次，五次为一疗程。适用于病情短、症状重、表现亢奋，具有红、热、痛、痒等表现的实证型患者，如腰腿痛、风湿痛、肌肉劳损、神经性皮炎、丹毒、皮肤瘙痒、感染性热病、高血压等病症的治疗，虚寒体质者一般不用此法。

（4）挑痧拔罐法：是指拔罐与挑痧配合使用的一种手法。先在选定部位（经络穴位）拔罐，最好用走罐手法，若留罐时间应稍长、吸力应稍大，待皮肤上出现紫红或紫黑较明显处（一般此处皮下有硬结，可大可小）用消毒针进行挑刺，每个部位挑刺2~3

下，以皮肤渗血、渗液为度，用消毒棉球拭干，亦可用75%酒精或碘酒。可用于中暑、郁痧、闷痧感染性热病、风湿痹痛、痛经、神经痛等。

（5）皮肤针拔罐法：是指皮肤针与拔罐相结合的手法。皮肤针有小锤式的七星针、梅花针及圆筒式的皮肤针。治疗时先在选定部位（以背部督脉与两侧膀胱经为主要施术部位）进行叩击（每分钟叩击100次左右）或滚动。一种是轻手法，以皮肤红晕但不出血为度，主要用于老幼体弱、虚证及久病患者；另一种是重手法，以皮肤轻微出血为度，适用于多种病症，以年轻体壮、新病实证者为佳。皮肤针后再行拔罐，起罐后，若皮肤上有血迹，可用消毒棉球拭干。

3. **按摩拔罐法**　是按摩与拔罐结合使用的手法。有先按摩后拔罐和先拔罐后按摩两种。先按摩后拔罐是按摩完毕后拔罐，根据不同情况选用闪罐、走罐或留罐手法，以增强按摩疗效。先拔罐后按摩是通过拔罐（主要有走罐和留罐手法）在皮肤出现紫、黑斑或结节处使用按摩手法，主要为解结消灶、促进痧斑吸收，以增加拔罐疗效。此法在临床中广泛应用。

4. **涂药拔罐法**　将施术部位涂抹药物与拔罐相结合的手法，有涂抹后再拔和拔后再涂抹，前者常用。常用药剂有刮痧拔罐润肤油或润肤增效乳，具有清热解毒、活血化瘀、疏通经络、消炎止痛、保护皮肤等功效。正骨水、跌打损伤药酒、生姜水、大蒜汁均可用。因风油精、祛风油等刺激性较强，临床上尤其是孕妇禁用。此方法广泛应用于疼痛性疾病，如腰椎间盘突出症、腰肌劳损、坐骨神经痛、跌打损伤、内脏疼痛等。

5. **艾灸拔罐法**

（1）艾炷灸拔罐法：用艾炷直接灸或间接灸，灸后拔罐。适应证较广，外感表证、咳嗽痰喘、脾肾虚证、风寒湿痹、妇人气虚血崩等均有疗效。隔姜灸拔罐法多用于腹痛、受寒腹泻等。隔蒜灸多用于痈疽、瘰疬、肺炎、支气管炎、肠炎等。附子饼灸拔罐法多用于阳痿、早泄等症。

（2）艾条灸拔罐法：将艾条的一端点燃，对准施灸部位，另端可用手或其他工具，如艾条支架等支持，燃端距皮肤0.5～1寸施灸，使患者局部有温热而无灼痛，一般每处灸5～10分钟，至皮肤出现红晕为度。灸毕拔罐。此法有温经散寒作用，适用于风寒湿痹等症。

五、起罐方法

待拔罐局部皮肤出现明显瘀斑或留罐时间已到，即可取罐。起罐时，操作者一手握住罐体，另一手的拇指或食指按压罐口皮肤，待空气进入罐内，即可取下。如罐吸附力过强，不可强行上提或旋转提拔，以轻缓为宜。

第三节　拔罐疗法的适用范围及反应处理

一、适应范围

拔罐法具有通经活络、祛风散寒、消肿止痛、吸毒排脓等功效。临床上常用丁治疗外感风寒的头痛、风寒湿痹导致的关节疼痛、腰背酸痛、虚寒咳喘及毒蛇咬伤之排毒等。

二、拔罐后正常反应及异常反应处理

（一）拔罐后正常反应

由于拔罐负压吸附作用，局部皮肤及软组织吸附于罐口内，病人觉得局部有牵拉、紧缩、发胀、发热、向外冒凉气、酸楚、局部发痒等感觉，部分患者感到疼痛立即或逐渐减轻甚至完全消失；闪罐、走罐多次后，留罐数分钟后局部皮肤有潮红、紫红或紫黑色斑，或起罐后皮肤出现小水泡、罐体内有水蒸气等，这些感觉和现象均属正常反应。

（二）拔罐后异常反应及预防处理

1. 异常反应及表现　拔罐过程中，病人感到被吸附部位牵拉、疼痛等不适难以忍受，或出现手脚发凉、发麻，甚至出现头晕、目眩、心慌、面色苍白、四肢发凉、恶心呕吐、出冷汗，甚至晕厥等现象均属异常反应。

出现此情况的原因有：患者过度精神紧张，对疼痛较为敏感，病人过度虚弱、饥饿、疲劳、醉酒等；罐体内负压太高以致吸力过大；吸附时间过长；属拔罐慎用或禁用病症的患者使用或接受拔罐；使用拔罐手法不当，如走罐时不涂抹润肤剂且吸力较大；吸附部位不当，如吸附部位有潜在较大动脉分布（如腹股沟动脉）等。

2. 异常现象的预防及处理　正确使用拔罐手法，严格遵守注意事项及慎用、禁忌证的有关提示。对过饥、过渴、过度疲劳及精神紧张、醉酒的患者不予拔罐。若出现晕罐现象，立即将罐体全部取下，使患者平卧，头低脚高位，注意保暖，休息片刻，给引温开水或糖水，同时用刮痧板棱角或手指点按百会、人中、内关、合谷、足三里、涌泉穴。

第四节　拔罐疗法的禁忌证和注意事项

一、禁忌证

1. 骨骼凹凸不平、毛发较多部位不宜拔罐。
2. 治疗局部皮肤有溃疡，水肿及有大血管分布处一般不宜拔罐。
3. 孕妇腹部和腰骶部不宜拔罐。
4. 高热、抽搐及凝血机制障碍患者不宜拔罐。

二、注意事项

1. 拔罐室内必须保持温暖，尤其对于需宽衣暴露的患者应避开风口，以免感冒受凉。

2. 选择好拔罐部位和穴位，一般以肌肉丰满、皮下组织充实及毛发较少的部位拔罐为佳。

3. 所拔部位选择大小适宜的罐，注意检查罐口是否圆滑，有无裂痕。拔罐动作要快、稳、准。

4. 拔罐时嘱咐患者不要移动体位，以免罐体脱落。拔罐使用罐体较多时，罐体间距离不宜太近，以免罐体互相牵拉皮肤而产生疼痛或损伤，或因罐体间相互挤压而致罐体脱落。

5. 前一次拔罐部位痧斑未消失前，不宜在原部位拔罐。

6. 病情重、病灶深及疼痛性疾病，拔罐时间宜长，反之时间宜短。拔罐部位肌肉丰厚，如背部臀部及大腿部拔罐时间宜长，拔罐部位肌肉薄，如头部、胸部、上肢部，拔罐时间宜短，天气寒冷时拔罐时间适当延长，天热时适当缩短。

7. 拔罐过程中注意询问患者感受，观察局部皮肤状况。当患者感觉所拔部位皮肤发热、发紧、发酸、疼痛、灼热时，应取下重拔。

8. 拔火罐或水罐时要避免灼伤或烫伤皮肤。若烫伤或留罐时间过长而皮肤出现小水泡时，可用无菌纱布外敷，防止擦破感染；水泡较大时应消毒后用无菌注射器将渗液抽出，再用无菌纱布覆盖。

第五章　刮痧疗法

第一节　刮痧的治病机理

刮痧法是用边缘钝滑的工具，在人体一定部位皮肤上反复刮动，使局部皮下出现痧斑或痧痕，以达到疏通腠理、驱邪外出的一种治疗方法。刮痧的治病机理如下。

一、调和阴阳

正常情况下，人体保持着阴阳相对平衡的状态，当七情六欲跌扑损伤等致病因素使阴阳的平衡遭到破坏时，就会导致"阴胜则阳病，阳胜则阴病"等病理变化，从而产生"阳胜则热，阴胜则寒"等临床症候。采用刮痧疗法，可以调节阴阳的偏盛偏衰，使机体重新恢复"阴平阳秘"的状态，达到治病的目的。

二、扶正祛邪

扶正就是扶助抗病能力，祛邪就是祛除致病因素。疾病的发生、发展及其好转的过程，也就是正气与邪气相互斗争的过程。若正能胜邪，则邪退正复，疾病痊愈，若正不敌邪，则邪进正虚，疾病恶化。刮痧治病时根据正邪盛衰的情况，采用不同的补泻手法而发挥其扶持人体正气、祛除病邪的作用。

三、疏经通络

经络是气血运行的通道，内溉脏腑，外濡腠理，以维持人体的正常生理功能。《灵枢·经脉》篇中就有"经脉者，所以决死生，处百病，调虚实，不可不通"的理论。若经络不通，则气血不和，就会导致疾病的发生，故中医有"不通则痛，不痛则通"之说。刮痧疗法通过反复刮拭病变部位就可以取得"通其经络，调气经血"的作用。

第二节 刮痧的操作方法

一、刮痧的施治器具

（一）刮痧器具

刮痧疗法的刮具制作简单，历代使用的刮具很多，比如苎麻、长发、麻线、棉麻线团、铜器、银器、瓷碗、瓷勺、木梳、贝壳等，随着时代的进步，原来使用的有些刮具已经淘汰，有的沿用至今，随着社会的发展，现代也有新型的刮具。目前常用的刮具主要有线团、铜钱、瓷勺、木梳背、贝壳刮具、玉质刮痧板、牛角刮痧板等。

（二）刮痧介质

为了减少刮痧时的阻力，避免皮肤擦伤和增强疗效，在刮拭时用刮痧器具蘸润滑油或活血剂作为刮痧介质。常用的刮痧介质有清水、香油、菜籽油、茶油、红花油和刮痧专用的刮痧油。

1. 清水　是紧急情况下最常用的辅助材料，尤其是野外作业时发生痧证，一时找不到其他辅助材料的情形下，清水即可充当刮痧介质。但清水润滑效果较差，又无特殊药效，医疗诊所使用少。

2. 植物油　常用的植物油有香油、菜籽油、茶油、桐油、花生油以及色拉油。因取材方便，家庭刮痧使用中多见。

3. 正红花油　是外伤科常用药物，有红花、桃仁、麝香等药物炼制而成，有活血化瘀、消肿止痛之功效，可用于治疗跌打损伤、虫蛇咬伤等病症。用作刮痧油可充分发挥其治疗作用，适用于挫伤、扭伤、关节疼痛等病证的刮痧治疗。

4. 刮痧油　有多种具有疏通经络、活血化瘀、消肿止痛、软坚散结功效的中药与润滑性油质提炼而成。刮痧时，在选定的刮痧部位涂以适量的刮痧油，既可以免除摩擦时引起的疼痛，又可充分发挥中药的作用，尤其对慢性损伤、关节炎、落枕等病证效果较佳。

二、刮痧部位

1. 头部　常用眉心、太阳穴部位。

2. 颈项部　取颈部、项部两侧。

3. 胸部　各肋间隙、胸骨中线。乳房禁止刮痧。

4. 肩背部　两肩部、背部脊柱两侧为最常用的刮痧部位。

5. 上下肢　上臂内侧、肘窝、下肢大腿内侧及腘窝。

三、刮痧的操作方法

（一）刮痧法的分类

刮痧方法包括刮痧法、撮痧法、挑痧法和放痧法。

1. 刮痧法 是用铜钱、瓷匙、硬币、纽扣、刮痧板等边缘钝滑的工具蘸刮痧介质后，在患者特定部位反复刮拭、摩擦。是刮痧法中最常用的一种方法。包括直接刮和间接刮。直接刮是在受刮部位上涂抹刮痧介质后用刮痧工具进行刮痧的方法。间接刮是先在被刮部位上放一层薄布类物品，然后再用刮痧工具在薄布上刮痧的方法，主要适用于3岁以下小儿、高热或中枢神经系统感染开始出现抽搐者。具体方法：于刮痧前先在刮痧部位放上干净的手绢（或大小适当、洁净柔软的纱布一块），用消毒好的刮痧工具在手绢或布上以每秒2次的速度，朝一个方向快速刮痧，每个部位可刮拭20~40次。一般刮10次左右，揭开手绢检查一下，如果皮肤出现暗紫色停止刮拭，换另一处。如果病人闭眼不睁、轻度昏迷和高热不退可刮两手心、两足心及第七颈椎上下左右四处，每次刮100次左右。

2. 撮痧法 又称抓痧法、捏痧法，是施术者用手指撮、扯、提、点揉体表一定部位，用以治疗疾病的方法。根据不同的手法大致可分为：挟痧法、扯痧法、挤痧法及点揉发等。

（1）挟痧法（又称揪痧法）：施术者五指屈曲，用食、中指的第二指节对准撮傻部位，把皮肤与肌肉挟起，然后松开，一挟一放，反复进行，并发出"巴巴"声响。在同一部位可连续操作6~7遍，这时被挟起的皮肤就会出现痧痕。

（2）扯痧法：施术者用大拇指与食指用力扯提患者的撮痧部位，使小血管破裂，以扯出痧点来。主要应用于头部、项背、颈部、面额的太阳穴和印堂穴。

（3）挤痧法：施术者用两手食、拇指或单手食、拇两指在疼痛的部位，用力挤压，连续挤出一块块或一小排红痧斑为止。

（4）点揉法：严格讲点揉法属于按摩手法而不属于刮痧手法，但实际工作中点揉法常与刮痧法配合使用，一方面可弥补刮痧治疗的不足，另一方面还可起到增强疗效的作用。点揉法是指用手指在人体的一定部位或穴位上进行点压，同时做圆形或螺旋形揉动，是点压与指柔的复合手法。操作要领是施术者的拇指或食指、中指指端按压在穴位或某部位上，力用于指端，着力于皮肤和穴位上，由轻到重，由表及里，手腕带动手指灵活揉动，频率为每分钟50~100次，持续一段时间，通常为3~5分钟，以患者感觉酸胀和皮肤微红为度。结束时应由重到轻，缓慢收起。注意力量不宜过大过猛，揉动时手指不宜离开皮肤。此法具有散瘀止痛、活血通络、解除痉挛等作用。在刮痧治疗中主要用于头面部、腹部、肢体关节部及手足部。

3. 挑痧法 是施术者用针刺挑病人体表的一定部位，以治疗疾病的方法。本法主要用于治疗暗痧、宿痧、郁痧、闷痧等病症。

挑痧前准备75%的酒精、消毒棉签和经过消毒处理的三棱针或缝衣针1枚，或9~16号注射针头1个。施术者先用棉签消毒局部皮肤，在挑刺部位用左手捏起皮肉，右手持针，轻快地刺入并向外挑，每个部位挑3下，同时用双手挤出紫暗色的淤血，反复5~6次，最后用消毒棉球擦净。

4. 放痧法　又称刺络疗法，它与挑痧法基本相似，不同的是此法刺激性更强烈，于重症急救。方法是施术者用消毒好的三棱针、陶针、缝衣针、注射针头或毫针快速点刺皮肤血脉，以治疗疾病。通过放痧，可使血流加速，淤血和痧毒从血液里放出，病情迅速好转，生命恢复正常。放痧法具有清泄痧毒、通脉开窍、急救复苏等功效。主要用于治疗各种痧病重症和痧毒淤积阻滞经脉的病症。此法又分速刺与缓刺。

（1）速刺：速刺入0.5~1分深，然后挤出少量血。用于刺十宣、人中、金津、玉液等穴。

（2）缓刺：缓缓刺入0.5~1分深，然后缓缓退出，适用于肘窝、腘窝及头面等部位。

（二）刮痧方法

1. 根据病症帮助患者取舒适体位，并暴露刮痧部位。一般可选仰卧位、俯卧位、仰靠等姿势，以患者舒适为宜。

2. 检查刮具边缘，确定光滑无缺损。

3. 手持刮具，蘸润滑剂，在选定部位施刮。刮具与刮拭方向皮肤保持45°~90°角。头部、颈部、脊柱旁、腹部从上至下，面部、胸背部从内向外，腹部由上而下，一般先上后下，单一方向刮拭皮肤，不可来回刮拭，刮完一处，再刮另一处，不要东刮一下，西刮一下。用力均匀，力度适中，由轻渐重，不可忽轻忽重，以能耐受为度，刮拭面应尽量延长，忌用蛮力、暴力。刮痧过程中，一边蘸刮痧介质一边刮痧保持刮具边缘湿润，一般刮至局部皮下出现红色或紫红色痧痕为度，初次刮痧不可一味强求出痧。

4. 刮痧的条数应视具体情况而定，一般每次刮8~10条，每条刮6~15cm，每条刮20次左右。

5. 刮痧结束，擦干油或水渍，亦可用手掌在擦拭部位进行按摩，使活血剂被皮肤充分吸收，增加疗效，协助患者穿好衣裤。让病人休息会，再适当饮用些姜汁、糖水或白开水。

6. 保健刮痧和头部刮治，可不用润滑油，亦可以隔衣刮痧，以自己能耐受为度；刮取头、额、肘、腕、膝、踝及小儿皮肤时，可用棉纱团或头发团、八棱麻等刮擦之。腹部柔软处，还可用食盐以手擦之。

一般刮拭2~3天后，患处会有疼痛感，此属正常反应，刮痧时限与疗程，根据不同疾病的性质及病人身体状况等因素灵活掌握。一般每个部位刮20次左右，以使病人能耐受或出痧为度。每次刮拭时间以20~25分钟为宜。初次治疗时间不宜过长，手法不宜过重。两次刮痧时间需间隔3~6天，以皮肤上退痧即痧斑完全消失为准。一般3~5次为一疗程。

（三）刮痧的补泻手法

"虚者补之，实则泻之"是中医治疗的基本法则之一。"补"和"泻"是两种作用相反的对立面，但又相互联系。它们的共同目的是调节阴阳平衡，增强人体正气。所以补和泻之间的关系是对立统一的关系。

从表面上看，刮痧治疗虽无直接补泻物质进入机体，但依靠手法在体表一定部位的刺激，可起到促进机体功能或抑制其亢进的作用，这些作用的本质是属于补泻手法的范畴。刮痧治疗的补泻作用，取决于操作力量的轻重、速度的缓急、时间的长短、刮拭的方向以及作用的部位等诸多因素，而上述动作的完成，都是依靠手法的技巧来实现的。

1. 一般来说，凡刺激时间短、作用浅，对皮肤、肌肉细胞有兴奋作用的手法称为"补法"；凡刺激时间长、作用较深，对肌肉皮肤组织有抑制作用的手法称为"泻法"。

2. 凡作用时间较长的轻刺激手法，能活跃兴奋器官的生理功能，谓之"补法"；凡作用时间较短的重刺激，能抑制脏腑的生理功能，谓之"泻法"。

3. 凡操作速度较慢的称为"补法"，操作速度较快的称为"泻法"。

4. 介于补泻二者之间的称为"平补平泻"。

第三节　刮痧的适应证及反应处理

一、刮痧的适应证

刮痧法广泛适用于临床各种疾病，如颈肩痛、腰背痛、头痛、感冒、失眠、便秘等，以及夏秋季节发生的各种慢性疾病，如中暑、霍乱、痢疾等，同时还有保健、美容等功效。

二、刮痧后正常反应及不良反应处理

（一）正常反应

刮痧后皮肤表面出现红、紫、黑斑或疱的现象，临床上称为"出痧"，是一种正常反应，数天即可自行消失，无须做特殊处理。刮痧，尤其是出痧后1～2天皮肤出现被刮痧的皮肤部位轻度疼痛、发痒、虫行感、自感体表冒冷、热气、皮肤表面出现风疹样变化等情况，均是正常现象。

（二）异常反应（晕刮）及处理

在刮痧过程中，患者出现头晕、目眩、心慌、出冷汗、面色苍白、四肢发冷、恶心呕吐或神昏扑倒等晕刮现象，应及时停止刮拭，迅速让患者平卧，取头低脚高位。让患者饮用一杯温糖开水，并注意保暖。迅速用刮痧板刮拭患者百会穴（重刮），人中穴（棱角轻刮），内关穴（重刮），足三里（重刮），涌泉穴（重刮）。静卧片刻即可恢复。

对于晕刮者注意预防。如初次接受刮痧治疗、精神过度紧张或身体虚弱者，应做好解释工作，消除患者对刮痧的顾虑，同时手法要轻。若饥饿、疲劳、大渴时，则令其进食、休息或饮水后再予刮拭。再刮拭过程中，要精神专注，要注意观察病人神色，询问病人感受，一旦有不适情况及早采取措施，防患于未然。

第四节　刮痧疗法的禁忌证和注意事项

一、禁忌证

1. 孕妇的腹部、腰骶部、妇女的乳头及囟门未闭合的小儿头部不宜刮痧。
2. 心脏病出现心力衰竭者、肾功能衰竭者、肝硬化腹水者、全身重度浮肿者禁刮。
3. 白血病、血小板减少者慎刮。
4. 体型过于消瘦、皮肤病变处、出血倾向者、女性月经期、过饥过饱者均不宜刮痧。

二、注意事项

1. 保持室内空气流通，避免对流风，以防复感风寒而加重病情。
2. 刮痧用具边缘要光滑，避免损伤皮肤，用过的刮具，应消毒后备用。
3. 刮痧过程中要随时观察病情变化，发现异常，立即停刮，并及时处理。
4. 刮痧时用力均匀，力度适中，以患者耐受为度。对不出痧者，不可强求出痧。对老年及儿童的刮痧不要太用力。
5. 颈部、腋下、腰际均有淋巴散布，手法宜轻柔，放松，切勿强力牵拉，以免淋巴回流障碍或损伤经脉；患严重糖尿病、肾脏病、心脏病的人，每次刮痧的时间应在15分钟内完成。
6. 刮拭部位比刮痧前更加痛楚时，是因血液循环已排除了障碍，此时勿放弃刮痧；患病严重者刮痧时如有血丝、血块出现，是一个好现象，可继续刮痧，约1～2周之间会有发烧的状况，这是良性反应，表示身体已有抵抗力；偶尔有刮拭几次后，腿部会出现小红斑点、湿疹或创口，表示毒素已由这些开口排出体外，排出部位与内脏病变有互动关系。

7. 下肢静脉曲张，刮拭方向应从下向上刮，用轻手法。如刮背部，应在脊柱两侧沿间隙呈弧形由内向外刮拭，每次刮8~10条，每条长6~15cm。颈、腹、四肢，由上向下刮拭。

8. 正常人保健或虚实夹杂证患者，宜用平补平泻手法；年老、体弱、久病者，宜用补法（速度慢，刺激时间较长）；体壮、新病、急病者，宜用泻法（刮拭力度大，速度快，刺激时间较短）。

9. 刮痧期间应间隔3~6天，退痧后再进行第二次刮痧，出痧后1~2天，皮肤可能出现轻度疼痛、发痒，忌搔抓。

10. 嘱患者刮治期间，注意休息，保持心情愉快；饮食宜清淡易消化。禁食生冷油腻之品；出痧后避免受凉，3小时内不要洗冷水澡。

第六章　推拿疗法

第一节　推拿的作用原理

推拿疗法又称按摩疗法，是操作者运用各种手法作用于人体经络、穴位和特定部位，以防病治病的一种外治方法。推拿疗法在我国历史悠久，历代医书上都有关于推拿防治疾病较完整的记载。到了现代，随着生物医学模式向生物→心理→社会医学模式的转变，以及疾病谱的变化，人们治疗疾病的方法正在从偏重于手术和合成药物治疗逐渐向重视自然疗法和非药物治疗转变，同时，推拿具有简便、舒适、有效、安全的特性，在治疗、保健方面，尤其对以运动系统、神经系统、消化系统为主的疾病有独特的优势。在这样的背景和条件下，传统而古老的中国推拿学将迎来新的发展机遇。护理人员掌握相关的推拿知识，能提高自己治疗、保健的能力，更好地为护理对象服务。

推拿通过手法作用于人体经络、穴位或特定部位而对机体生理、病理产生影响。概括起来，推拿具有以下三方面的作用。

一、补虚泻实，调整阴阳

阴阳失调是疾病的内在根本，贯穿于一切疾病发生、发展的始终。无论外感病或内伤病，其病理变化的基本规律不外乎阴阳的偏盛或偏衰。故《景岳全书·传忠录》曰："医道虽繁，可一言以蔽之，阴阳而已。"推拿通过手法作用于人体某一部位，补虚泻实，使人体气血津液、脏腑、经络起到相应的变化，达到调整阴阳的目的。

推拿主要是通过调整手法的轻重、频率和方向来起到补虚泻实的作用，进而调整人体的阴阳。例如，应用轻柔缓和的一指禅推法、揉法和摩法，刺激特定的穴位，能补益相应的脏腑的阴虚、阳虚或阴阳两虚；而使用力量较强的摩擦或挤压类手法，则能驱邪泻实；一般频率的一指禅推法，仅具有疏通经络、调和营卫的作用，此为补；而高频率的一指禅推法则具有活血消肿、托脓排毒的作用，临床上常用来治疗痈、疖等疾病，此为泻。摩腹时，以患者自身为准，自左摩、揉能健脾止泻，起到补的作用；自右摩、揉则有明显的泻下作用。

二、疏经通络，活血化瘀

经络，内属脏腑，外络肢节，通达表里，贯穿上下，像网络一样，遍布全身，将人体各部分联系成一个有机的整体。它是人体气血运行的通路，具有"行血气而营阴阳，濡筋骨利关节"（《灵枢·本脏》）的作用，以维持人的正常生理功能。若血气不和，外邪入侵，经络闭塞，不通则痛，就会产生疼痛麻木等一系列症状。如《素问·调经论》指出："血气不和，百病乃变化而生。"

推拿手法作用于经络腧穴，可以疏经通络，活血化瘀，散寒止痛，是解除肌肉紧张、痉挛的有效方法。其中的疏通作用有两层含义。首先，通过手法对人体体表的直接刺激，促进了气血的运行。正如《素问·血气行志》中说："形数惊恐，经络不通，病生于不仁，治之以按摩醪药。"《素问·举痛论》在分析了疼痛的病理后，也指出"寒气客于肠胃之间，膜原之下，血不得散，小络急引故痛，按之则血气散，故按之痛止"。其次，通过手法对机体体表做功，产生热效应，从而加速了气血的流动。《素问·举痛论》中说："寒气客于背俞之脉则脉泣，脉泣则血虚，血虚则痛，其俞注于心，故相引而痛，按之则热气至，热气至则痛止矣。"再者，通过适当的手法刺激，提高了局部组织的痛阈，也起到一定的止痛效果。

三、理筋整复，滑利关节

筋骨、关节是人体的运动器官。气血调和，阴阳平衡，才能确保机体筋骨强健、关节滑利，从而维持正常的生活起居和活动功能。正如《灵枢·本脏》中所说："是故血和则经脉流利，营复阴阳，筋骨劲强，关节清利矣。"

筋骨关节受损，必累及血气，致脉络损伤，气滞血瘀，为肿为痛，从而影响肢体关节的活动。《医宗金鉴·正骨心法要旨》中指出："因跌仆闪失，以致骨缝开错，气血瘀滞，为肿为痛，宜用按摩法。按其经络，以通郁闭之气，摩其壅聚，以散瘀结之肿，其患可愈。"说明推拿具有理筋整复、滑利关节的作用，这表现在三个方面：一是手法作用于损伤局部，可以促进气血运行，消肿祛瘀，理气止痛；二是推拿的整复手法可以通过力学的直接作用来纠正筋出槽、骨错缝，消除局部肌肉痉挛和疼痛的病理状态，达到理筋整复的目的；三是适当的被动运动手法如弹拨手法、拔伸手法，可以起到松解粘连、滑利关节的作用。

第二节　推拿介质

推拿操作前，为了减少对皮肤的摩擦损伤，或者为了借助某些药物的辅助作用，可在推拿部位的皮肤上涂些液体、膏剂或撒些粉末，这种液体、膏剂或粉末统称为推拿介质，也称推拿递质。推拿时应用介质，在我国有悠久的历史。如《圣济总录》说："若疗伤寒以白膏摩体，手当千遍，药力乃行，则摩之用药，又不可不知也。"

一、推拿介质的种类及作用

临床中运用的推拿介质种类颇多，既有单方，也有复方，还有药膏、药散、药酒、药汁等多种剂型。

1. 滑石粉 即医用滑石粉。有润滑皮肤的作用，一般在夏季常用，适用于各种病证，是临床上最常用的一种介质，在小儿推拿中运用最多。

2. 爽身粉 爽身粉有润滑皮肤、吸汗的作用，质量较好的爽身粉可替代滑石粉应用于多种病证。

3. 葱姜汁 由葱白和生姜捣碎取汁使用，亦可将葱姜切片，浸泡于75%的乙醇中使用，能加强温热散寒的作用，常用于冬春季及小儿虚寒证。

4. 白酒 有活血祛风、散寒除湿、通经活络的作用，适用于成人推拿。

5. 蛋清 将鸡蛋穿一小孔，取蛋清使用。有清凉去热、祛积消食的作用，适用于小儿外感发热、消化不良等症。

6. 薄荷水 取5%薄荷脑5克，浸入75%乙醇100ml内配制而成。具有清凉解表、清利头目和渗透的作用，常用于治疗小儿风热感冒或风热上犯所致的头痛、目赤、咽痛等，或痘疹初期隐隐不透，或麻疹将出之际，用于擦法、按揉法可加强透热效果。

7. 木香水 取少许木香，用开水浸泡放凉去渣后使用。有行气、活血、止痛的作用，常用于肝气郁结所致的两胁疼痛等证。

8. 凉水 即食用洁净凉水。有清凉肌肤和退热的作用，一般用于外感热证。

9. 红花油 由水杨酸甲酯（冬青油）、红花、薄荷脑配制而成。有消肿止痛等作用，常用于急性及慢性软组织损伤。

10. 麻油 即食用麻油。运用擦法时涂上少许麻油，可加强手法的透热作用，提高疗效，常用于刮痧疗法中。

11. 冬青膏 由水杨酸甲酯、薄荷脑、凡士林和少许麝香配制而成，具有温经散寒和润滑的作用。常用于治疗小儿虚寒性腹泻及软组织损伤。

12. 外用药酒 取当归尾30g，乳香20g，没药20g，血竭10g，马钱子20g，广木香10g，生地10g，桂枝30g，川草乌各20g，冰片1g，浸泡于1.5g高浓度白酒中，2周后使用。有行气活血、化瘀通络的功效，常用于各种慢性软组织损伤、骨和软骨退行性病证。

二、推拿介质的选择

（一）辨证选择

根据中医学理论进行辨证分型，依据证型的不同选择不同的介质。寒证，用有温热散寒作用的介质，如葱姜水、冬青膏等；热证，用具有清凉退热作用的介质，如薄荷水、凉水等；虚证，用具有滋补作用的介质，如药酒、冬青膏等；实证，用具有清、泻作用的介质，如蛋清、红花油、木香水等。其他证型可用一些中性介质，如滑石粉、爽身粉等，取其润滑皮肤的作用。

（二）辨病选择

根据病情的不同，选择不同的介质。软组织损伤，如关节扭伤、腱鞘炎等，选用活血化瘀、消肿止痛、透热性强的介质，如红花油、冬青膏等；小儿肌性斜颈选用润滑性能较强的滑石粉、爽身粉等；小儿发热选用清热性能较强的凉水、薄荷水等。

（三）根据年龄选择

成年人一般水剂、油剂、粉剂均可应用；老年人常用的介质有油剂和酒剂；小儿常用的介质主要为滑石粉、爽身粉、凉水、薄荷水、葱姜汁、蛋清等。

第三节　常用推拿手法

手法，是指按特定技巧和规范化动作在受治者体表操作，以到达治疗疾病和保健强身目的的一种临床技能。手法的基本要求是持久、有力、均匀、柔和与渗透。"持久"是指手法能按要求持续运用一定的时间，以达到相应的疗效；"有力"是指手法必须具有一定的力量，要根据患者的体质、病证和部位而加减，既要达到效果，又要避免使用蛮力和暴力；"均匀"是指手法和动作要有一定的节律性，速度不能时快时慢，幅度不可时大时小，用力不能时轻时重；"柔和"是指手法要轻柔灵活，用力轻而不浮，重而不滞，变换动作自然，尽量减少对皮肤的刺激，又要不失治疗所需的力度；"渗透"是指手法具备了持久、有力、均匀、柔和这四项要求，从而具有透入皮内，深达组织深层及脏腑的渗透力。临床常用的基本推拿手法主要包括一指禅推法、揉法、擦法等。

一、一指禅推法

以拇指端或螺纹面着力，通过腕部的往返摆动，使所产生的功力通过拇指持续不断地作用于施术部位或穴位上，称为一指禅推法。

（一）操作要领

拇指自然伸直，余指的掌指关节和指间关节自然屈曲，以拇指指端或螺纹面着力于体表施术部位或穴位上。沉肩，即肩关节放松，肩胛骨自然下沉，不要耸肩用力，以腋下空松能容一拳为宜；垂肘，即肘关节自然下垂，略低于腕部，肘部不要向外支起，亦不宜过度夹紧内收；悬腕，即手掌自然垂屈，在保持腕关节放松的基础上，尽可能屈腕至90°，腕部外摆时，尺侧要低于桡侧，回摆到最大时，尺侧与桡侧持平；掌虚指实，即拇指端自然着实吸定于一点，切忌拙力下压，其余四指及掌部要放松，握虚拳；紧推慢移，即前臂主动运动，带动腕关节有节律地快速左右摆动，每分钟约120～160

次，但拇指端或螺纹面在施术部位或学位上移动却较慢。

（二）适用部位

全身各经络、穴位等线状与点状的刺激部位，多用于颜面部、颈项部及关节骨缝处。

（三）适应证

主要适用于头痛、失眠、面瘫、近视、颈椎病、关节炎等病证。

二、揉法

用手掌的大小鱼际、掌根部或指端螺纹面吸定于一定部位或穴位上，做回旋揉动，称揉法。分为大鱼际揉法、掌跟揉法和指揉法。

（一）操作要领

手法轻重要适宜，不要摩擦损伤患者皮肤，但要带动皮下组织一起运动。

1. 大鱼际揉法　沉肩、垂肘，腕关节放松，呈微屈或水平状。以肘关节为支点，前臂做主动运动，带动腕关节摆动，使大鱼际在治疗部位上做轻缓柔和的上下、左右或轻度的环旋揉动，并带动该处的皮下组织一起运动。

2. 掌跟揉法　肘关节微屈，腕关节放松并略背伸，手指自然弯曲，以掌跟部附着于施术部位。以肘关节为支点，前臂做主动运动，带动腕及手掌连同前臂做小幅度的回旋揉动，并带动该处的皮下组织一起运动。掌揉法是以整个手掌面着力，操作术式与掌跟揉法相同。

3. 指揉法　以指端螺纹面置于施术部位上，其余未施力的手指置于其相对或合适的位置以助力，腕关节微屈。以腕关节为支点，使手指螺纹面在施术部位上做连续不断的旋转运动。

（二）适用部位

大鱼际揉法主要适用于头面部、胸胁部；掌跟揉法适用于腰背及四肢等面积大且平坦的部位；指揉法适用于全身各部位腧穴。

（三）适应证

主要适用于脘腹胀痛、胸闷胁痛、便秘、泄泻、头痛、眩晕及儿科病证等，亦可用于头面部及腹部保健。

三、擦法

以手掌面、大鱼际或者小鱼际为着力面，在治疗部位做往返移动摩擦，称擦法。分为掌擦法、大鱼际擦法和小鱼际擦法。

（一）操作要领

以掌面、大鱼际或者小鱼际置于体表施术部位，腕关节伸直，使前臂与手掌相平。以肩关节为支点，前臂或上臂做主动运动，使手的着力部分在体表做连续的上下或左右直线往返摩擦并产生一定热量。操作时可使用介质，着力部分要紧贴体表，压力要适度，虚直线往返运行，操作时速度先慢后均匀加快，以局部深层得热为度，勿擦破皮肤。

（二）适用部位

全身各部位。掌擦法接触面大，适用于肩背、胸腹部；大鱼际擦法适用于四肢部，尤以上肢为常用；小鱼际擦法适用于肩背、脊柱两侧及腰骶部。

（三）适应证

主要适用于外感风寒、发热恶寒、风湿痹痛、胃脘痛喜温喜按者，及肾阳虚所致的腰腿痛、小腹冷痛、月经不调，以及外伤肿痛等病证。

四、搓法

用两手掌面或指掌面相对用力，对被夹持的肢体做快速地来回揉搓，同时做上下往返移动，成为搓法。

（一）操作要领

以双手掌面夹住施术部位，令受术者身体放松。以肘关节和肩关节为支点，前臂与上臂主动施力，做相反方向的较快速搓动，并同时由上而下移动。操作时动作要协调、连贯、灵活，搓动的速度应快，而上下移动的速度宜慢，即"快搓慢移"。

（二）适用部位

主要适用于上肢，也可用于腰和下肢。

（三）适应证

主要适用于肢体酸痛、关节活动不利等。

五、按法

以指、掌着力，有节律地按压施术部位，称为按法。分为指按法和掌按法两种。按法又常与揉法相结合，组成"按揉"复合手法。

（一）操作要领

用力宜由轻到重，稳而持续，结束时则由重到轻，具有缓慢的节奏性；用力的方向多为垂直向下或与受力面相垂直。

1. 指按法　以拇指螺纹面着力于施术部位，余四指张开，置于相应位置以支撑助力，腕关节屈曲约40°～60°。拇指主动用力，垂直向下按压，当按压力达到所需的力度后，要稍停片刻，即所谓的"按而留之"，然后松劲撤力，再做重复按压，使按压动作即平稳又有节奏性。

2. 掌按法　以单手或双手掌面置于施术部位，以肩关节为支点，利用身体上半部的重量通过上臂、前臂及腕关节传至手掌部，垂直向下按压，施力原则同指按法。

（二）适用部位

指按法适于全身各部的经络和穴位；掌按法适于面积大而又较平坦的部位，如胸腹部、腰背部、下肢后侧等。

（三）适应证

主要适用于颈椎病、肩关节周围炎、腰椎间盘突出症等疼痛性疾患，以及风寒感冒、偏瘫等病证。

六、捏法

用拇指和其他手指在施术部位做对称性的挤压，称为捏法。可单手操作，亦可双手操作。因拇指与其他手指配合的多寡而有三指捏法、五指捏法等名称。

（一）操作要领

用拇指和食指、中指指面，或用拇指和其余四指指面夹住肢体或肌肤，相对用力挤压，随即放松，再用力挤压、放松，重复以上挤压、放松动作，并循序移动。拇指与其余手指要以指面着力，施力时双方力量要对称，动作要连贯而有节奏型，用力要均匀柔和。

（二）适用部位

四肢部、颈项部和头部

（三）适应证

主要适用于疲劳性四肢酸痛、颈椎病等病证。

七、抖法

用双手或单手握住手术者肢体远端，做小幅度的上下连续颤动，称为抖法。

（一）操作要领

用双手握住患者上肢的腕部或下肢的足踝部，慢慢将被抖动的肢体向前外方抬高一定的角度（上肢坐位情况下向前外抬高约60°，下肢在仰卧情况下抬离创面约30°），然后两前臂同时施力，做连续的小幅度的上下抖动，使抖动时所产生的抖动波似波浪般的传递到肩部及腰部。注意抖动幅度要小、频率要快。

（二）适用部位

上肢、下肢。

（三）适应证

主要适用于颈椎病、肩关节周围炎、髋部伤筋及疲劳性四肢酸痛等病证。

第四节　小儿推拿

一、概述

（一）小儿推拿的概念

小儿推拿是在明清时期形成的具有独特体系的一门临床医学，又称小儿按摩，是推拿疗法中重要的组成部分。它以中医理论为指导，应用手法作用于小儿特定的部位，以调整脏腑、经络、气血功能，从而达到防病治病的目的。

小儿推拿的适应证较广泛，操作起来较成人更简便，且疗效明显。护理人员掌握相关的小儿推拿知识，将为小儿预防保健及治疗提供更为安全可靠的支持。然而，由于小儿在生理及病理表现上均与成人不同，所以，小儿推拿在手法、穴位、操作次数或时间上均有其特殊之处。

（二）手法补泻

"虚者补之，实者泻之"是推拿治疗的基本法则。小儿推拿更需注重手法补泻。

1. 轻重补泻法　轻重是指操作者在患儿体表穴位操作时用力的大小。轻手法操作为补法，重手法操作为泻法。临床实践表明，推拿对调节机体功能确实有很大的作用。轻手法作用于特定的部位与穴位，有促进胃肠蠕动、健脾和胃、疏通经络、促进经血运行等作用；重手法作用于机体穴位，具有一定的机体抑制亢进作用。在临床具体应用时，应根据患儿年龄的大小、病症的虚实、部位的深浅、病情的缓急等灵活应用。

2. 快慢补泻法　快慢是指操作者运用手法在患儿体表穴位上操作的速度，即频率。一般而言，快手法治疗为泻法，慢手法治疗为补法。现代研究表明，速度快的手法作用于局部穴位，能加快血液、淋巴液的循环，起到活血化瘀的作用，使淤血、水肿迅速消散，是为泻法；慢而柔和的手法，有激发正气、强壮身体的作用，是为补法。

3. 方向补泻法　方向补泻在小儿特定穴中常用，主要用于手部穴位与腹部穴位。

（1）手部特定穴位补泻：一般而言，在手部穴位上做向心性方向直推为补，离心性方向直推为泻。如心经、肝经、脾经、肺经、大肠、小肠等，向指根（向心性）方向直推为补法，向指尖（离心性）方向为泻法，为肾经相反。

（2）腹部穴位补泻：在小儿或成人腹部操作时，如摩腹、揉挤，以患者自身为准，自左摩、揉为补法，自右摩、揉为泻法。如自患者左侧向右侧摩腹、揉挤（逆时针），常用于脾虚所致的腹泻、腹痛、厌食等虚证；自患者右侧向左侧摩腹、揉挤（顺时针），多用于便秘、腹痛、腹泻、厌食等实证。

4. 经络补泻法　又称迎随补泻法或顺逆补泻法，是指随（顺）其经络走行方向操作为补法，迎逆其经络走行方向为泻法。如用捏法由尾椎捏至大椎顺其经络施术为补法，主治先、后天不足的一切虚弱病证；逆其经络由上而下推之为泻法，主治发热等实证。又如自下而上顺经络方向推七节骨，能温阳止泻，为补法；自上而下顺经络方向推七节骨，能泻热通便，为泻法。还有清天河水是从总筋操作至曲泽，为逆心包经而行，所以能泻热。

5. 次数补泻法　次数是指操作者运用手法在穴位上操作次数的多少，它是衡量手法补泻的有效治疗量。一般而言，次数多、时间长而轻柔的手法为补法；次数少、时间短而较重的手法为泻法。一般1岁左右的患儿，在一个穴位推拿300次左右，根据年龄和病情酌情增减。需上百次的推拿手法一般是就推法、揉法、抹法、运法而言，而只需3～5次的推拿手法多指刺激行较重的掐、捏、拿法等。

6. 平补平泻法　是指患儿虚实不明显或平素小儿保健时常用的一种方法。常用于手部和腹部穴位。

（1）手部穴位平补平泻法：是指操作者用推法在患儿手部穴位来回推之。如遇患儿腹泻虚实不明显时，可只取大肠穴来回推之，同时还可取脾经来回推之，效果甚好。

（2）腹部穴位平补平泻法：是指摩法于患儿腹、脐穴顺时针及逆时针各揉、摩半数的一种操作。如遇患儿出现腹胀、便秘、食欲不振，虚实不明显时，常用摩法于腹部顺时针及逆时针各操作数百次，疗效满意。

（三）注意事项

小儿推拿除了注意补泻手法外，还应注意以下几点：

1. 手法特别强调轻快柔和，平稳着实。

2. 小儿发病以外感病和饮食内伤居多，推拿手法常以解表（推攒竹、推坎宫、推太阳、推风池等）、清热（清天河水、推脊等）、消导（推脾经、揉板门、揉中脘、揉天枢等）为主。

3. 上肢部穴位，习惯只推左侧，无男女之分；其他部位的穴位，两侧均可治疗。

4. 操作时多使用推拿推拿介质，如滑石粉等，其目的是润滑皮肤、防止擦破皮肤，又可提高治疗效果。

5. 小儿推拿手法常和具体穴位结合在一起，如补脾经、捏脊、运内八卦、推三关等。

二、常用小儿推拿手法

小儿推拿手法与成人有所不同，如有的手法名称虽与成人推拿一样，在具体操作要求上却完全不同，有些手法只用于小儿，而不用于成人。在操作次数和时间上，一般来说以推法、揉法、运法次数为多，而按法、捣法次数宜少，摩法时间较长，掐法则重、快、少，在掐后常继续使用揉法。

（一）推法

以拇指或食指、中指的螺纹面着力，附着在患儿体表一定的穴位或部位上，做单方向的直线或环旋移动，称为推法。临床上根据操作方向的不同，可分为直推法、旋推法、分推法和合推法。

【操作要领】

1. 直推法　一手握持患儿肢体，使被操作的部位或穴位向上，另一手拇指自然伸直，以螺纹面或其桡侧缘着力，或食指、中指伸直，以螺纹面着力，用腕部发力，带动着力部分做单方向的直线推动。操作时宜做直线推动，不宜歪斜，同时配用适当介质。

2. 旋推法　以拇指螺纹面着力于一定的穴位上，拇指主动运动，带动着力部分做顺时针方向的环旋移动，仅在皮肤表面推动，不得带动皮下组织。要求动作协调，均匀柔和，速度较直推法较缓慢。

3. 分推法　以双手拇指螺纹面或其桡侧缘，或用双掌着力，稍用力附着在患儿所需治疗的穴位或部位上，用腕部或前臂发力，带动着力部分自穴位或部位的中间向两旁分向推动，或做"⌒"方向直线推动。两手用力要均匀一致，切勿忽大忽小。

4. 合推法　以双手拇指螺纹面或双掌着力，稍用力附着在患儿所需治疗的穴位或部位的两旁，用肘臂发力，带动着力部分自两旁向中间做相对方向的直线推动。动作幅度宜较小，不要使皮肤向中间起皱。

【适用部位】　直推法适用于小儿推拿特定穴中的线状或面状穴位，多用于四肢部、脊柱部；旋推法主要用于手指部螺纹面等部位的穴位；分推法适用于头面部、胸腹部、腕掌部及肩胛部等；合推法适用于腕掌部。

（二）揉法

以手指的指端或螺纹面、大鱼际或掌根着力，吸定于一定的治疗部位或穴位上，做轻柔和缓的顺时针或逆时针方向的环旋运动，并带动该处的皮下组织一起揉动，称为揉法。揉法是小儿推拿的常用手法之一，根据着力部分的不同，可分为指揉法、鱼际揉法、掌根揉法三种。

【操作要领】　同成人推拿手法的揉法要领，但动作宜轻柔。

【适用部位】　指揉法适用于点状穴位，根据病情需要，可二指并揉或三指同揉；鱼际揉和掌揉法适用于面状穴位。

（三）按法

【操作要领】　同成人操作手法的按法，但力度应稍小。

【适用部位】　主要适用于点状、面状穴位的操作。

（四）摩法

【操作要领】　同成人操作手法的摩法，但力度应稍小。

【适用部位】　主要适用于头面部、胸腹部的面状穴位。

（五）掐法

以拇指指甲着力于患儿的一定穴位或部位向下按压，称为掐法。

【操作要领】 操作者手握空拳，拇指伸直，指腹紧贴在食指中节桡侧缘，以拇指指甲着力，吸定在患儿需要治疗的穴位或部位上，逐渐用力进行切掐。操作时，应垂直用力切掐，可持续用力，也可间歇性用力，以增强刺激。取穴宜准。掐法是强刺激手法之一，不宜反复长时间应用，更不能掐破皮肤。掐后常忌用揉法，以缓和刺激，减轻局部的疼痛或不适感。

【适用部位】 头面部或手足部的点状穴位。

（六）捏脊法

以单手或双手的拇指与食、中两指或拇指与四指的指面做对称性着力，夹持住患儿脊柱上的皮肤，相对用力挤压并一紧一松逐渐自下而上移动，称为捏脊法。

【操作要领】 患儿俯卧，脊背部裸露，操作者双手呈半握拳状，拳心向下，拳眼相对，用两拇指指面的前1/3处或指面的桡侧缘着力，吸定并顶住患儿龟尾穴旁的肌肤，食指、中指的指面前按，拇指、食指、中指三指同时用力将该处的皮肤夹持住并稍提起，然后双手交替用力，自下而上，一紧一松地挤压，向前移动到大椎穴处。操作时间的长短和手法强度的轻重及挤捏面积的大小要适中，用力要均匀；挤压向前推进移动时，需做直线移动，不可歪斜；操作时既要有节律性，又要有连贯性。

【适用部位】 脊柱

（七）运法

以拇指螺纹面或食指、中指的螺纹面在患儿体表做环形或弧形推动，称为运法。

【操作要领】 以一手托握住患儿的手臂，使被操作的穴位或部位平坦向上，另一手以拇指或食指、中指的螺纹面着力，轻附着在治疗部位或穴位上，做由此穴向彼穴的弧形运动，或在穴周做周而复始的环形运动。手法宜轻不宜重，宜缓不宜急，要在体表旋绕摩擦推动，不带动深层肌肉组织，为小儿推拿手法中最轻的一种。

【适用部位】 多用于弧线形穴位或圆形面状穴位。

（八）捣法

以中指指端或食指、中指屈曲的指间关节着力，有节奏地叩击穴位的方法，称为捣法。

【操作要领】 操作者一手的中指指端或食指、中指屈曲后的第一指间关节突起部着力，其他手指屈握，前臂主动运动，通过腕关节的屈伸运动，带动着力部分有节奏地叩击穴位10次左右。捣击时取穴要准确，发力要稳，而且要有弹性。

【适用部位】 适用于点状穴位，尤其是手部小天心穴。

三、常用小儿推拿特定穴

小儿推拿穴位除了经穴、奇穴、经验穴、阿是穴之外，有相当部位穴位是小儿特有的，称为小儿推拿特定穴。小儿推拿特定穴不同于经络学说中的特定穴位，具有以下特点：不仅具有孔穴点状，还有从某点至另一点成为线状和面状；大多数分布在头面和四肢（尤其以两手居多，正所谓"小儿百脉汇于两掌"）。小儿推拿穴位呈面状分布为多，操作大部分是直接作用于皮肤，因此与十二皮部的关系密切。

（一）坎宫

【定位】 眉头至眉梢成一横线。

【操作】 两拇指自眉心向两侧眉梢分推，称推坎宫，亦称分头阴阳。

【主治】 主治感冒、发热、头痛、惊风、目赤痛等。

【应用】 外感发热、头痛，多与开天门、揉太阳等合用；治疗目赤痛，多与清肝经、揉小天心、清天河水等合用。

（二）攒竹（天门）

【定位】 两眉中点至前发际成一直线。

【操作】 两拇指自下而上交替直推，称推攒竹，又称开天门。

【主治】 感冒发热、头痛、精神萎靡、警惕不安等。

【应用】 外感发热、头痛等症，多与推太阳、推坎宫等合用；若惊惕不安、烦躁不宁，多与清肝经、按揉百会等配伍应用。

（三）耳后高骨

【定位】 耳后入发际，乳突后缘高骨下凹陷中。

【操作】 用两拇指或中指端按揉，称揉耳后高骨。

【主治】 感冒、头痛、惊风、烦躁不安等证。

【应用】 用于治疗感冒，多与推攒竹、推坎宫、推太阳等合用。

（四）天柱骨

【定位】 颈后发际正中至大椎穴成一直线。

【操作】 用拇指或食、中两指自上向下直推，称推天柱骨。也可用汤匙边缘蘸水自上向下刮，称刮天柱骨。

【主治】 发热、呕吐、颈项痛等。

【应用】 治疗呕恶多与横纹推向板门、揉中脘等合用；治外感发热、颈项强痛多与拿风池、掐揉二扇门等同用。

（五）胁肋

【定位】 从腋下两胁至两髂前上棘。

【操作】 用两手掌从两胁下搓摩至髂前上棘处，称搓摩胁肋，又称按弦走搓摩。

【主治】 胸闷、胁痛、痰喘气急、疳积等。

【应用】 对小儿因积食、痰壅气逆所致的胸闷、腹胀、气喘等有效。

（六）腹

【定位】腹部。

【操作】 自剑突下到脐，用两拇指从中间向两旁分推，称分推腹阴阳。用掌或四指沿脐周围摩，称摩腹。

【主治】 腹胀、腹痛、疳积、呕吐、便秘等。

【应用】 多与推脾经、运内八卦、按揉足三里等合用。

（七）丹田

【定位】 脐下2.5寸。

【操作】 用掌揉或摩，称揉丹田或摩丹田。

【主治】 腹泻、遗尿、脱肛、尿潴留等。

【应用】 用于腹痛、遗尿、脱肛，常与补肾经、推三关等合用；用于尿潴留，常与清小肠等合用。

（八）肚角

【定位】 脐下2寸（石门），旁开2寸大筋处。

【操作】 用拇、食、中三指，由脐向两旁深处拿捏，一拿一松为1次，称拿肚角。

【主治】 腹痛、腹泻、便秘等。

【应用】 拿捏肚角是止腹痛的要法，对各种原因引起的腹痛均可应用，特别是对寒痛、伤食痛效果更佳。

（九）脊柱

【定位】 大椎至长强成一直线。

【操作】 用食、中二指指面自上而下做直推，称推脊；用捏法自下而上称捏脊，每捏三下将背脊提一下，称为捏三提一法。

【主治】 发热、惊风、疳积、腹泻等。

【应用】 捏脊多与补脾经、补肾经、推三关、摩腹、按揉足三里等配合应用，治疗先天或后天不足的一些慢性病证均有一定的效果。推脊多与清天河水、退六腑、推涌泉等合用，并能治疗腰背强痛、角弓反张、下焦阳气虚弱等。

（十）七节骨

【定位】 第四腰椎至尾椎骨端（长强穴）成一直线。

【操作】 用拇指桡侧面或食、中二指指面自下而上或自上而下做直推，分别称推上七节骨和推下七节骨。

【主治】 泄泻、便秘、脱肛等。

【应用】 推上七节骨能温阳止泻，多用于虚寒腹泻、久痢等证，临床上常与按揉百会、揉丹田等合用治疗气虚下虚陷引起的遗尿、脱肛等证。推下七节骨能泻热通便，多用于肠热便秘或痢疾等证。

第五节　推拿疗法的禁忌证和注意事项

一、禁忌证

1. 各种急慢性传染病。
2. 各种恶性肿瘤的局部、溃疡的局部、烧伤和烫伤的局部、皮肤病。
3. 各种感染性化脓性疾病和结核性关节炎。
4. 诊断不明确的急性脊柱损伤或伴有脊髓症状患者，手法可能加剧脊髓损伤。
5. 胃、十二指肠等急性穿孔、各种出血性疾病。
6. 严重的心脑血管疾病。
7. 醉酒者、严重的（不能合作、不能安静）精神病患者。
8. 经期、妊娠期妇女的腹部和腰骶部禁用推拿。
9. 年老体弱、经不起重手法刺激者。

二、推拿的注意事项

1. 推拿医师应经过正规的培训，不仅要有熟练的推拿手法技能，还要掌握中医基础理论、经络腧穴，西医的解剖、生理、病理学等。治疗前应审症求因、辨证辨病，全面了解患者的病情，排除推拿禁忌证。

2. 推拿过程中，要随时观察和询问患者的反应，适时地调整手法与用力的关系，做到均匀柔和、持久有力。对老人、儿童应掌握适宜的刺激量，真正做到使患者不知其苦。急性软组织损伤，局部疼痛肿胀较甚，瘀血甚者，应选择远端穴位进行推拿操作，待病情缓解后，再行局部操作。

3. 推拿医师的手要保持清洁，指甲要每天修剪。冬季手要保持温暖，必要时应坚持使用介质（如滑石粉等），防止损伤患者的皮肤。推拿中应全神贯注。对于饱餐后、大量饮酒后、暴怒后、大运动量后的患者，一般不予立即治疗。

4. 推拿医师在操作时必须选择适当的体位。在进行胸部、腹部、腰背部、四肢操作时均可取自然站立位，两腿呈丁字步或呈弓步；在推拿治疗头面部、颈部、肩及上肢部、胸腹部、下肢部及小儿疾病时，可采取坐姿。

第七章　耳穴压豆

第一节　概述

一、概念

耳穴压豆又称耳穴贴压法，是采用药籽或菜籽等物品置于胶布上，贴于穴位，用手指按压，刺激耳郭上的穴位或反应点，通过经络传导，以达到防治疾病的一种治疗方法。

二、耳穴的分布规律

耳郭分为凹面的耳前和凸面的耳背。当人体发生疾病时，往往会在耳郭相应的部位出现"阳性反应点"，如压痛、变形、变色、结节等。这些反应点就是耳穴压豆防治疾病的刺激点，又称耳穴。耳穴的分布有一定的规律，总体上形如一个倒置的胎儿，与头面相应的穴位在耳垂，与上肢相应的穴位居耳舟，与躯干和下肢相对应的穴位在对耳轮体部和对耳轮上、下脚，与腹腔脏器相对应的穴位集中在耳甲艇，与胸腔脏器相对应的穴位在耳甲腔，与消化道相对应的穴位在耳轮脚周围，与耳鼻喉相对应的穴位在耳屏四周。

三、选穴原则

1. 按相应部位取穴

当机体患病时，在耳郭的相应部位上有一低昂的敏感点，它便是本病的首选穴位，如胃病取"胃"穴等。

2. 按辨证取穴

根据中医基础理论辨证选用相关的耳穴。如脱发取"肾"，皮肤病取"肺""大肠"等。

3. 按现代医学理论取穴

耳穴中一些穴名是根据现代医学理论命名的，如"交感""肾上腺""内分泌"等，这些穴位的功能基本上与现代医学理论一致，故在选穴时应考虑到用其功能。如炎症疾病取"肾上腺"穴，是应用它的"四抗"作用之一的抗炎症功能，如糖尿病可取

"内分泌"穴。

4. 按临床经验取穴

从临床实践中发现有些耳穴对某些疾病具有特异的治疗作用，如"外生殖器"穴可治疗腰腿疼，"神门"穴可治疗痛证。

四、适应证

1. 疼痛性疾病，如各种扭挫伤、头痛、神经痛等。

2. 炎性疾病及传染病，如及慢性结肠炎、牙周炎、咽喉炎等。

3. 功能紊乱性疾病，如胃肠神经官能症、心律不齐、高血压、神经衰弱等。

4. 过敏及变态反应性疾病，如哮喘、过敏性鼻炎、荨麻疹。

5. 内分泌代谢紊乱性疾病，如糖尿病、围绝经期综合征。

6. 内、外、妇、儿、五官、外伤的功能性疾病，亦可用于预防感冒、晕车、晕船及预防和处理输血、输液反应。

第二节　常用耳穴及主治

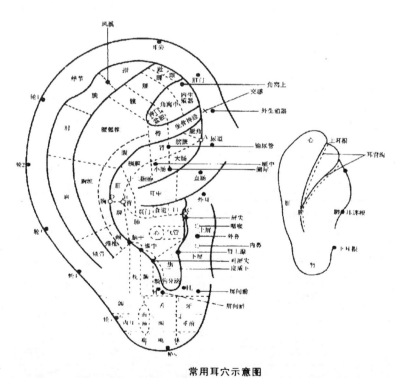

常用耳穴示意图

表7-1 常用耳穴及主治表

耳穴名称	定位	主治病症
耳中	耳轮脚	呃逆、荨麻疹、皮肤瘙痒、小儿遗尿、咯血、出血性疾病
耳尖	在耳郭向前对折的上部尖端处	高热、高血压、急性结膜炎、睑腺炎、牙痛、失眠
坐骨神经	在对耳轮下脚的前2～3处	坐骨神经疼、下肢瘫痪
交感	在对耳轮下脚末端与耳轮内缘相交处	肠痉挛、心绞痛、胆绞痛、输尿管结石、自主神经功能紊乱
神门	在三角窝后1～3的上部	失眠、多梦、痛证、癫痫、高血压
内生殖器	在三角窝前1～3的下部	痛经、月经不调、白带过多、功能性子宫出血、阳痿、遗精、早泄
肾上腺	在耳屏游离缘下部尖端	低血压、风湿性关节炎、腮腺炎、眩晕、哮喘、休克
咽喉	在耳屏内侧面上1～2处	声音嘶哑、咽炎、扁桃体炎、哮喘
缘中	在对耳屏尖与屏轮切迹之中点处	遗尿、内耳眩晕症、尿崩症、功能性子宫出血
皮质下	在对耳屏内侧面	痛证、神经衰弱、假性近视、间日疟
枕	在对耳屏外侧面的后部	头晕、头痛、神经衰弱、哮喘、癫痫
心	在耳甲腔正中凹陷处	心动过速、心律不齐、心绞痛、无脉症、神经衰弱、癔症、口舌生疮
气管	在心区与外耳门之间	哮喘、支气管炎
肺	心、气管区周围	哮喘、胸闷、声音嘶哑、皮肤瘙痒症、荨麻疹、扁平疣、便秘
肝	在耳甲艇的后下部	胁痛、眩晕、经前期紧张综合征、月经不调、更年期综合征、高血压、眼病
脾	在耳甲腔的后上部	腹胀、腹泻、便秘、食欲不振、功能性子宫出血、白带过多、内耳眩晕症
肾	在对耳轮下脚下方后部	腰痛、耳鸣、神经衰弱、肾盂肾炎、遗尿、哮喘、月经不调、遗精、阳痿、早泄
胰胆	在耳甲艇的后上部	胆囊炎、胆石症、胆道蛔虫症、急性胰腺炎、偏头痛、中耳炎、耳鸣、带状疱疹

耳穴名称	定位	主治病症
内分泌	在屏间切迹内、耳甲腔的前下部	痛经、月经不调、更年期综合征、痤疮、甲状腺功能亢进或减退症
三焦	在外耳门后下，肺与内分泌之间	便秘、腹胀、上肢外侧疼痛
胃	在耳轮脚消失处	胃痉挛、胃炎、胃溃疡、消化不良、恶心呕吐
大肠	在耳轮脚上方前部	腹泻、便秘、咳嗽、痤疮
小肠	在耳轮脚上方中部	消化不良、腹痛、腹胀、心动过速
膀胱	在对耳轮下脚下方中部	膀胱炎、遗尿、尿潴留、腰痛、坐骨神经痛、后头痛
眼	在耳垂正面中央部	各种眼病
面颊	在耳垂正面与内耳区之间	面瘫、三叉神经痛、痤疮、面肌痉挛、腮腺炎
耳背沟	在耳背、对耳轮沟和对耳轮上、下脚沟处	高血压、皮肤瘙痒症
耳迷根	在耳轮脚后沟的耳根处	胆道疾病、心动过速、腹痛、腹泻

第三节 耳穴压豆的操作方法

1. 跟患者做好核对解释，取得合作。

2. 取合适体位。检查耳部皮肤有无破损和污垢，必要时擦净双耳。

3. 选穴前交代患者说出定穴时的感觉。

4. 耳穴探查 遵照医嘱选择耳部穴位并探查耳穴（可按照观察法、按压法、点测定法进行）。常用按压法，即一手持耳郭后上方，另一手持探棒由上而下，在疾病相应区域内以均匀的压力寻找压痛点或对肉眼观察到的阳性反应点探压，当压及敏感点时，患者会出现皱眉、呼痛、躲闪等反应，告诉患者仔细体会压痛的程度，压痛最明显的为耳穴压豆的治疗点，找不到压痛点可按穴位治疗，根据患者病情选择相应穴位3~4个。

5. 消毒皮肤2次，待干。

6. 压豆 用镊子取王不留行籽胶布，按压在耳穴上并给予适当贴压（拇、食二指指腹相对揉压），询问患者有无酸、麻、胀、痛等"得气"感，以有疼痛或胀痛感，能忍受为度。让患者演示按压方法。

7. 操作完毕，向患者交代注意事项。

第四节　耳穴压豆的禁忌证及注意事项

一 禁忌证

耳郭上有湿疹、炎症、溃疡、冻疮破溃则不宜使用此法；有习惯性流产的孕妇；妇女妊娠期也应慎用，尤其不宜用子宫、卵巢、内分泌、肾等穴；年老体弱、有严重器质性疾病者慎用。

二 注意事项

1. 严格消毒，预防感染。若局部红肿，可用皮肤消毒药液消毒，每天2～3次，外用消炎药，防引起软骨膜炎。

2. 耳穴压豆的材料应选用光滑、大小和硬度适宜的种子，不宜选用有尖角或不光滑的种子，以免按压时损伤皮肤。选用质软的种子，则按压作用不大；如种子发霉亦不能使用。

3. 按压时压力不可过大，切勿揉搓，潮湿脱落后应及时更换胶布固定。对胶布过敏者，可缩短贴压时间并加压肾上腺、风溪穴，或改用其他耳针方法治疗。

4. 留豆时间视季节气候而定。夏季可留豆1～3天，冬季5～6天，每日自行按压3～5次，每次每穴按压1～2分钟。在留豆期间应密切观察患者有无不适等情况。

5. 对扭伤和有运动障碍的患者，按压豆籽后耳郭充血发热时，宜适当活动患部，并在患部按摩、艾灸等，以提高疗效。

第八章 穴位贴敷疗法

第一节 穴位贴敷疗法的治病机理

穴位敷贴治疗是将中药研末调制成糊状，敷布于患处或经穴部位，以达到舒筋活络、去瘀生新、消肿止痛、清热解毒、拔毒排脓作用的一种治疗方法。在中医学概念里，穴位敷贴属外治法范畴，更具体地说属针灸疗法中的"天灸"类。可达到针、药并用的治疗效果，一年四季均可采用。但根据自然界气候变化对人体的影响，推算气血的盛衰与经穴开合，在特定的节气进行治疗，疗效会更显著。

穴位贴敷疗法的作用机理比较复杂，用现代医学解释，药物透过皮肤吸收的过程有三个步骤。一是释放，指药物从基质中释放出来扩散到皮肤或贴膜上。敷贴药物中所含的表面活性剂可促进被动扩散的吸收，增加表皮类脂膜对药物的透过率。二是穿透，指药物透过表皮进入内皮。在此过程中药物于体表局部形成一种汗水难以蒸发扩散的密闭状态，使角质层含水量提高。角质层经水合作用后可膨胀呈多孔状态，易于药物穿透。三是吸收，指药物透入皮肤与黏膜后通过血管进入人体循环而产生全身作用。

一、穴位作用

经络"内属脏腑，外络肢节，沟通表里，贯穿上下"，是人体营卫气血循环运行出人的通道，而穴位则是上述物质在运行通路中的交汇点，是"肺气所发"和"神气游行出入"的场所。根据中医脏腑–经络相关理论，穴位通过经络与脏腑密切相关，不仅有反映各脏腑生理或病理的机能，同时也是治疗五脏六腑疾病的有效刺激点。各种致病之邪滞留在人体内部，脏腑功能受到损害和影响，致使经络涩滞，郁而不通，气血运行不畅，则百病生焉。此时，可能在经络循行部位（尤其在其所属腧穴部位）出现麻木、疼痛、红肿、结节或特定敏感区（带）等异常情况。而运用穴位贴敷疗法，刺激和作用于体表腧穴相应的皮部，通过经络的传导和调整，纠正脏腑阴阳的偏盛或偏衰，"以通郁闭之气，以散瘀结之肿"，改善经络气血的运行，对五脏六腑的生理功能和病理状态，产生良好的治疗和调整作用，从而达到以肤固表、以表托毒、以经通脏、以穴驱邪和扶正强身的目的。

二、药效作用

贴敷药物直接作用于体表穴位或表面病灶，使局部血管扩张，血液循环加速，起到活血化瘀、清热拔毒、消肿止痛、止血生肌、消炎排脓、改善周围组织营养的作用。还可使药物透过皮毛腠理由表入里，通过经络的贯通运行，联络脏腑，沟通表里，发挥较强的药效作用。

三、综合作用

穴位贴敷疗法是传统针灸疗法和药物疗法的有机结合，其实质是一种融经络、穴位、药物为一体的复合性治疗方法，而不仅仅是单纯某一因素在起作用。穴位贴敷作用于人体主要表现是一种综合作用，既有药物对穴位的刺激作用，又有药物本身的作用，而且在一般情况下往往是几种治疗因素之间相互影响、相互作用和相互补充，共同发挥整体叠加治疗作用。药物的温热刺激对局部气血的调整，而温热刺激配合药物外敷必然增加了药物的功效，多具辛味的中药在温热环境中特别易于吸收，由此增强了药物的作用、药物外敷于穴位上则刺激了穴位本身，激发了经气，调动了经脉的功能，使之更好地发挥了行气血、营阴阳的整体作用。

第二节 穴位贴敷的材料及适应证

一、敷贴材料

穴位贴敷疗法使用的剂型很多，常用的有以下几种，可根据病情选择。

1. 丸剂 多由药物研末与赋形剂如姜汁、猪胆汁、蜂蜜等丸治而成。也可用圆形药物黏附药末而成，使用时用胶布粘贴于所选穴位即可。

2. 散剂 将多种药物研末混合而成。用时将药物撒于胶布中间，敷于穴位。

3. 糊剂 把药物研末拌匀过筛，用黏合剂（酒、醋、蛋清等）将药物调匀即成，也可用鲜药捣制而成。用时涂于穴位，外用纱布固定。

此外，尚有膏剂、饼剂等剂型，其制法相似。

二、适应证

1. 凡毒邪弥漫不聚或结毒不化均适宜。可用于疖、痈、疽、疔疮、跌打损伤、流注、烫伤、肠痈等。

2. 哮喘、肺痈、高血压病、面瘫、头痛等。

3. 高热、百日咳、咳嗽、腮腺炎等。

第三节　穴位贴敷的操作方法及注意事项

一、操作方法

1. 备齐用物，跟患者做好核对解释，取得合作。

2. 协助患者取合适体位，暴露敷药部位，注意保暖和遮挡。

3. 首次敷药者，必要时用生理盐水棉球清洁局部皮肤；更换敷料者，取下原敷料，用生理盐水棉球擦洗皮肤上的药迹，观察疮面情况和敷药效果。

4. 将摊制好的敷药或研好的新鲜草药准确地敷于患处，以纱布覆盖、胶布固定或用绷带包扎，防止药物受热后溢出而污染衣被。固定或包扎要求美观，松紧度适宜。

5. 敷药完毕，协助患者穿衣，向患者交代注意事项。

二、注意事项

1. 患者眼部、唇部等处慎用敷贴法；药物过敏或皮肤易起丘疹、水疱者慎用。

2. 敷药摊制的厚薄要均匀，一般以0.2~0.3cm为宜，大小适宜，固定松紧适宜。太薄药力不够，效果差；太厚则浪费药物，且受热后易溢出，污染衣被。

3. 对初起有脓头或成脓阶段的肿疡，宜中间留空隙，围敷四周，使邪有出路。乳痈敷药时，可在敷料上剪一缺口，使乳头露出，以免乳汁溢出污染辅料及衣被。

4. 辅料面积应大于患处，超过肿块1~2cm，并保持一定的湿度。如药物较干时，应用所需的药汁、酒、醋、水等进行湿润。夏天如以蜂蜜、饴糖作赋形剂时，应加少量苯甲酸钠，防止发酵变质，影响疗效。

5. 观察局部及全身情况，敷药后，若出现红疹、瘙痒、水疱等过敏现象。及时停止使用，并报告医生，配合处理。

第九章　穴位注射疗法

第一节　穴位注射疗法的概念和适应证

一、穴位注射的概念

穴位注射疗法是指根据所患疾病，按照穴位的治疗作用和药物的药理性能，选用相应的穴位（包括耳穴）和药物，并将药液注入穴位内，以充分发挥穴位和药物对疾病的综合效果，从而达到治疗疾病目的的一种疗法，又称"水针疗法"。

二、适应证

穴位注射疗法的适应范围很广，凡是针灸治疗的适应证大部分均可采取本法。

（一）各种痛证

如腰腿痛、坐骨神经痛、颈肩背痛、扭挫伤、三叉神经痛、头痛、风湿性关节痛、胃痛、腹痛、泌尿系结石疼痛等

（二）各科疾病

如中风、痿证、面瘫、失眠、高血压、咳嗽、哮喘、泄泻、乳痈、肠痈、风疹、痤疮、银屑病、中耳炎、鼻炎、痛经、不孕症、月经不调、崩漏、带下、小儿麻痹后遗症等。

第二节　穴位注射疗法的操作方法及注意事项

一、选穴原则

穴位注射疗法所选配穴处方是在分析病因病机、明确辩证法的基础上，选择适当的腧穴、补泻方法组合而成的，是治病的关键步骤。选穴原则是临证选穴的基本法则，也是配穴的基础、前提和先决条件。一般有局部选穴、邻近选穴、远端选穴、辨证选穴、随证选穴五种方法。

（一）局部选穴

局部选穴就是围绕受病肢体、脏腑、组织、器官的局部选穴。是根据每一个腧穴都能治疗局部病灶这一作用原理而制定的一种基本选穴方法。体现了"腧穴所在，主治所及"的治疗规律。多用于治疗病变部位比较明确、比较局限的病症以及某些器质性病变。

（二）邻近选穴

邻近选穴就是在距离病变部位比较接近的范围内选穴。如牙痛取太阳或上关，痔疮取次髎、秩边等。

（三）远端选穴

远端选穴即在距离病变部位较远的地方取穴。这种取穴方法紧密结合经脉的循行，体现了"经脉所过，主治所及"的治疗规律。特别适用于四肢肘、膝关节以下选穴，用于治疗头面、五官、躯干、内脏病症。如"肚腹三里留，腰背委中求，头项寻列缺，面口合谷收"。

（四）辨证选穴

临床上很多病症，如发热、晕厥、虚脱、癫狂、失眠、健忘、贫血等属于全身性病症，因无法辨位，不能应用于上述按部位选穴的方法。此时，就必须根据病症的性质进行辨证分析，将病症归属于某一脏腑或经脉，然后按经选穴。例如，失眠，若属心肾不交，归心、肾二经选穴；属心胆气血者又归心、胆二经，则在心、胆二经上选穴；若属肝胃不和者则归肝、胃二经，也就是在肝、胃二经选穴。

（五）随证选穴

对于个别突出的症状，也可以随证选穴。如发热选大椎穴或曲池；恶心或呕吐选中脘或内关。

二、用具

消毒的注射器与注射针头。根据注射部位、深度和剂量的不同分别选用1毫升、2毫升、5毫升、10毫升、20毫升注射器以及5～7号普通注射针头。

三、注射剂量

应根据药物说明书规定的剂量，不能过量。做小剂量注射时，可用原药物剂量的1/5～1/2。一般以穴位部位来分，耳穴可注射0.1毫升，头面部可注射0.3～0.5毫升，胸背部可注射0.5～1毫升，四肢可注射1～2毫升，腰臀部可注射2～5毫升。

穴位注射疗法的用药总量一般应少于常规用药的剂量。具体使用时，应根据疾病的性质，病情的轻、重、缓、急，患者的年龄、体质，注射的部位，药液的理化特征、剂量、浓度、治疗效果等各方面情况灵活掌握。

四、操作程序

1. 认真核对所取药品是否有误，仔细查看药品有无变质、浑浊、沉淀、过期现象，方可使用。

2. 根据所选穴位的多少及药物剂量的多少选择合适的注射器和针头，抽取药物，排气备用。

3. 让患者取舒适体位，该体位有利于穴位注射的进行。

4. 将所选穴位的部位充分暴露。取穴时，应避开大血管、瘢痕、重要神经等。

5. 局部皮肤要严格消毒，用无痛法快速将针头刺入皮下，然后将针头缓慢推进或上下提插，待患者出现酸、麻、胀等"得气"样感觉时，回抽针管无回血，即可将药物注入。一般疾病可用均匀、中等速度推入药物。儿童、慢性病、体弱者用轻刺激手法，缓慢地将药物推入；身体壮实、急性病患者可用强刺激手法，快速将药液推入。如因治疗需要，一次注入较多药液时，可将针头由穴位深处，边注药，边退针，逐渐退至浅层。也可将针头更换几个不同方向注入药液，直至药液注完。

6. 注射结束后，将针头逐渐退至皮下，然后迅速将针头拔出，用消毒棉球或棉签按压针孔片刻，以防出血、溢液及术后感染的发生。

7. 注射结束后，嘱患者休息片刻，以观察有无不良反应发生。

五、疗程

一般情况下，每天或隔天治疗一次。如注射后患者反应强烈，也可间隔2～3天治疗一次。急重症患者每日治疗1～2次，慢性病、年老体虚患者可隔天注射治疗一次。也可将穴位分成几组，轮流进行注射，左右穴位也可交替使用。一般7～10天为1个疗程，中间休息3～5天后，再进行下一个疗程的治疗。

六、注意事项

1. 穴位注射疗法跟针刺疗法一样，患者在过度疲劳、饥饿、饱食、精神过于紧张等情况，不宜立即做穴位注射。对气血亏虚，体质虚弱的患者，在初次做穴位注射治疗时，最好采取卧位，注射穴位不宜过多，刺激不宜过强，注射药液不宜过多，以免发生不良反应或晕厥。

2. 严格无菌操作，防止发生感染。

3. 穴位注射前应向患者解释注射后的反应。穴位注射后，局部可有轻度不适、酸麻胀感，但正常反应一般不会超过一天。如不适感时间延长或症状加剧，则视为不良反应，即应根据病情对症处理。

4. 应避免将药物注射在大神经上，以免损伤神经。

5. 应避免将药物注入血管。一般的药物不宜注入关节腔和脊髓腔内。

6. 尽可能选用无刺激性或刺激性小的药物。如使用刺激性强的药物，应稀释或加盐酸普鲁卡因后使用。并注意间隔时间，以免造成因药物刺激而致组织发生无菌性坏死的现象。

7. 尽量避免在手部做穴位注射。因手部肌腱、神经构建复杂，功能多，且十分重要。局部注入刺激性较强的药物，极易导致肌腱、神经、肌肉挛缩。

8. 穴位注射时，针头不可刺入过深，防止刺伤重要脏器。

9. 熟悉药物的性能、特点、药理作用、用量、不良反应、配伍禁忌、过敏反应等，并对药物的质量做好检查。

10. 体质较弱的婴儿、孕妇下腹部以及腰骶部禁用此法。有严重心脏病、严重出血性疾病以及过分敏感的患者，恶性肿瘤的局部，皮肤有瘢痕、溃烂的局部，都应禁止做穴位注射。

第十章　中药熏洗疗法

第一节　中药熏洗疗法的作用机理和适应证

一、作用机理

中药熏洗疗法是以中医学基本理论为指导，根据辨证选用适当的中药，煎煮后，先用其熏汽熏疗，待温后再用其药液淋洗、浸浴全身或局布患处，以达到疏通腠理、祛风除湿、清热解毒、杀虫止痒、协调脏腑功能、扶正祛邪作用的一种中医外治疗法。可达到治病、防病、保健、美容的目的。中药熏洗疗法在临床上应用十分广泛，可运用于内、外、骨伤、皮肤、妇、儿、五官等各科疾病。

二、适应证

1. 内科疾患　感冒、咳嗽、哮喘、肺痈、中风、高血压病头痛、呕吐、腹胀、便秘、淋证等。

2. 外科疾患　疮疡、痈疽、乳痈、痔疮、肛裂、流火、软组织损伤、丹毒、脱疽、烧伤后遗症等。

3. 妇科疾患　闭经、痛经、阴部瘙痒、外阴溃疡、带下病、外阴白斑、阴肿、阴疮、宫颈糜烂、盆腔炎、子宫脱垂、会阴部手术等。

4. 儿科疾患　湿疹、腹泻、痄腮、麻疹、遗尿、小儿麻痹症等。

5. 骨科疾患　筋骨疼痛、跌打损伤、关节肿痛、骨折后恢复期等。

6. 五官科疾患　睑缘炎、急慢性结膜炎、巩膜炎、泪囊炎、鼻衄、鼻窦炎、唇炎、耳疮等。

7. 皮肤科疾患　皮肤疮疡、湿疹、手足癣、瘙痒症等。

8. 肛肠科疾患　外痔肿痛、肛周脓肿、内痔脱出、痔疮发炎、痔切除或瘘管手术后等。

9. 美容美发　痤疮、头疮、斑秃、增白悦颜、祛斑等。

10. 其他　瘫痪、痿证、痹证等。

第二节　中药熏洗疗法的操作方法

中药熏洗疗法是利用不同药物加清水煎煮后，分别运用熏、洗、浸、浴、渍等不同的操作方法来治疗疾病的方法，一般常用以下几种方法。

一、熏药法

（一）上肢熏洗法

1. 备好药液，准备好脸盆、毛巾、橡胶单、治疗巾。

2. 床上铺好橡胶单，将药液趁热倒入盆内放于橡胶单上。

3. 将患肢架于盆上，用浴巾或治疗巾围盖住患肢及盆，使药液蒸汽熏蒸患肢。待温度适宜时（38～43℃），将患肢浸泡于药液中约10分钟。

4. 泡毕，擦干患肢，撤去橡胶单，避风。（药液可留至下次使用，一般每剂药液可泡2～3次）。

（二）下肢熏洗法

1. 备好药液，准备好水桶或铁桶、小木凳、布单、毛巾、椅子。

2. 将煎好的药液趁热倒入桶中，桶内置一只小木凳，略高于药液面。患者坐在椅子上，将患足放在桶内小木凳上，用布单将桶口及腿盖严，进行熏蒸。待药液温度适宜（40～45℃）时，取出小木凳，将患足浸泡药液中泡洗，时间约10～20分钟。根据病情需要，药液可浸至踝关节或膝关节部位。

（三）眼部熏洗法

1. 备好药液，准备好治疗盘、治疗碗、纱布、镊子、胶布、眼罩。

2. 将煎好的药液（50～70℃为宜）倒入治疗碗，盖上带孔的多层纱布，患者取端坐姿势，头部向前倾，将患眼贴至带孔的纱布上熏蒸。

3. 待药液温度适宜时（38～41℃），用镊子夹取纱布蘸药液淋洗眼部，稍凉即换，每次15～30分钟。洗眼杯方法：将溶液倒至洗眼杯内侧标记线处；脸朝下将洗眼杯扣压在眼睛上；接着手持洗眼杯，抬头后仰，使眼睛充分浸泡在洗眼液中，经眨眼3～6次，然后将药液倒掉；用清水洗净杯子，同法洗另外一只眼睛。

4. 洗毕，闭目休息5～10分钟。根据需要用无菌纱布盖住患眼，胶布固定或带上眼罩。

（四）全身熏洗法

1. 备齐用物，将浴室温度调节在20～22℃。把煎好的中药液趁热倒入盆内，加适量开水。盆内放活动支架或小木凳，高出水面约10cm。

2. 患者脱去衣裤，扶入浴盆坐在活动支架上或小木凳上，用布单或毯子从上面盖住，勿使热气外泄，露出头面部，借药物熏汽进行熏疗。

3. 待药液不烫时，让患者将躯体及四肢浸泡于药液中，当药液温度继续下降时，应添加热水，使药液温度始终保持在38～41℃，每次熏洗20～30分钟，以出汗为度。熏洗时间不宜超过40分钟，以免患者疲劳。

4. 采用中草药熏蒸机做全身熏蒸时，先用冷水浸泡药物20～60分钟后，放入熏蒸机贮约罐内，接通电源，预热机身（夏天15分钟，冬天20分钟以上），然后调好机身温度（夏天32℃，秋冬天32～35℃）。患者暴露躯体坐在椅子上或卧于治疗床上熏蒸，每次20～30分钟，每日1～2次。擦干汗液。

二、坐浴法

备好药液，准备好坐浴架、浴盆、毛巾等物品，将煎好的中药液趁热倒入盆内，放在坐浴架上。暴露臀部，坐在坐浴架上熏蒸。待药液不烫时，将臀部坐于盆内浸泡，当药液偏凉时，应添加热药液，每次熏洗20～30分钟。洗毕，如需换药，则上药后敷盖无菌敷料，更换干净的内裤。一般每天熏洗1～3次，每次20～30分钟。其疗程视疾病而定，以病愈为准。

三、外洗法

将选定的药物，经煎煮沸后，取药液倒入盆内，待药液温度适宜时（以不烫手为度），用手或者毛巾浸透后擦洗全身或局部。此法可单独使用，但一般多与蒸汽熏法合并连续使用，即先熏后洗。外洗次数与时间可视病情和部位而定。一般每次15～30分钟，每天1～3次，其适用范围、功效与熏药法大致相同。

四、浸渍法

浸就是将患部（如四肢）浸泡在药液中。时间根据病情而定，一般每次浸泡20～30分钟为宜；渍就是外洗后，用消毒后的纱布或毛巾蘸药液趁热敷于患处（如头面部、四肢等），以加强疗效。此法一般多在熏洗后进行，故也是熏药法的一种延续方法。

第三节　中药熏洗疗法的注意事项

1. 熏洗过程注意室内避风，冬季注意保暖，洗毕应及时擦干药液和汗液，暴露部位尽量加盖衣被。

2. 煎好的药液用干净纱布过滤，以免药中杂质在熏洗时刺激皮肤。熏洗药液温度适宜，以防烫伤。熏蒸时一般以50～70℃为宜；浸泡时，一般控制在38～41℃。操作中应随时询问患者感觉，老年人、小儿熏洗温度宜稍低。

3. 操作中根据不同部位辨证用药，如头面部及某些敏感部位，不宜选用刺激性太强的药物，孕妇禁用麝香等药物，以免引起流产等后果。

4. 局部熏蒸时，局部应与药液保持适当的距离，以温热舒适，不烫伤皮肤为度；颜面部熏蒸后30分钟才能外出，以防感冒；局部有伤口者，按无菌操作进行；包扎部位熏洗时，应揭去敷料，熏洗完毕后，更换消毒敷料。

5. 饭前、饭后30分钟不宜熏洗。蒸汽浴室应设观察窗口，以便随时观察患者情况；全身熏洗时，在熏蒸前适量饮水可防过多出汗而虚脱，熏蒸时间不宜超过40分钟，如患者出现心慌、气促、面色赤热或苍白、出大汗等情况应立即停止该操作，并做相应的处理；用中药熏洗机应先检查机器的性能及有无漏电现象，以防发生意外。

6. 所用物品需清洁消毒，用具一人一份一消毒，避免交叉感染。

7. 熏洗一般每天1次（视病情可每天2次），每次20～30分钟，5～7天为一疗程。治疗中如发现患者有过敏现象或治疗无效时，应及时与医生联系，调整治疗方案。

8. 孕妇及妇女经期不宜坐浴和阴道熏洗。大汗、饥饿、饱食、过度劳累、昏迷、急性传染病、严重心脏病等患者禁忌。

9. 面部有急性炎症渗出的皮肤病患者应慎用。

10. 凡眼部有新鲜出血和恶疮者忌用此法。

第十一章 中医养生

第一节 中医养生观念

在我国中医学中，有一种"天人合一"的哲学概念，主要指的是，人们生活在宇宙之间，所有的一切都与大自然有着密不可分的联系。人们生活在天地之间，就像鱼生活在水中，一旦水质发生了变化，鱼的生命也会受到严重的威胁。

中医认为：人类本身所具有的生命规律与大自然有着奇妙的关系，不管是日月之间的轮流替换，还是四季之间的交替变化，抑或是晨昏之间的相互转换等，都会对人体的心理、生理以及病理产生重大影响。比如说，春夏秋冬四季的变化会对人们的情感、五脏六腑及气血等产生影响。在"天人合一"思想的指引下，中医学上认为，人们只有掌握住了四季变化的规律与自然界的特点，才能够顺应四时的变化，保持自身与环境的协调发展，从而实现防病养生的目标。

中国的传统哲学都有一个非常明显的特征，就是都强调自然界和人类的普遍关系，并且提出了天人感应、天人合一等思想。他们认为，自然界的一切事物，包括人类在内，都不是孤立存在的，他们之间都有着或多或少的联系，在某一个方面能够相互作用，相互依存。这个思想原则在我国中医学中体现得淋漓尽致。

中医学认为，应该将天文、地理和人视为一个整体，不能分开而论。人属于社会，但更属于自然。人在自然和社会中生存，不能脱离集体，也不能脱离社会。从古时候开始，祖辈们就已经了解到，人体的生老病死都受到了生物因素、社会因素和心理因素的影响。中医学中，主要从"天人合一"和"七情六欲"等观点出发，在人和自然、社会关系的基础上，去了解和认识人体的健康与疾病问题，并且将这些因素贯穿到了中医考查、治疗、保健上面。

与此同时，中医学本身也将人体看作是一个有机的整体。将人体的五脏六腑、五官、五声、五音以及五味等相互联系起来，形成一个人体系统。在此基础上，中医学又根据五脏六腑之间的表里关系，通过经络相互联系起来，共同协助人体完成生命活动。这个天人合一的思想主要来源于我国传统文化大一统的整体观。

第二节　阴阳相协调

中医学的养生理论主要以协调阴阳为主要指导原则。在《素问·生气通天论》一书中有提到"阴阳不和，因而和之，是谓圣度"。这里所讲的"圣度"，实际上就是将养生文化的最高准则定在了协调阴阳上面。在这项原则的指导下，中医学养生不断地实践与发展，最终形成了一套比较具体的协调阴阳的方法。其主要体现在以下几个方面。

一、调和阴阳，能够补足精神

《黄帝内经》中记载："阴平阳秘，精神乃治。"这也就是说如果将阴阳调和平衡，就能够养足精神。

二、调和五味，阴阳协调

五味指的就是苦、酸、甘、辛、咸。在古代养生家的眼中，食物其实和中药是一样的，都有寒、温、凉、热之分。如果食物的搭配合理，那么就有利于身体的健康；倘若不能很好地进行调和，那么势必对人体健康产生负面影响，使人体功能受到损伤。

三、根据自然的变化，养护阴阳

《黄帝内经》中写道："阴阳四时者，万物之终始也，死生之本也。逆之则灾害生，从之则苛疾不起……从阴阳则生，逆之则死。"这句话就说明了一个道理：如果不顺应四季的变化，那么，就会使人体弱多病，甚至出现早夭的情况。

第三节　长寿的秘诀

从中医的角度来看，人的身体是一个相对完整的小宇宙，它自身形成了一套系统，具有故障诊断等功能。此外，人体还具有很强的自我治愈能力。中医讲究"三分治，七分养"。在中医中并不提倡过于依赖药物，因为药物只是凭借某些方面的偏性来调节人体的元气，使身体恢复健康。但是，人体的元气总会有耗竭的一天，到时就会导致死亡。所以，患病时不要过于依赖药物，要提高人体的自我治愈能力将疾病打败。

不过，这并不代表生病时就不需要看医生、吃药以及打针了。应该如何做呢？人体应当结合自身的自我治愈能力，每天保证规律的起居饮食、适宜的体育运动，让自己的心情愉快，确保元气充足，这样身体就会很快恢复健康。然而，人体的自我治愈能力并不是万能的。当身体功能抵御不了外在病邪入侵时，就必须依靠药物来帮助了。

中医治病主张借助顺时养生、补养气血以及食疗等养生方式，提高人体的自愈力，让人体在得病以前，就建立起一道结实牢固的屏障，让外邪无孔可入。对于那些已经患病的人来说，中医则会运用刺激穴位、疏通经络等自然方法来调节并带动人体的自愈力消灭疾病，从而促使患者早日康复。

第四节　中医养生的七大原则

为了更好地把握并顺利贯彻中医养生理论的主旨，在长久的实践与发展过程中，中医学的专家们不懈地努力着，终于总结出了七大基本的中医养生原则。在这些原则的指导下，中医养生的功效得到了极致的发挥。

一、协调脏腑

"脏"与"腑"有其各自的生理功能，总体而言可归纳为"藏""泻"。其中，五脏是以化生和储藏精、神、气、血、津液为主要生理功能；六腑是以受盛和传化水谷、排泄糟粕为其生理功能。脏腑的这种"藏""泻"功能必须"有序"，即藏、泻得宜，机体才有充足的营养来源，以保证生命活动的正常运行。任何一个环节发生故障，都会影响人体的生命活动，因而诱发疾病。

协同脏腑功能可以通过一系列养生手段和措施来实现。一方面，养生可以强化脏腑的协同作用，增强机体新陈代谢的活力；另一方面，养生有纠偏作用，当腑脏间不协调时，就会及时地给予调整，一次来纠正其偏差。"春养肝、夏养心、长夏养脾、秋养肺、冬养肾""五味调和，不可过偏""情志舒畅，避免五志过极伤害五脏"等，便是上述两个方面的内容在养生方法中的具体体现。

二、畅通经络

经络是气血运行的通道，俗话说"经络畅通，百病不生"，只有经络畅通，气血才能川流不息地营运于全身，才能使脏腑相同、阴阳交贯，内外相通，从而养腑脏、生气血、布津液、传糟粕、御精神，以确保新陈代谢旺盛，生命活动顺利进行。由此可见，经络畅通与生命活动息息相关，畅通经络也被作为养生的一条指导性原则，运用于中医养生的各个方面。

畅通经络在养生方法中的主要作用形式体现在两个方面：第一，活动筋骨，以求气血通畅，如太极拳、五禽戏、八段锦、易筋经以及现代各项运动等，都是通过运动来达到疏通经络这一目的。第二，开通任督二脉，营运大小周天，如气功、按摩、拔罐等，可以调节阴阳气血，开通任督二脉及十二经络，使阴阳协调、气血平和、脏腑得养，故身体健壮而不病。

三、清静养神

《素问·病机气宜保命集》中指出："神太用则劳，其藏在心，静以养之。"意思是人体各种生理功能需要神的调节，神极易耗伤而受损，需要养之。养神宜"静"，也就是《素问·上古天真论》中所强调的"精神内守，病安从来"，强调了清静养神的养生保健意义。

清静养神原则的运用归纳起来有三点：一是以清静为本，无忧无虑，静神而不用，可使气绵绵而生；二是用神有度，不过分劳耗心神；三是用神而不躁动，专一而不杂，安神定气。这些养生原则在中医养生疗法中体现为调摄精神"五乐"，起居养生中的睡眠、生活环境，运动中的意守、调息、入静等。这里的五乐指的就是知足常乐、自得其乐、助人为乐、适时行乐、天伦之乐。

四、节欲保精

广义上的"精"是指一切精微物质，在生命活动中起着十分重要的作用；狭义上的精则指男女生殖之精，它是人体先天生命之源。

欲达到养精的目的，必须抓住两个关键环节。一是节欲，所谓节欲，是指对于男女间性欲要有节制，既不绝对禁欲，也不纵欲过度。节欲可防止阴精的过分外泄，有利于身心健康。在中医养生法中，如房事保健等，均有节欲保精的具体措施。二是保精，即通过养五脏以不使其过伤，调情志以不使其过极，忌劳伤以不使其过耗，来达到养精保精的目的。在中医养生法中，调摄情志、四时养生、起居养生等诸法均贯彻这一养生原则。

五、调息养气

养气中的"气"是指元气。元气充足，则生命有活力；气机通畅，则机体健康。由此可以看出养气包括两个方面内容。一是保养元气，可见于四时养生、起居保健诸法中《素问·生气通天论》中就有"苍天之气清静，则志意治，顺之则阳气固，虽有贼邪，弗能害也。此因时之序"的记载；除此之外，通过饮食营养来"培补后天脾胃"，也可以达到"固护先天元气"的目的。

养气的另一个要点是调畅气机，多以调息为主。《类经·摄生类》指出："善养生者导息，此言养气当从呼吸也"。在诸多养生方法中，呼吸吐纳都被视为基本原则之一，如普通运动、气功、按摩等注重对气息的调理，而艾灸、拔罐等中医疗法则通过不同的方法激发经气、畅通经络，以促进气血周流，增强真气运行，达到养生的目的。

六、综合调养

人是一个统一的有机体，无论哪一个环节发生了障碍，都会影响整体生命活动的正常进行，所以养生必须从全局着眼，全面考虑。

综合调养涉及的范围比较广，如情志、气血、脏腑、经络等，如果把养生方法融入日常生活的各个方面中，如作、息、坐、卧、衣、食、住、行等，对机体进行全面调理保养，能使机体内外协调，更加适应自然变化，达到人与自然、体内脏腑气血阴阳的平衡统一，体现养生的益处。

七、持之以恒

"恒"即持久，中医养生不仅要方法得当，而且要坚持不懈，将养生视为终身事业，才能达到最终目的。这一观念自古就有，例如张景岳主张小儿要多补肾，通过后天作用补先天不足，可保全真元，对中年健壮有重要意义。成年后，通过调理，可为进入老年期做好准备。人到老年，生理功能开始衰退，此时视其阴阳气血之虚实，有针对性地采取保健措施，有益于延年益寿。

第五节　中医养生和现代人生活的关系

因为现代人生活方式的变化，作息不规律、缺乏运动、自然环境每况愈下等都对人体健康造成了很大的危害，所以需要采用中医养生的方法对身体进行调理，达到"未病先治"的目的。

下面看一下现代人的生活状态。

一、作息不规律

夜生活已经成了现代人的潮流词，古时人类"日出而作，日落而息"的制度已经不能满足现代人的需要。现代人将大量的休息时间花在了应酬、消遣以及工作上，很多时候都不能保证充足的睡眠，所以，常常会出现肝胆无力、心神不宁等症状。

二、身体缺乏锻炼

现代人的生活节奏快，人们每天都在工作和学习的过程中忙碌，尤其是一些上班族，从早上到晚上，几乎就没有离开过自己的凳子，而到了周末，就趴在家里睡大觉，丝毫没有一点想要去户外锻炼的意思。

人体不做任何的运动，不能时常接近大自然，就会心中抑郁，心胸也会变得狭隘，最后导致肝火过剩，患上高血压、高脂血症等疾病。

此外，长时间坐着、看电视、玩电脑也会给脊柱带来很大的压力。与之相对的脊椎类疾病也接踵而来。

三、手机电脑不离身

现代人的生活，最离不开的就是手机和电脑了，"睡醒之后的第一件事是拿手机，睡觉之前的最后一件事情就是放下手机"，这是一句毫不夸张的话，对于很多人来说，离开了手机，一天都会没精打采；而电脑则是人们工作时的最佳伙伴，可以这么说，一天中大部分时间，都留给了电脑。

正是因为每天都生活在这种高强度的辐射中，人体的五脏六腑才受到了不良的影响，导致其不能正常运行。

四、精神压力过大

现代人每天除了忙碌还是忙碌，几乎没有时间好好放松一下身心。当压力实在太大时，很多人就会选择自己一个人闷头抽烟，或者是与自己的死党大醉一场。这样虽然暂时可以舒缓压力，但却会使脂肪不断地堆积，继而引起肺部与胃部的病变。

中医养生对于现代人的几点建议。

一、保证充足的睡眠

保证充足的睡眠是养生的关键，睡眠时间中最为重要的就是21：00～3：00，这个时间段相当于四季中的冬季，冬季如果不藏，那么第二天肯定就没有精神。

二、快乐的心情

每天要保持一个快乐的心情，因为心病最难医，不要有过度的情绪波动，要做到宁静心怡，心如止水，这样才能预防疾病的发生。

三、空调使用要得当

不要直吹空调，在开空调的时候，不要紧闭窗户，应当适当地透一点缝；而在刚运动之后，或者是刚刚从酷热的地方走进屋内的时候，也不适合吹空调。这个时候身体的毛孔已经全部张开，如果立即吹空调的话，就会导致寒邪侵体，从而诱发疾病。

四、合理的饮食

合理的饮食要保证，现在不管是上学族还是上班族，很多人没有或来不及吃早餐了，这就导致饮食规律上的严重失调。如果长期下去，就会对人们的五脏六腑造成伤害，所以，不管在什么情况下，都应该遵循饮食习惯，按时进食，少食多餐。

五、适当的运动

要注意适当的运动，这样可以帮助运行体内气血，而与此同时也在消耗着人们体内的气血，这也就是微循环，在这个过程中，主要依靠松静来达到的，这是人们养生所必不可少的要求。

第十二章 脊柱侧凸康复护理

第一节 脊柱侧凸概述

一、概念与分类

正常脊柱在冠状面呈一直线、即由C棘突或枕骨结节至臀沟，各棘突应在此垂线上，而在矢状面有4个生理弯曲，即椎前凸、胸椎后凸、腰椎前凸及骶椎后凸。因此，脊柱侧凸（scoliosis）是一种病理状态，即脊柱在某一段或几段出现了侧方弯曲，是一种进展性的脊柱侧向弯曲畸形并常伴有椎体回旋和肋骨变形。发生病因很多，根据病因分为特发性脊柱侧凸与先天性脊柱侧凸。

（一）特发性脊柱侧凸

特发性脊柱侧凸最常见，原因不明，占脊柱侧凸畸形的80%以上，分为婴儿型、少儿型及青春型，有研究认为特发性侧凸的发病机制与大脑皮层功能异常有关，也有研究认为特发性脊柱侧凸可能有遗传因素。

（二）先天性脊柱侧凸

约占5%，由楔形椎、半椎体、椎体半侧融合或并肋等先天畸形所致。其他则由神经肌肉性疾患、神经纤维瘤病或间质形成障碍等疾患引起。

二、临床症状与体征

（一）疼痛

青少年脊柱侧凸常没有症状，而成年患者常主诉腰背部疼痛，其发生率为60%～80%。

（二）畸形

轻度脊柱侧凸外观上可出现胸腰背部不对称，两侧肩胛骨不等高。严重者可导致胸廓旋转畸形、胸廓下沉、上身倾斜、躯干缩短、步态异常等。

（三）肺功能障碍

成人先天性脊柱侧凸患者的肺功能障碍较特发性脊柱侧凸患者多见，其主要原因是前者肺组织发育受到了限制。肺功能的损害程度与脊柱侧凸度数（Cb角）的大小呈正比。

三、临床诊断

根据体格检查胸椎是否有生理后凸的减小或前凸，结合X线、CT、MRI表现可明确诊断。

（一）体格检查

嘱患者充分暴露上身，仅穿短裤，观察其躯干，站立位下测量双肩是否水平以及臂裂至C，中垂线的距离，观察胸椎是否有生理后凸的减小或前凸。胸廓畸形为脊柱侧凸伴随的常见畸形，移向背侧的凸侧肋骨造成特征性的"剃刀背"畸形。

（二）神经系统检查

进行完整的神经系统检查。注意观察沿着背部中线皮肤部位是否有色素病变、皮下脚块、血管、脂肪、黑悲、毛发和局部皮肤凹陷等，同时应仔细检查腹壁反射和双下肢的肌力、感觉、反射和可能存在的病理反射或局部肌群麻痹。

（三）X线检查

X线是诊断脊柱侧凸的主要手段，可以确定畸形的类型、病因、部位、大小、严重程度和柔软性及患者的骨成熟度。

（四）CT、MRI检查

CT和MRI检查在评价根性疼痛、腰椎管狭窄程度方面很有价值。CT用于对伴严重旋转畸形的椎管连续性情况的评估。MRI还可指导脊柱融合水平的选择，椎间盘无退变节段应尽可能保留在融合区之外。

（五）其他

脊髓造影检查可用来发现各个部位有无真性或可能性的压迫，这些发现对于决定畸形部位使用矫正力的大小是十分重要的。

四、临床治疗

脊柱侧凸的矫治是使畸形得到最大限度的矫正，并使之保持在矫正的位置上不再继续发展。治疗方法有非手术治疗和手术治疗。一般根据年龄、侧凸程度、进展情况、有无合并症等选择矫治方案。早期发现、早期矫治是获得良好疗效、避免手术的关键。因为脊柱侧凸畸形早期比较柔钦，容易矫治，较少发生严重的结构性改变和并发症。

（一）非手术治疗

常用的非手术矫治方法包括矫正体操、日常活动中的姿势治疗、电刺激、牵引、手法和矫形器等。

1. 电刺激

多选用双通道体表电刺激器，两组电极分别放置在侧凸体表，两通道交替输出的电刺激波，使两组椎旁肌交替收缩与舒张，而使侧弯的脊柱获得持续的矫正力。电刺激治疗可与矫形器联合应用，即白天戴矫形器，夜晚行电刺激治疗。在治疗过程中应定期复查，在第1个月治疗结束后应详细检查，以确定治疗是否有效。以后每3个月复查1次。电刺激不能用于脊柱骨发育成熟的患者

2. 矫形器

非手术治疗最有效的方法是配戴矫形器。主要通过矫形器的治疗对侧凸畸形提供被动或主动的矫形力，使侧凸畸形得到最大限度的矫正。主要适应于Cobb角为20°～45°，且骨未发育成熟以前的特发性脊柱侧凸患者；Cobb角>45°需手术者，在术前穿戴矫形器可用于防止畸形进一步发展，为手术创造条件。穿戴矫形器注意事项：

（1）初始穿戴时，应从第1天穿2～3h，逐渐增加穿戴时间，1周左右穿戴适应并调整到位后，则每天至少穿戴2～3h。

（2）初始穿戴1个月后复查，进行调整；以后每3-6个月复查1次，密切观察，随时调整，至穿戴到骨龄成熟。

（3）何时停用矫形器是一件非常重要的事。可逐渐减少穿戴时间.同时X线检查观察脊柱变化。若确实无变化、方可脱下矫形器，但还要坚持治疗性锻炼。一般女孩穿到18岁，男孩穿到20岁。

3. 牵引

牵引的种类很多，如颈牵引、斜台颈牵引、头颅-骨盆环牵引、颈-骨盆牵引、卧位反悬吊牵引等。

（1）头颅-骨盆环牵引注意事项：每天检查钉眼有无渗出或感染现象，必要时给予换药。注意头颅环有无滑脱，松动时应将固定螺钉拧紧。严密观察有无神经系统并发症（眶上神经、舌咽神经、外展神经、舌下神经、臂丛神经、喉返神经及脊髓损伤等且出现神经系统症状应立即放松支撑杆，待神经系统症状恢复后冉试行牵引或停止牵引。注意有无寰枢椎半脱位或齿状突缺血坏死，以及有无肠系膜上动脉综合征的发生。

（2）脊柱侧凸反悬吊牵引：若仅为术前准备，一般牵引时间2周左右。通过牵引使凹侧软组织得到松解，使脊柱凹侧得到有效伸展。

（二）手术治疗

一般在年龄>10岁，Cobb角>40°考虑手术治疗。手术治疗的目标是：矫正脊柱畸形或防止畸形加重，重建脊柱的生理弧度，维持躯干的平衡；预防脊柱侧凸可能引起的神经功能障碍，促进已发生的神经功能障碍的恢复；预防和改善脊柱侧凸引起的心、肺功能障碍等。

第二节 脊柱侧凸的康复评定

一、早期筛查

在脊柱侧凸形成和发展过程中，因很少有疼痛或不适等症状而容易被忽略，如能在学龄期和脊柱改变的初期及时发现并早期进行康复训练和治疗，就能较好控制和矫正畸形，防止并发症的发生，减少患者对远期手术的需要。筛查工作从8岁开始进行，教育父母重视和关心孩子的脊柱发育情况，注意观察孩子是否有两肩不平、耸肩、腰不对称、上提、身体倾斜等情况，如果这5个征象中有任何1个，就应该立即就医。

二、临床评定

临床评定包括脊柱侧凸的类型、部位、角度等。脊柱畸形影响到脊柱的功能和心肺功能等方面的功能评定。

（一）一般情况评定

包括一般史、手术史、背部疼痛史、畸形出现时间、心肺功能状况和家族史等。评定时应注意观察双侧肩锁关节、髂前上棘和腰的对称性、臀沟的偏移程度。做前屈试验可见两侧背部的高低变化。结构性侧凸可见肋骨隆突畸形，可以用水平计测隆突的高度，也可用方盘量角器和侧凸计了解躯干旋转度。

1. 脊柱侧凸角度的评定最常用的方法

最常用的为Cobb法，上终椎上缘延长线的垂线与下终椎下缘延长线的垂线相交所形成的角就是Cobb角。Cobb角既适用于治疗前的诊断，也适于治疗后的疗效评定，在同一椎体上画线就能很清楚地测出治疗效果。

2. 脊柱侧凸伴旋转的测量在正位

X线片上观察两侧椎弓根的位置，可粗略地观察脊柱的旋转程度。可根据旋转的程度分为5级：双侧椎弓根的位置正常，无旋转移位为0度（阴性）；最严重为4度，即右侧椎弓根旋转到椎体的左侧；如椎弓根位于中线上为3度。

近年来，CT开始被用于脊柱侧凸的测量和术前评价。CT可精确地测量脊柱的旋转，明确脊髓受压迫情况。

3. 脊柱柔软度

侧向屈曲位摄片可了解畸形的柔软度，从而估计可矫正的程度

4. 脊柱发育成熟度（Risserft征）

脊柱发育成熟程度对判断脊柱侧凸发展趋势、确定治疗方案非常重要。保守疗法

需持续到骨成熟为止。骨成熟度判定的主要依据是髂嵴骨骺的发育情况。髂嵴骨化呈阶段性，其骨骺自髂前上棘至髂后上棘循序出现。根据髂嵴骨骺的发育程度确定的 Kisser 指数，能定量反映骨发育程度。0度为髂嵴骨骺未出现；1度为外侧25%以内出现；2度为50%以内出现；3度为75%以内出现；4度为75%以上出现，但骨骺未与髂嵴融合；5度为全部融合。Risser指数为5时，表示脊柱生长发育已结束。

第三节　脊柱侧凸的康复护理

脊柱侧凸治疗方法主要根据脊柱侧凸Cobb角的大小选择，分为手术治疗与非手术治疗。当Cobb角 < 25° 时，主要通过矫正日常活动中的不良姿势，配合矫正体操，每4~6个月随访1次，一般不需要特殊治疗；当Cobb角25°~30°，除上述方法外，配合电刺激，应用矫形支具；当Cobb角 > 40° 时，需要矫形手术治疗。脊柱侧凸治疗方法的选择除了参考脊柱侧凸的角度，主要应考虑其进展情况和发展趋势。如Cobb角为20°，但还有4年的生长发育期、则需要干预；而如果Cobb角为29°，但已停止了生长发育，可能就不需要特殊处理。一般情况下，当年龄 > 10岁，Cobb角 > 40°，应考虑手术治疗。

一、手术前、后护理

手术治疗的目标是矫正脊柱畸形或防止畸形加重，重建脊柱的生理弧度，维持躯干的平衡；预防脊柱侧凸可能引起的神经功能障碍，促进已发生的神经功能障碍的恢复；预防和改善脊柱侧凸引起的心、肺功能障碍等。脊柱侧凸手术创面大，出血多，并发症涉及多系统多器官，通过良好的护理可达到早期预防，有时虽难以预防，但通过严密细微的观察与护理可及时发现而采取必要的措施。

（一）手术前护理

1. 皮肤准备

患者因背部畸形，皮肤准备较困难、，且常有毛囊炎发生，备皮时需十分小心、不可剃破，有毛囊炎者除每天擦洗、更衣外，并涂以75%的碘酒，待炎症消退后方可手术。

2. 肺功能训练

对畸形严重或肺活量在60%以下者，术前需行肺功能训练，简单的训练方法是向装有水的瓶内吹气。

3. 脊柱牵引

术前行悬吊牵引，主要适用于畸形使的患者，通过牵引使椎旁挛缩肌肉、韧带及小关节松动，以便手术使畸形达到最大限度的矫正，一般需要牵引2~3周。

4. 翻身、体位及大小便训练

使患者了解正确的轴向翻身方法，训练患者俯卧，提高前胸髂部皮肤的耐压力，以适应手术的需要，在患者入院后即训练在床上卧位大、小便，预防术后因不习惯而导致尿潴留及便秘。

5. 配合医疗使用抗生素

术前1天开始给予抗生素静脉滴入，预防感染。

（二）手术后护理

1. 翻身

术后患者平卧，定时轴向45°翻身，以防发生压疮，严禁躯干扭曲。

2. 脊髓神经功能观察

由于术中牵拉、术后脊髓水肿、供血障碍或硬膜外血肿压迫等，均可引起脊髓损伤，因此除术中行脊髓监测或行清醒试验外，在术后72h内不可放松对神经功能的观察。

3. 保持吸道通畅

由于术前肺活量低下，术后切口疼痛，患者不敢咳嗽、，呼吸道分泌物排出不畅，而产生气体交换不足，甚至引起息。术后恶心呕吐，胃内容物反流也可造成呼吸道梗阻。术后应鼓励并协助患者咳痰、排痰，必要时给予雾化吸入、体位引流及吸痰

4. 负压吸引的观察

因手术创面大，术后常规放置引流管负压吸引，以减少伤口血肿感染。伤口引流液第1天一般为200-300mL，第2天在100mL以内，第3天可拔除引流管。引流量过少说明引流不杨，应检查原因，立即疏通，必要时送手术室重新放置。吸引的负压过大可造成引流量增加。负压以5~10mml为宜。

5. 胃肠道反应观察

由于手术牵拉及全麻所致，术后患者常有恶心呕吐现象。术后需禁食1~2天，并根据患者病情给予对症处理、如手术3天后恶心呕吐加重，呕吐频繁，呈喷射状，呕吐物为胆汁，应警惕为肠系膜上动脉综合征，可采用持续胃肠减压、体位引流、补液及给予解痉药物，一般1~2周可得到缓解。

6. 预防感染术后观察

每天观察体温、脉搏变化，了解切口有无红肿和渗出、并给予大剂量抗生素3~7天预防感染。

7. 术后锻炼

术后患者早期适当活动可减少卧床并发症，并为离床活动创造条件。根据不同手术决定患者离床时间，一般术后7天患者可开始45°靠坐，10天后可以70°靠坐，切忌腰部折屈，以防脱钩，术后2周可以床边垂足坐。随后协助患者床边试行站立，若能站立30min，可制作石膏或塑料背心外固定。

8. 石膏背心或支具固定的护理

石膏背心固定时取站立位，石膏干后腹部开窗，患者可下地活动。石膏固定后注意患者有无不适反应，如恶心呕吐及心慌出虚汗等，一般休息后自行缓解，个别患者可出现类似肠系膜上动脉综合征现象，必要时需将石膏拆除或更换。注意石膏有无压迫现象，应及时给予修整，以防压疮。术后若用新型塑料支具固定则较为舒适。

二、康复护理

脊柱侧凸在Cobb角 < 25° 时，主要是矫正日常活动中的不良姿势，配合矫正体操和加强训练等进行矫正。

（一）治疗性锻炼

通过治疗性锻炼来改善姿势：增加伸长脊柱凹侧和挛缩的软组织的柔制性；增强腹肌在维持姿势中的力量；矫正肌力不平衡与改善呼吸运动。

1. 姿势训练

通过姿势训练减少腰椎和颈椎前凸程度来伸长脊柱。

（1）骨盆摆动运动：患者坐于球上，左右摆动臀部，每侧维持15s，重复3组。也可以前后摆动。

（2）姿势对称性训练：患者通过意识控制，保持坐、立位躯干姿势挺拔和对称；可在直立位做上肢外展、高举前屈、腰背部前屈、后伸、双足交互抬起，进一步在俯卧位锻炼腰背肌、在仰卧位锻炼腹肌及下肢肌。

2. 矫正侧凸训练

有意识地加强凸侧肌肉训练，减轻侧肌肉所产生的拮抗肌收缩反应。采取单侧负重抗阻训练，让患者取仰卧位，对胸段侧凸的患者，让患者凸侧的手提1～2kg的重物，在身体的一侧做上举活动。腰段侧凸则让患者凸侧的下肢在踝部负荷1～2kg沙袋，做直腿抬高运动。卧位下运动可以消除脊柱的纵向重力负荷，放松脊柱各关节，增加脊柱活动度。进行矫正体操练习时，要求动作平稳缓慢，充分用力，准确到位、并至少保持5s，每次练习20～30min，每天坚持训练2～3组。凸侧椎旁肌将会较凹侧强壮有力，从而使两侧椎旁肌达到新的平衡。

如果矫正体操能与矫形器联合应用，将会提高疗效。在配戴矫形器或进行其他治疗期间都不能中断做操（如在配戴矫形器期间，每天有1h可卸下、此时即可重点进行矫正体操）。

3. 改善呼吸运动训练

胸椎侧凸达50° 以上合并椎体旋转时，常会产生呼吸困难。呼吸训练应贯穿在所有运动练习中，可按下列步骤指导患者进行胸腹式呼吸。

（1）患者仰卧、屈髋屈膝，指导患者有意识地限制胸廓活动。

（2）患者吸气时腹部应隆起，呼气时腹部尽量回缩，可用视觉或用手去检查；在腹部加上1个沙袋可加强这种腹部隆起。

（3）逐渐把胸腹式呼吸相结合，缓慢的腹式吸气后（腹部隆起），胸廓完全扩张，随着呼气过程，腹部回缩，胸廓回复。

注意事项：进行慢吸气和慢呼气锻炼，呼气时间为吸气的两倍；胸腹式呼吸锻炼先在仰卧位进行，然后在坐位，最后在立位下进行。

（二）矫正体操

矫正体操是矫治脊柱侧凸常用的康复护理方法之一，它的作用原理是有选择性地增强脊柱维持姿势的肌肉，通常是以凸侧的骶棘肌、腹肌、腰大肌与腰方肌为重点调整脊柱两侧的肌力平衡，牵伸凹侧的挛缩的肌肉切带等组织，以达到矫正畸形目的。矫正体操对不同发展阶段的脊柱侧凸有不同的效果：早期Cobb角30°以内的轻度侧弯，脊柱活动度、柔切性好，脊柱尚无明显的结构性畸形时，为矫正体操发挥作用的最佳时期、能起到良好的矫正作用。可作为主要的矫正手段单独应用，广泛地用于学校青少年轻型或非结构性侧凸患者。随着脊柱侧凸度数的增大，重力对侧弯的作用力矩加大，单独的矫正体操难以对抗，故矫正体操效果减弱，须与支具矫形或其他矫形措施结合应用。在结构性侧凸，矫正体操虽不能起即时矫正作用，但坚持长期练习可改善脊柱的柔韧性、可屈性，增强支撑脊柱肌肉的肌力，特别是凸侧负荷过重的肌肉，防止其劳损，延缓畸形的发展。行支具矫形时，矫正体操仍为一种必要的辅助疗法，可防止因制动引起的肌肉萎缩及其他废用性改变，预防脊柱僵硬，改善呼吸功能。体操治疗可以促进侧凸的矫正和脊柱平衡的建立，体操治疗是最方便、经济、安全，且无痛苦的治疗，对轻型侧凸患者有益无害，较单纯观察更为积极。另外，脊柱侧凸儿童的全身情况一般较弱，矫正体操有一定的体力负荷，对增进健康、增强体质、促进正常发育、建立正常姿势、改善心肺功能都有一定意义。矫正体操通常在卧位或匍匐位进行，这种姿势消除了脊柱的纵向重力负荷，同时可利用部分肢体重量作躯干肌肉练习的负荷。下面介绍张光铂编制的一套矫正体操，按患者不同的情况可选择性地重点练习。

1. 前、后爬行或匍匐环行

患者取肘膝卧位或膝胸卧位。由于脊柱前倾不同的斜度，可使脊柱的侧弯运动相对集中于脊柱的不同节段，膝胸卧位或肘膝卧位侧弯运动相对集中于上胸段，有利于这一节段畸形的矫正。

匍匐环行是指练习时不是直线前进，而是环形前进，当胸腰段右侧凸时，爬行时左臂尽量向前向右伸，而右膝石髋尽量屈曲向前迈进，右臂左腿随后跟上，但不能超越左臂和右腿。若为胸腰段左侧凸时，其方向相反。

2. 左、右偏坐

患者取跪位，双手上举，先臀部向右5°偏坐，然后再向左侧偏坐，反复交替练习。若为腰段或胸腰段左侧凸，则重点练习右侧偏坐（增加练习时间及次数）；若侧凸相反，则以左侧偏坐为主。

3. 头顶触壁

患者俯卧，面朝地，双肩外展，双肘屈曲、双手向前，使头尽力前伸，用头顶触墙壁，然后头缩回，再以头顶触壁，反复练习，以利上胸段畸形的矫正。

4. 双臂平伸或单侧"燕飞"

患者俯卧，双手置于额前，双手臂渐渐抬起离开地面，向前伸直，然后双手再回额前，如此反复练习。亦可只平伸上举一侧肢体，如尽力举左侧上肢，该侧肩胛带向右倾斜。也可引起胸椎左凸，用以矫正胸椎右凸。若同时上举凸侧上、下肢，形成单侧"燕飞"，有利于增强凸侧的背肌、臀肌力量。另外因上举左下肢可使骨盆向右倾斜，引起腰椎右凸，矫正腰椎左凸，故同时上举左上肢后伸左下肢可用以矫正常见的胸椎右凸及腰椎左凸畸形。

5. 仰卧起坐

患者仰卧，双臂上伸平放垫上，然后仰卧起坐，躯体屈曲，双臂前伸，双手触及趾尖，然后再慢慢双臂上举回至仰卧位。为了增加凸侧腹肌的力量，可使凹侧上肢尽力后伸，凸侧上肢前伸，用手触摸四侧的足趾。

6. 下肢后伸

患者俯卧，双肩外展，双肘半屈，双手掌平放垫上，双下肢后伸，从垫上抬起左、右腿上下交叉呈剪式运动。为加强一侧臀肌和背肌的力量，可只将一侧上肢前伸，同侧下肢直腿后伸如此有利于矫正腰椎侧凸。如抬左腿可矫正腰椎左。

7. 双腿上举或单腿上举

患者仰卧，双于置于头下，双下肢半屈曲，双足平放垫上，然后双下肢上举，两腿前后交替做剪式运动，以增强腰肌和腹肌的力量。亦可单腿上举同侧的上肢前（上）伸，对侧上肢下伸，以利一侧腰腹肌的增强及腰部畸形的矫正。

8. 深吸慢呼

患者仰卧，双上肢平放身体两侧，手掌向上，双下技半屈曲，双足掌平放垫上，用鼻孔深吸气，使胸廓扩展，作轻呼呼声，将气慢慢由口吐出，以增加肺活量。

9. 挺拔站立

患者双足平行靠墙站立，使双肩及髋部紧贴墙壁，使头须及脊柱尽力向上挺拔。保持正确的躯干姿势。

矫正体操是一种肌肉力量的训练，动作须平稳级慢，姿势正确。要求充分用力，用力方向适当。每一动作历时5～10s，重复10～30次以上，要求有适度的肌肉疲劳感，否则应增加抬起部位的负荷量。每天须练习2～3回，持之以恒，直至骨发育成熟。

（三）配戴支具护理

在特发性脊柱侧凸的非手术治疗和康复护理手段中，支具疗法占有重要位置。支具台疗的原理是在侧凸顶椎部位施以水平方向的压力。由于脊柱侧凸的节段桂间隙两侧不对称，而椎体软骨终板的承重两侧也不对称，顶椎部位水平方向的压力可使侧凸减轻侧凸节段的软骨终板承重的不对称亦有所减轻，因而可延缓侧凸的发展。支具疗法适用于少年期和青春期的特发性脊柱侧凸，要儿期亦可使用。但其支具的制作需要精湛的技术。对先天性脊柱侧凸和骨发育成熟期（椎体软骨环的融合和髂嵴骨生长完成可作为标志）的特发性脊柱侧凸，支具治疗无效。治疗脊柱侧凸的常用支具有两类：即 CTLSO 和TLSO支具。

1. 支具制作

方法有两种：第1种方法是用轻塑料板预制成不同规格的支具，根据患者的身高体形选择一个预制件，然后加工、修整、衬垫；对C：TISO支具还要追加金属立柱。这种制作法的工作周期短，多数的患者可适应于预制支具。但该类支具矫形作用较差。第2种方法是先用石膏取样，患者取立位或卧位于Rissr石膏床上，必要时加用牵引或加压垫，用石膏取样做成阴模，转换成阳模，再用轻塑料板在阳模上制成支具。这种制作法的工作周期长，但制成的支具更为合身、适用。支具制成后要试穿，不合身处加以修整，直至患者舒适、满意为止。更重要的是支具配戴后要摄脊柱前后位X线片，了解支具是否达到矫形作用，压力垫安放位置是否合适等。

2. 支具配戴护理

（1）指导配戴注意事项：支具要昼夜穿着，每大持续23h，留下的1h用于洗澡、体操等活动练习。支具治疗需持之以恒，若无禁忌，支具可使用至骨发育成熟为止

（2）指导逐步减少支具配戴时间：佩戴支具4个月后复查脊柱侧凸角度无变化，每天持续穿戴支具可减少为16h，稳定后再减为12h。再复查仍稳定，在去除支具24bh后投脊柱前后位X线片，如Cobb角仍无变化，即可停止使用。在此期间内如睛形有加重仍需恢复每天持续23h穿着支具。

（3）使用支具期间，指导配合体操锻炼以提高效果。

3. 停用支具的指征

（1）4个月内身高未见增加。

（2）Kisser征4～5级（髂嵴骨骺长全及融合）。

（3）取下支具4b后摄脊柱前后位X线片，Cobb角较前无变化。达到上述指标后，使用支具时间可减少为每天持续20h。

目前公认，支具治疗可有效地控制早期脊柱侧凸的进展，特别是对轻型特发性侧凸，可避免手术或减轻手术患者侧凸的严重程度，对35°以内的侧凸，Pdsserf征≤2°的患者，支具治疗的有效率可达75％以上。因而支具配戴是日前脊柱侧凸康复治疗护理的重要手段。

第十三章 腰间盘突出症康复护理

第一节 腰椎间盘突出症概述

脊柱对躯体起着支撑、负重和运动的作用。椎间盘结构中纤维环的破坏，除了严重的扭转损伤可直接引起外，还可能是椎间盘退变的基础外伤。随着年龄的增长，纤维环容易在负重时断裂。最易引起纤维环损坏的是刚烈的负重运动，如举重、弯腰提起重物或者长时间重复的屈曲旋转。

一、概念与分类

椎间盘突出症是因椎间盘变性、纤维环破裂、髓核突出、刺激或压迫神经根和马尾神经所表现的一种综合征，造成以腰腿痛为主要表现的疾病。腰椎间盘交出症是临床上较为常见的腰部疾患之一，主要病因是在椎间盘退变的基础上长期姿势不正、腰部负重、外伤等导致。腰椎间盘突出症的病变程度在临床上按CT的表现分类，还有按其突出的部位分类。

（一）按突出程度分类

1. 椎间盘膨出

移位的核仍在纤维环内，但因纤维环抗张力减弱而整个向外膨大。

2. 椎间盘突出

移位的髓核已通过纤维环裂隙到了纤维环外面，对相邻组织不但有机械性压迫，还有化学刺激和作为异物的免疫反应。

3. 椎间盘脱出

疝脱的髓核离开突出的纤维环裂口，在椎管内下沉或贴于神经或其他组织。

（二）按突出部位分类

1. 中央型突出

症突发生在椎体后中线，压迫硬膜囊。

2. 偏侧型突出

此型最多见。后纵韧带仍完整，疝突出物移向后外侧。

3. 外侧型突出

突发生在小关节外侧。

二、临床症状与体征

（一）临床症状

各种各样症状均由于疝突出物对具体神经纤维的压迫所致，而由于压迫水平的不同、与神经根粘连与香而表现各异。如果压迫的是感觉纤维，主要表现为蚁行感、麻木、疼痛；若受压的为运动纤维就会出现动作的障碍，腰和（或）下肢活动不灵活、紧张、无力：若受压的是交感神经纤维，则可能有温度感的变化，如发烫或发凉。

1. 腰部疼痛

多数患者有数周或数月的腰痛史，或有反复艘痛发作史。腰痛程度轻重不一，严重者可影响翻身和坐位。一般休息后症状减轻，咳嗽、打喷嚏、用力排便、变换体位、弯腰、久坐、久站和久行时均可使疼痛加剧。腰痛缓解后1～2周出现下肢痛。但临床上也常看到自起病开始即为腰痛并腿痛，或先出现腿痛后出现腰痛，或就诊期间只有腿痛而无腰痛。

2. 下肢放射性或牵涉性痛

一侧下肢坐骨神经区域放射痛是本病的主要症状，常在腰痛减轻或消失后出现。疼痛从腿部开始，逐渐放射至大腿后侧、小腿外侧，有的可发展到足背外侧、足跟或足掌，影响站立与行走。牵涉性痛在受损神经支配区，如肌肉、关节同时出现疼痛。这两种情况在腰椎间盘突出患者均可存在，后者可能更多些，常因负重或弯腰而加重。

3. 腰部活动障碍

腰部活动在各方面均受到影响，尤以后伸障碍明显。少数患者在前屈时明显受限。

4. 脊往侧弯

多数患者有不同程度的腰脊柱侧弯。侧凸的方向可以判断突出物的位置与神经根的关系。

5. 麻木感

病程较长者，常有主观麻木感，多局限于小腿后外侧、足背、足跟或足掌

6. 异常度感

不少患者患肢感觉发凉，患者主诉腰或下肢某个部位"发烫"或"像冷风经过小洞吹到腿上"一样。客观检查患肢温度较健侧降低。

（二）临床体征

1. 姿势异常

患者为避免神经根受压，自然地将腰固定在某个较舒适的姿势。根据病变的严重

程度及个体自动调节能力、腰部可发生过度前凸、变平或侧弯。检查时多数患者腰部生理性弯曲消失，甚至变为后凸；脊柱侧弯，多突向患侧，少数突向健侧，后者多为外侧型；骨盆两侧不等高，站立位时常将患腿放到前面，半屈膝以缓解疼痛。

2. 一侧或两侧腰肌紧张

首先是骶棘肌，重者也牵连其他腰腹肌。

3. 压痛点及反射痛

在腰椎棘突间及椎旁1~2cm处，相当于突出物的半面，用力下压时，压力至黄韧带、神经根和突出物，可引起下肢反射性疼痛。压迫或叩击时疼痛向臀部或大、小腿放射。

4. 脊柱运动受限

脊柱屈曲、伸展、侧弯及旋转等均不同程度地受限，以后伸受限最大，检查时患者出现因疼痛加重限制了伸展运动。也可以出现由于腰肌紧张弯腰时出现腰椎僵直，动作由骶髂关节和髋关节代偿。

5. 神经根受压或牵扯体征

（1）直腿抬高试验、足过度背屈试验、起坐伸藤试验、屈颈试验及颈静脉压迫试验均显示阳性。

（2）神经肌肉系统检查：突出的椎间盘压在神经根上，使其支配区域感觉障碍肌力减弱，腱反射减弱或消失等。

6. 肌紧张试验和肌耐力试验

腰腿痛和脊柱结构的改变有关，也和在其基础上功能的减退有关。反复发作和腰椎稳定性差有关。影响腰椎稳定的机制中，也包括不平衡的肌紧张和骶棘肌耐力不足。

（1）髋屈肌紧张试验：先令患者双屈髋，使骨盆后倾腰椎变平，然后右腿伸直由台疗师支持，同时左膝被紧握推到患者胸前以维持骨盆位置。如果右膝关节位于髋关节水平上水平面即为阳性，如果股直肌短缩，屈膝就会减少到90°，髂胫束紧则小腿会处于轻度外展位。

（2）腘绳肌试验：一侧腿被动直腿抬高，对侧腿、髋、膝屈曲（无外展外旋足置床上，当同侧膝关节开始屈曲或骨盆开始后倾即达终端，直腿抬高加10°~15°否则为腘绳肌紧张。

（3）骶棘肌耐力试验：受检者伏卧台上，上体及下体均向后抬起.只有腹壁在床上，测定维持的时间。

三、临床诊断

椎间盘突出症的诊断，除病史与体查体征改变外，一项重要的诊断依据就是影像学检查。在腰椎间盘突出症的诊断中，常用的影像学检查有X线检查、CT检查、MR1检查与脊髓碘油造影等。

（一）X线检查

主要提示腰椎生理性改变，显示生理性前凸变小，病变椎间隙变窄或前窄后宽（侧位）。腰椎出现侧弯时，两侧椎间隙不等宽，病变侧变窄（正位）。

（二）CT检查

提示软组织向后突入椎管，偏一侧多见，挤压神经根，偶有钙化影出现。

（三）MRI检查

对软组织病变的灵度较高，如果患者由椎间盘突出压迫神经根，则在MRI上可以较明显地显露出来，并且根据其信号的强度，可以较好地对椎间盘突出的部位与类型作出诊断。

四、临床治疗

腰椎间盘突出症在临床治疗上可分为手术治疗与非手术治疗两种。

（一）手术治疗

手术治疗是腰椎间盘突出症较为常见的治疗方法，也是行之有效的措施，手术可彻底消除压迫脊神经等周围组织的突出物，以解决腰腿部的临床症状。

（二）非手术治疗

1. 卧硬板床休息

这是一种简单有效的措施，卧床可减轻脊柱压力，使神经根的水肿慢慢消退。

2. 牵引疗法

这是常用疗法之一，牵引疗法历史悠久。

3. 腰围和支持带腰围

主要目的是制动，使受损椎间盘获得局部充分体息。

4. 自我调理

注意保暖，防止着凉。日常生活和工.作中注意保持正确的姿势。

第二节　腰椎间盘突出症的康复评定

一、腰椎活动度评定及腰腹肌肌力评定

Shoher于1937年提出的脊柱活动度皮尺测定法，经反复改良后成MMS法，据临床检测具有良好的可重复性，并与X线检查测定有良好相关性。于直立位在腰骶关节（两髂后上棘连线）下5cm及上15cm处各做一标记，向前弯腰时此2点距离延长，后伸时2点互相接近，以其距离的变动动作作为腰椎活动度指标。

二、日常生活活动能力及生活质量评价

日本骨科学会提出的日本骨科学会腰痛评价表（JOA score）包括症状、体征及日常生活能力（ADL），指标简单合理（表13-1）。在评估时应排除有尿路疾病患者，分别为优、良、中、差4个等级。其中差为＜10分，中为10～15分，良为16～24分，优为25～29分；满分为29分。治疗改善率＝[（治疗后评分–治疗前评分）÷（满分29–治疗前评分）]×100%；≥75%为优，50%～74%为良好，0～24%为差。

表13-1　日本骨科学会腰痛评价表

评价项目	得分
自觉症状（9分）	
（1）腰痛	
无	3
偶有轻度腰痛	2
常有轻度腰痛，或偶有严重腰痛	1
常有喇剧烈腰痛	0
（2）下肢痛和（或）麻木	
无	3
偶有轻度下肢痛和（或）麻木	2
常有轻度下肢痛和（或）麻木，或侧有严重下肢痛和（或）麻木	1
常有剧烈下肢痛和（或）麻木	0
（3）步行能力	
正常	3
行500m以上发生疼痛，麻木和（或）肌无力	2
步行500m以内100m以上发生疼痛，麻木和（或）肌无力	1
步行100m以内发生疼痛，麻木和（或）肌无力	0

评价项目	得分
临床检查（6分）	
（1）支腿抬高试验（含腘绳肌紧张）	
正常	2
30°～70°	1
0～30°	0
（2）感觉	
正常	2
轻度感觉障（无主观感觉）	1
明显感觉障碍	0
（3）肌力（两侧肌力均减弱时以严重一侧为准）	
正常	2
轻度肌力减弱（4级）	1
重度肌力减弱（0～3级）	0
日常生活活动能力（14分）	
（1）睡觉翻身	
容易	2
困难	1
非常困难	0
（2）站起	
容易	2
困难	1
非常困难	0
（3）洗脸	
容易	2
困难	1
非常困难	0
（4）弯腰	
容易	2
困难	1
非常困难	0
（5）长时间（1h）坐位	
容易	2
困难	1

评价项目	得分
（5）长时间（1h）坐位	
非常困难	0
（6）持重物或上举	
容易	2
困难	1
非常困难	0
（7）行走	
容易	2
困难	1
非常困难	0
膀胱功能（0）	
正常	0
轻度排尿困难（尿频、排尿延迟）	−3
重度排尿困难（尿尿频、排尿延迟）	−6
尿闭	−9

三、疼痛严重程度评价

可以利用视觉类比疼痛评分法（visual analogue pain scale，VAPS）来评价各种疼痛，有较好的可靠性。该方法是在10cm的标尺图上，以一端（0）为无痛，另一端（10）为剧痛难忍，令患者在图上标出自身感受疼痛的位置，其刻度即为疼痛的程度可得到比较精细的半量化数据。

第三节　腰椎间盘突出症的康复护理

腰椎间盘突出症分手术治疗与保守治疗，不管是手术治疗、保守治疗，还是在预防治疗后的复发等方面，康复护理都起着非常重要的作用。

一、手术前、后护理

（一）手术前护理

1. 卧硬板床

协助患者做好生活护理，解决因卧床而带来的自理能力下降问题。

2. 床上大、小便训练

术前1周指导患者床上大、小便训练，养成床上大、小便的习惯，避免术后因不习惯床上大、小便导致的尿潴留与便秘。

3. 呼吸功能训练

术前3天开始指导患者进行呼吸功能训练，如腹式呼吸、箍唇呼吸、有效咳嗽等方法，避免术后卧床导致的呼吸系统并发症。

4. 健康宣教

向患者讲述术后护理配合要点，讲解绝对卧床休息的重要性和必要性。

（二）手术后护理

1. 卧位处理

术后去枕取平卧位6～10h，严格卧硬板床休息，减轻身体对椎间盘的压力，防止手术部位的出血，利于手术后修复。术后禁止在床上大幅度扭动，协助患者轴线翻身。

2. 严密观察患者双下肢感觉、运动、深浅反射情况

麻醉消失后，用钝形针尖轻触患者双下肢或趾间皮肤，观察是否有知觉和痛觉，如果术后出现下肢疼痛加剧、感觉异常、运动障碍等神经压迫症状，应立即报告医生处理。

3. 保持引流管通，注意预防逆行感染

一般术后24～72h拔除引流管，向患者做好放置引流管相关护理注意事项宣教。严密观察引流液性质（如色、透明度、浑浊度）及量并做详细记录，如引流液呈红色，则说明血液较多可能有活动性出血，如渗液量多且清淡可能有硬脊膜破裂或脑脊液外流，均应及时报告医生。

4. 督促、指导呼吸功能训练

督促、指导患者进行深呼吸、腹式呼吸等呼吸功能训练，防止肺部感染。患者出

现咳嗽时鼓励咳嗽，指导减轻伤口疼痛的咳嗽技巧。

5. 根据患者手术及术后恢复情况，指导床上肢体功能训练

二、康复护理

适用于保守治疗、术后恢复期的患者。

（一）体位指导

1. 卧硬板床

卧硬板床以保持脊柱生理弯曲，告知患者卧硬板床的意义并取得配合。

2. 正确的姿势及体位改变方法

（1）坐位正直、不歪斜，保持脊柱生理弯曲。

（2）卧位左、右卧位时避免过于弯曲腰部，保持脊柱生理弯曲。

（3）改变体位改变体位时动作应缓慢，避免过快改变体位。低头拾物时，脚前后放置，避免弯腰动作。

（4）指导日常工作注意事项劳逸结合，保持脊柱生理弯曲，姿势正确，不宜久坐和久站。

（二）腰部医疗体操训练

1. 骨盆卷动

仰卧位，屈膝屈髋，两手放于身体两侧或胸前，微缩下颚。呼吸时收缩下腹，背部压紧地面，做骨盆后倾动作，维持6s，放松；呼气收腹，增大腰曲，下胸及骶保持贴紧地面，腰部谢拱起，做骨盆前倾动作，维持6s。与前一动作交替，10个为1组，重复2-3组。

2. 俯卧抬腿运动

俯卧，两腿伸直，双手置于额头下，交互将左、右腿抬起保持3～5s，重复5～10次。

3. 垫高骨盆抬起上身运动

俯卧，垫高骨盆（腹部下面垫一厚垫）、头和胸部用力向上抬至水平位，维持3～5s，重复10次。

4. 腹肌等长收缩训练

仰卧，弯曲双腿，收缩腹肌和臀肌，使腰背部平贴床面，维持3～5s，重复10次。

5. 腘绳肌拉伸运动

仰卧，一侧腿屈曲或放于球上，另一侧腿伸直至大腿后群肌肉有拉伸感，双手环抱大腿，靠近前胸，维持15s，增加伸张度。

6. 髂腰肌伸拉运动

跪位，一只脚放于训练球旁侧.缓慢向前滚动训练球直至对侧髋前侧有牵拉感，保

持20～30s，重复3～4次，左右交替进行。注意保持躯干挺直。

7. 桥式运动

仰卧，两腿屈曲下，抬起臀部同时挺胸挺腰，吸气，维持3～5s，放下，呼气；重复10次。

8. 飞燕式运动

俯卧，两手和上臂后伸，上身和下肢抬起并同时后伸，膝关节保持伸直，维持5s，重复10次。

（三）躯干屈曲体操（Williams体操）练习

1. 抱膝触胸运动

仰卧，用力缩紧腹肌，并使腰背紧贴床面，然后双于抱持双膝，使之接近胸部，维持3-5s，再慢慢回到起始位置，放松后重复10次。

2. 摸脚尖

坐位，双腿伸直，双手平举，用力收缩腹肌，使上身前倾，双手触及脚尖，并维持3～5s，再慢慢回到起始位置，重复10次。

3. 仰卧位抬头运动

仰卧，双腿弯曲，用力缩紧腹肌，肩胛离床面30°，收下巴，舌顶上腭持续3～5s，再渐渐躺下，重复10次。

4. 仰卧起坐运动

仰卧，双腿弯曲，双手上举，收下巴，用力缩紧腹肌，使上半身离开床面直到坐起手触足尖，维持3～5s，放下，重复10次。

5. 弓腰运动

跪卧，收缩腹肌，使腰部向上弓起，并维持3～5s，再回到起始部位，重复10次。

（四）指导医疗体操训练注意事项

1. 根据个体差异决定训练次数与训练量

每天训练次数根据个人情况而不同，以训练后不引起疼痛及原有疼痛不加重为宜，训练引起的肌肉疲劳，以短时间休息后能恢复为宜。开始时重复次数宜少，以后酌情渐增，每次训练3～5组，每组动作做10次左右。

2. 训练动作要求及注意事项

（1）腰椎运动的方向根据个人情况而不同，应能缓解症状，至少运动后症状不加重，一般而言，腰椎间盘向后突出者应做腰椎后伸动作，腰椎间盘向前突出者（常见于外伤、孕妇、电工）应做腰椎前屈动作。

（2）有腰椎陈旧性压缩性骨折，尤其伴有骨质疏松的患者，不宜做向前弯腰动作

（3）对因外伤而引起腰椎不稳者，进行医疗体操训练时，髋关节屈曲不宜＞90°。

3. 医疗专业人员指导

所有病患者在初步进行腰部医疗体操训练时，应有专业人员(如康复治疗师、康复护理师等)的指导，根据专业人员的指导完成训练。之后根据病情及个人掌握方法的情况由专业人员决定，是否可以自行做腰部医疗体操。

三、疾病复发预防护理

（一）腰椎间盘突出症复发率高的原因

腰椎间盘突出症患者经过治疗和休息后，可使病情缓解或痊愈，但本病的复发率相当高，主要原因有以下几点。

1. 腰椎间盘突出症患者经过治疗后，虽然症状基本消失，但许多患者髓核并未完全还纳回去，只是解除了神经根的粘连与压迫，使神经根压迫程度有所缓解。

2. 腰椎间盘突出症患者病情虽已稳定或痊愈，但在短时间内，一旦劳累或扭伤腰部可使髓核再次突出，因破裂的椎间盘纤维不可能自行修复，导致疾病复发。

3. 在寒冷、潮湿季节未注意保暖，风寒湿邪侵入人体病患部位，加之劳累，诱发本病复发。

4. 患者手术时病变节段髓核虽然已摘除，但手术后该节段上、下的脊椎稳定性欠佳，在手术节段上、下2个节段的椎间盘容易脱出，而导致腰椎间盘突出症的复发。

5. 康复训练不够，维持自身合理姿势的能力不足，矫正康复训练是防止复发的最根本方法。康复训练原则是矫正姿势是第1位，要保持挺拔伸展的腰部姿势，避免后侧椎间盘的过大受力而进一步老化，运动量是第2位，是在保持合理姿势的前提下只为巩固正确姿势，不追求运动量。

（二）预防腰椎间盘突出症复发的康复护理

1. 针对发病外因进行宣教注意保，防止劳累及受寒着凉等因素导致复发。

2. 加强正确咳嗽方法、饮食健康与注意事项宣教，避免剧烈咳嗽和便秘时用力排便所致的腹压增高而导致疾病复发。

3. 当腰部处于屈曲位时，如突然加以旋转易诱发髓核突出而导致本病的复发因此指导日常生活和工作活动的正确姿势，是预防因腰部姿势不当引起疾病复发的基本措施。如需长期坐姿工作者，每1h左右要活动腰部，有条件者站起来伸伸腰放松，以减轻腰部不适感；如喜欢侧着弯腰睡的患者，尽可能减少弯腰，可选择仰卧或俯卧。

4. 避免突然负重日常生活和工作中在未有充分准备的情况下，突然使腰部负荷增加，易引起髓核突出。告知患者搬重物时应注意忌用爆发力。

5. 指导患者建立良好的生活习惯，出院后每天坚持做腰部治疗体操，维持正常的体育锻炼，但勿做刚烈运动。

第十四章　骨科康复护理

第一节　膀胱康复护理

一、清洁间歇导尿的适应证

神经系统功能障碍，如脊柱损伤；非神经源性膀胱功能障碍，如前列腺增生；膀胱内梗阻导致排尿不完全；常用于下列检查，如精确测量尿量等。

二、清洁间歇导尿的时机

在患者病情基本稳定，无大量输液，饮水规律，无尿路感染等并发症情况下进行，脊髓损伤患者待度过脊髓休克期后即可。进行清洁间接导尿的患者应符合该病的适应证，并排除禁忌证。

三、饮水计划

饮水计划是患者进行间接性导尿前的准备工作及进行间接性导尿期间要遵从的重要环节，以避免膀胱不能排尿，而过度膨胀，有损其功能。

四、间清洁歇导尿的并发症

间清洁歇导尿的并发症包括尿路感染、膀胱过度膨胀、尿失禁、尿道损伤、出血、尿路梗阻、自主神经异常反射、膀胱结石等。

第二节　肠道康复护理

一、神经源肠道病因

神经源肠道是指控制大肠的中枢或周围神经组织导致的排便障碍，常见病因包括脑、脊髓、周围神经病变，如脑卒中、脊髓损伤、椎间盘疾病、椎管狭窄等。

二、肠道康复训练前的准备

1. 详细的评估，判断神经源肠道的类型，从而确定个体化的肠道功能训练计划，判断有无发生自主神经反射异常的危险。

2. 进行腹部平片检查，确认有无肠道梗阻，大便嵌塞的情况。

3. 在进行规律的肠道护理之前，应先将肠道中的粪便排清，再进行训练。

三、脊髓损伤患者的肠道护理目标

近期目标是预防因神经源肠道导致的各种并发症，通过肠道管理，形成规律的排便习惯。长期目标是减少神经源肠道给患者带来的各种不适，提高患者的生活质量，促进患者回归社会和家庭。

四、自主神经反射异常处理方式

应立即停止刺激；扶患者坐起，放低腿，松开衣领，裤袋，使用抗高血压药物，严密监测血压。

第三节　心肺功能康复护理

一、心肺功能康复

可以提高对手术的耐受能力，促进术后伤口愈合，预防和减少心肺相关并发症的发生，有利于患者整体功能的康复，为患者的术后功能锻炼打下基础。

二、评定肺功能

包括基本的肺容积和肺容量测定、肺通气功能测定、动脉血气分析等。

三、呼吸功能分级

1. 呼吸功能的徒手评定分组　通过让患者做一些简单的动作或短距离行走，根据患者出现气短的程度初步评定其呼吸功能，徒手评定一般分为0～5级。

2. 呼吸困难分度　根据美国医学会《永久性残损评定指南》将呼吸困难分为轻、中、重三度。

四、骨科患者进行肺功能训练的目标

1. 短期目标　改善胸廓活动，提高机体能量储备，改善心理状况，预防并发症。

2. 长期目标　提高机体免疫力，改善全身状况。

五、辅助咳嗽训练？

辅助咳嗽训练主要适用于腹部肌肉无力，不能引起有效咳嗽的患者，让患者仰卧于硬板床上或者坐在有靠背的椅子上。面对护士，护士的手置于患者的肋骨下角处，嘱患者深吸气，并尽量屏住呼吸，当其准备咳嗽时，护士的手向上，向里用力推，帮助患者快速呼气，引起咳嗽。如痰液过多可配合吸痰器吸引。

六、卧床的骨科患者排痰

卧床期间，骨科患者受限，护士应协助患者进行排痰。护士可指导患者进行有效咳嗽训练，并配合体位引流、叩击、振动的方法，或者借助振动排痰机等进行协助排痰。

第四节　营养与体重管理康复护理

一、营养不良干预措施

可根据患者营养不良出现的原因程度来采取不同的干预措施，包括口服、鼻饲、胃肠外营养等。无关消化道疾病，能够经口进食的患者可根据实际情况采取经口补充营养；不能经口进食的患者可根据实际情况实施鼻饲的方法；重度营养不良，又不能经口进食的患者，才可用胃肠外营养的方式补充营养。

二、长期使用轮椅的注意事项

长期坐轮椅患者受压迫部位的皮肤情况，防止压疮。坐轮椅时，患者身体承受重力压迫的主要部位包括肩背（近肩胛骨外）、臀部两侧（股骨粗隆处）、臀部下方（坐骨结节处）、膝部后方。患者可每隔30分钟用双上肢上身进行减压。停放轮椅时，一定要将轮椅刹闸固定，防止轮椅滑动。

三、骨性关节炎患者饮食护理

骨性关节炎患者应进食高钙食物，以确保骨质代谢的正常需要。老年人的钙的摄入量应比一般人多，应多喝牛奶，食用豆制品、蔬菜和水果必要时补充钙剂。但是，超重者应控制饮食，增加维生素的摄入量，如维生素A、维生素B、维生素C、维生素D等。

四、脊柱结核患者的饮食指导原则

脊柱结核是一种慢性感染消耗性的疾病，容易导致消瘦，需要多吃一些高蛋白食物，注意补充营养，少吃辛辣性刺激食物，不可饮酒，戒烟。

第五节　心理康复护理

一、骨折患者的心理特点

1. 骨折初期，患者受到意外伤害造成骨折，毫无思想准备，身体上承受着骨折后的疼痛和种种生活不适，心理上因离家住院，环境陌生，造成苦恼忧愁，产生一系列紧张、焦虑、恐惧、孤独等心理。

2. 经过骨折初期的治疗后，骨折患者进入骨折修复期，因骨折患者多需长时间的石膏托外固定、患肢制动、牵引，使患者产生厌烦情绪，表现为表情淡漠、抑郁、沉闷、易怒、烦躁，有时甚至是毫无理由的哭闹。

3. 经过长期的治疗，骨折患者进入康复期。但是，很多患者对于功能锻炼思想负担过重，害怕过早活动会影响骨折愈合或已愈合的骨折再次折断，在功能锻炼中，有些患者因耐受程度差，害怕疼痛，锻炼强度不够。

二、创伤后应激障碍?

创伤后应激障碍（Posttraumatic Stress Disorder，PTSD）是指在强烈的精神创伤后发生的一系列心理、生理应激反应所表现出的一系列临床综合征。创伤后应激障碍综合征，又称为创伤后压力反应、创伤后压力综合征、创伤后压力心理障碍症等，主要症状包括噩梦、性格大变、情感解离、麻木感、失眠、逃避会引发创伤回忆的事物、易怒、过度警觉、失忆和受惊吓等。

三、术后谵妄

谵妄是指急性意识模糊状态或急性大脑衰竭。对于术后谵妄，麻醉常被认为是主要原因。术后谵妄的特性包括：

（1）意识水平下降，保持注意力的能力下降；

（2）学习记忆能力下降；

（3）感觉异常；

（4）睡眠–觉醒循环的改变；

（5）对时间、地点、人物定向力障碍；

（6）精神运动性活动改变。

第十五章　神经系统疾病

第一节　颅内血肿

颅内血肿是颅脑损伤中最常见、最严重的继发病变，发生率约占闭合性颅脑损伤的10％和重型颅脑损伤的40％～50％。如不能及时诊断处理，多因进行性颅内压增高，形成脑疝而危及生命，早期发现和及时处理可很大程度上改善预后。

颅内血肿按症状出现时间分为急性血肿（3日内）、亚急性血肿（3日至3周）和慢性血肿（超过3周）。按部位则分为硬脑膜外血肿、硬脑膜下血肿和脑内血肿。

一、硬脑膜外血肿

（一）概述

硬脑膜外血肿是指血液积聚于颅骨与硬脑膜之间的血肿，约占外伤性颅内血肿的30％，大多属于急性型。可发生于任何年龄，但小儿少见。

（二）病因和病机

硬脑膜外血肿最多见于颞部、额顶部和顶部。因脑膜中动脉主干撕裂所致的血肿，多在颞部，可向额部或顶部扩展；前支出血，血肿多在额顶部；后支出血，多在颞顶部。由上矢状窦破裂形成的血肿在其一侧或两侧。横窦出血形成的血肿多在颅后窝或骑跨于颅后窝和枕部。

急性硬膜外血肿常见于青壮年颅骨线性骨折患者，慢性硬膜外血肿致伤因素与急性者相同，不同者在于患者伤后能够较长时间耐受血肿，并且临床症状表现十分缓慢。

（三）临床表现

1. 意识障碍　进行性意识障碍为颅内血肿的主要症状，其变化过程与原发性脑损伤的轻重和血肿形成的速度密切相关。临床上常见以下三种情况。

（1）原发性脑损伤轻，伤后无原发昏迷，待血肿形成后开始出现意识障碍（清醒→昏迷）。

（2）原发性脑损伤略重，伤后一度昏迷，随后完全清醒或好转，但不久又陷入昏迷（昏迷中间清醒或好转→昏迷）。

（3）原发脑损伤较重，伤后昏迷进行性加重或持续昏迷。

因为硬脑膜外血肿患者的原发性脑损伤一般较轻，所以大多表现为（1）（2）两种情况。

2. 颅内压增高　患者常有头痛、恶心、呕吐等颅内压增高症状伴有血压升高、呼吸和脉搏缓慢等生命体征改变。

3. 瞳孔改变及脑疝的表现　颅内血肿所致的颅内压增高达到一定程度，便可形成脑疝。幕上血肿大多先形成小脑幕切迹疝，除意识障碍外，出现瞳孔改变；早期因动眼神经受到刺激，患侧瞳孔缩小，但时间短暂，往往不被察觉；随即由于动眼神经受压，患侧瞳孔散大；若病疝继续发展，脑干严重受压，中脑动眼神经核受损，则双侧瞳孔散大。与幕上血肿相比，幕下血肿较少出现瞳孔改变，而容易出现呼吸紊乱甚至骤停。

4. 神经系统体征

（1）患者伤后立即出现全瘫或偏瘫。

（2）去大脑强直表现为全身肌紧张加强、四肢强直、脊柱反张后挺等。

（四）诊断

根据头部受伤史，伤后当时清醒，以后昏迷，或出现有中间清醒（好转）期的意识障碍过程，结合X线平片显示骨折线经过脑膜中动脉或静脉窦沟，一般可以早期诊断。

CT扫描显示颅骨内板与硬脑膜之间的双凸镜形或弓形高密度影，常伴有颅骨骨折和颅内积气。

（五）常见并发症

1. 颅内压增高　是最常见的并发症。由于疾病使颅腔内容物体积增加，导致颅内压持续在2.0kPa（200mmH$_2$O）以上，颅内压增高会引发脑疝危象。

2. 脑疝　是最危急的并发症，是颅内压升高到一定程度，部分脑组织发生移位，挤入硬脑膜的裂孔或枕骨大孔，压迫附近的神经、血管和脑干，产生一系列生命体征变化，随时危及生命。

3. 癫痫发作　颅脑损伤后容易继发癫痫。

4. 其他并发症　如应激性溃疡、坠积性肺炎、泌尿系统感染、压疮等。

（六）治疗原则

1. 手术治疗

（1）手术适应证：①有明显颅内压增高症状和体征；②CT扫描提示明显脑受压的颅内血肿；③幕上血肿量＞40mL，颞区血肿量＞20mL，幕下血肿量＞10mL。

（2）手术方法：可根据CT扫描所见采用骨瓣或骨窗开颅，清除血肿，妥善止血。血肿清除后，如硬脑膜张力高或疑有硬脑膜下血肿时，应切开硬脑膜探查。对少数病情危急、来不及做CT扫描等检查者，应直接手术钻孔探查，再扩大成骨窗清除血肿。钻孔顺序可根据损伤方式和机制、瞳孔散大侧别、头部着力点、颅骨骨折部位等来确定，一般先在瞳孔散大侧部骨折线处钻孔，可发现60%～70%的硬脑膜外血肿。

2. 非手术治疗　凡伤后无明显意识障碍，病情稳定，CT扫描所示幕上血肿量<40mL、幕下血肿量<10mL、中线结构移位<1.0cm者，可在密切观察病情的前提下，采用非手术治疗。

（七）护理评估

1. 按中医整体观念，运用望、闻、问、切的方法评估病证、舌象、脉象及情志状态。

2. 观察患者意识、瞳孔、生命体征及神经系统体征。

3. 有无呼吸道梗阻。

4. 详细了解既往史，有无心血管、周围血管疾病及糖尿病等。

5. 通过CT扫描片、MRI检查，判断出血部位及范围。

6. 了解患者家庭情况。

（八）一般护理

1. 按外科及本系统疾病一般护理常规执行。

2. 保持病室环境干净、舒适、整洁、安静、温湿度适宜。

3. 疼痛明显者遵医嘱适当给予镇静、镇痛药物，以保证患者充足的睡眠。

4. 饮食宜清淡、营养丰富，禁忌肥甘甜腻、辛辣食物，以高蛋白质、低脂、低盐为原则。

5. 密切观察其意识瞳孔、生命体征及神经系统体征。

6. 急诊入院诊断明确有手术指征者，应立即做好术前准备。

7. 术前护理

（1）绝对卧床休息，取头高位，减少不必要的搬动。

（2）昏迷患者应禁食，保持呼吸道通畅，给予氧气吸入。

（3）密切观察生命体征、意识、瞳孔变化，发现异常，立即通知医师。当患者出现头痛剧烈、呕吐加剧、躁动不安等典型症状时立即通知医师并迅速输入20%甘露醇250mL，同时做好术前准备工作。

（4）定时翻身拍背，保持皮肤清洁、干燥；尿潴留者应留置导尿管；便秘者，协助排便。

8. 术后护理

（1）取平卧位，头部略抬高，偏向一侧。

（2）清醒患者，鼓励进食，注意防止呛咳；昏迷无消化道出血者尽早行鼻饲饮食或肠内营养支持。

（3）病情观察：①观察生命体征、意识、瞳孔变化。②对术后置引流管的患者应注意观察引流液的量、色、性质的变化。③遵医嘱给予脱水药物，降低颅内压；观察尿量，防止发生水、电解质紊乱，遵医嘱补液；按时给予降压药物，保持血压稳定并观察药物疗效。④观察有无恶心、呕吐、剧烈头痛等颅内再次出血征象及消化道出血的表现。⑤定时翻身拍背，保持皮肤清洁干燥，预防坠积性肺炎及压疮的发生。留置导尿管的患者定期做膀胱功能训练，做好会阴部护理。

（4）对症护理：高热患者行药物及物理降温，必要时给予亚低温治疗；眼睑闭合不全者注意保护眼睛，如涂眼药膏等，防止角膜溃疡。

（5）康复：根据患者情况制定语言、运动、智力等康复训练。

（九）健康教育

1. 向患者讲解疾病的相关知识。

2. 加强营养，增强体质。

3. 嘱患者保证充足睡眠，避免过度劳累。

4. 按医嘱服药，不得擅自停药，出院后1个月门诊随访。

5. 指导家属协助患者进行瘫痪肢体的功能锻炼。

6. 颅骨缺损的患者要戴好帽子外出，并有家属陪护，防止发生意外，告知其颅骨修补一般需在术后半年后。

二、硬脑膜下血肿

（一）概述

硬脑膜下血肿是指出血积聚在硬膜下腔，它是最常见的颅内血肿，占颅内血肿的40%左右。其中急性硬脑膜下血肿发生率最高，其次是慢性型，亚急性次之。

（二）病因和病机

急性和亚急性硬脑膜下血肿的出血来源主要是脑皮质血管，大多由对冲性脑挫裂伤所致，好发于额极、颞极及其底面，可视为脑挫裂伤的一种并发症，称为复合型硬脑膜下血肿。另一种较少见的血肿是由于大脑表面回流到静脉窦的桥静脉或静脉窦本身撕裂所致，范围较广，可不伴有脑挫裂伤，称为单纯性硬脑膜下血肿。

慢性硬脑膜下血肿的出血来源和发病机制尚不完全清楚。好发于老年人，多有轻微头部外伤史。部分患者无外伤，可能与营养不良、维生素C缺乏、硬脑膜出血性或血管性疾病等相关。此类血肿常有厚薄不一的包膜。

（三）临床表现

急性和亚急性硬脑膜下血肿主要表现如下。

1. 意识障碍　伴有脑挫裂伤的急性复合型血肿患者多表现为持续昏迷或昏迷进行性加重，亚急性或单纯型血肿则多有中间清醒期。

2. 颅内压增高　血肿及脑挫裂伤继发的脑水肿均可造成颅内压增高，导致头痛、恶心、呕吐及生命体征改变。

3. 瞳孔改变　复合型血肿病情进展迅速，容易引起脑疝而出现瞳孔改变，单纯型或亚急性血肿瞳孔变化出现较晚。

4. 神经系统体征　伤后立即出现的偏瘫等征象，因脑挫裂伤所致。逐渐出现的体征，则是血肿压迫功能区或脑疝的表现。

慢性硬脑膜下血肿进展缓慢，病程较长，可为数月甚至数年。临床表现差异很大，大致可归纳为如下三种类型。

（1）以颅内压增高症状为主，缺乏定位症状。

（2）以病灶症状为主，如偏瘫、失语、局限性癫痫等。

（3）以智力和精神症状为主，表现为头昏、耳鸣、记忆力减退、精神迟钝或失常。

第（1）（2）种类型易与颅内肿瘤混淆，第（3）种类型易误诊为神经症或精神病。

（四）诊断

根据有较重的头部外伤史，伤后即有意识障碍并逐渐加重，或出现中间清醒期，伴有颅内压增高症状，多表明有急性或亚急性硬脑膜下血肿。CT扫描可以确诊，急性或亚急性硬脑膜下血肿表现为脑表面新月形高密度、混杂密度或等密度影，多伴有脑挫裂伤和脑受压。

慢性硬脑膜下血肿容易误诊、漏诊，应引起注意。凡老年人出现慢性颅内压增高症状，智力和精神异常或病灶症状，特别是曾经有过轻度头部受伤史者，应想到慢性硬脑膜下血肿的可能，及时施行CT或MRI检查，应当可确诊。CT显示脑表面新月形或半月形低密度或等密度影，MRI则为短T_1、长T_2信号影。

（五）常见并发症

1. 血肿复发

（1）年龄大，脑萎缩严重，术后脑组织膨胀不满意，难以有效消除无效腔，易于复发。

（2）有凝血机制障碍者，术后易于复发。

（3）血肿的密度与术后复发率密切相关。

2. 脑脊液漏　是指外伤后脑脊液从外耳道、鼻腔或开放创口流出，是颅脑损伤严重的并发症。

3. 颅骨缺损　是手术中去骨瓣减压所致。

（六）治疗原则

1. 急性或亚急性硬脑膜下血肿　由于病情发展急重，一旦确诊，应立即手术治疗。

2. 慢性硬膜下血肿　保守治疗，一旦出现颅内压增高症状，应立即行手术治疗。

3. 手术治疗　可有以下几种方法：①钻孔引流术；②骨窗或骨瓣开颅术；③肌下

减压或去骨片减压术。

急性和亚急性硬脑膜下血肿的治疗原则与硬脑膜外血肿相仿。需要强调的是，硬脑膜外血肿多见于着力部位，而硬脑膜下血肿既可见于着力部位，也可见于对冲部位。所以，如果因病情危急或条件所限，术前未做CT确定血肿部位而只能施行探查时，着力部位和对冲部位均应钻孔，额、颞极及其底部是硬脑膜下血肿的最常见部位。此外，此类血肿大多伴有脑挫裂伤，术后应加强相应的处理。

慢性硬脑膜下血肿患者凡有明显症状者，即应手术治疗，且首选钻孔置管引流术：血肿较小者顶结节处钻一孔即可，较大者在额部再钻一孔，切开硬脑膜和血肿的壁层包膜，经骨孔置入导管于血肿腔内，用生理盐水反复冲洗直至流出液清亮为止。保留顶结节钻孔处的导管，引流2～3天，多可治愈。

（七）护理评估

1. 按中医整体观念，运用望、闻、问、切的方法评估病证、舌象、脉象及情志状态。

2. 详细了解受伤过程，如暴力大小、方向、性质、速度。

3. 评估有无意识障碍，是否出现头痛、恶心、呕吐、呼吸困难等情况。

4. 了解患者既往健康状况。

5. 了解患者及家属的心理反应。

（八）一般护理

1. 按外科及本系统疾病一般护理常规执行。

2. 保持病室环境安静、温湿度适宜，急性期卧床休息，取头高足低位，躁动者加床栏。

3. 安慰患者，保持情绪安定，避免焦躁、恐惧等不良情绪。

4. 饮食宜清淡、营养丰富，术后暂禁食，在神志清楚、咽功能恢复后可进流质，并逐渐改为半流质及普通饮食。

5. 密切观察其意识、瞳孔、生命体征及神经系统体征，预防脑疝及血肿复发。

6. 躁动及癫痫发作患者应注意安全防护，遵医嘱给予抗癫痫药物，防止因癫痫发作引起血肿增大。

7. 慢性硬脑膜下血肿行硬脑膜下钻孔引流术后去枕卧位或头低脚高位，直到拔出引流管，有利于淤血引出。

8. 保持呼吸道通畅，昏迷患者头偏向一侧，及时吸痰，必要时尽早行气管切开术。

9. 对症护理

（1）有脑脊液漏者绝对平卧，严禁填塞耳鼻，勿用力排便、咳嗽、打喷嚏，合并有高热昏迷、颅内压增高、脑疝等护理参照相应内容。

（2）加强基础护理，注意口腔、皮肤、会阴部清洁。

（3）保持良好肢体的功能位置，鼓励主动运动，预防肌肉萎缩。

（九）健康教育

1. 向患者及家属讲解疾病的相关知识。

2. 心理指导　清醒脑损伤患者应尽早自理生活。对恢复过程中出现头痛、耳鸣、记忆力减退的患者，给予适当解释和宽慰，使其树立信心。

3. 控制外伤性癫痫　坚持服用抗癫痫药物至症状完全控制后1~2年，逐步减量后才能停药，不可突然中断服药。癫痫患者不能单独外出、登高、游泳等，以防意外。

4. 康复训练　脑损伤后遗留语言、运动或智力障碍，在伤后1~2年内有部分恢复的可能。提高患者自信心，协助患者制订康复计划，进行语言、运动、记忆力等方面的训练，以提高生活自理能力及社会适应能力。

5. 嘱定期来医院复查。

6. 去骨瓣术后颅骨缺损的患者告知其行修补术的时间。

三、脑内血肿

（一）概述

脑内血肿分为两种类型。

1. 浅部血肿　出血均来自脑挫裂伤灶，多伴有颅骨凹陷性骨折或严重的脑裂伤，好发于额叶和颞叶，常与硬脑膜下和硬膜外血肿并存。

2. 深部血肿　多见于老年人，血肿位于白质深处，脑表面可无明显挫伤。

（二）病因和病机

急性或亚急性脑内血肿常见于对冲性脑挫裂伤，其次为直接打击的冲击伤或凹陷性骨折引起。迟发性外伤性脑内血肿多见于中、老年患者，发病高峰常在脑挫裂伤后3天内或清除其他脑内血肿突然减压后。血肿初期仅为一血凝块，4~5天后血肿开始液化，变为棕褐色陈旧血液，2~3周后血肿表面开始有包膜形成。

（三）临床表现

脑内血肿与伴有脑挫裂伤的复合性硬脑膜下血肿的症状很相似，而且事实上两者常同时存在。主要表现为颅内压增高，以进行性加重的意识障碍为主，若血肿累及重要脑功能区可出现偏瘫、失语、癫痫等局部症状。

（四）诊断

CT检查在挫裂伤灶附近或脑深部白质内见到圆形或不规则高密度血肿影，周围有低密度水肿区。

（五）常见并发症

1. 外伤性癫痫　是指继发于颅脑损伤后的癫痫性发作，可发生在伤后的任何时间，早者于伤后即刻出现，晚者可在头伤痊愈多年后开始突然发作。

2. 脑外伤后综合征　颅脑损伤后神经、精神障碍。

3. 其他并发症　压疮、肺部感染、泌尿系统感染、暴露性角膜炎、关节挛缩等。

（六）治疗原则

脑内血肿的治疗与硬脑膜下血肿相同，多采用骨瓣或骨窗开颅，在清除硬脑膜下血肿和明显挫碎糜烂的脑组织后，大多数脑内血肿即已显露，将之一并清除。对少数脑部血肿，如颅内压增高显著，病情进行性加重，也应考虑手术，根据具体情况选用开颅血肿清除或钻孔引流术。

（七）护理评估

1. 按中医整体观念，运用望、闻、问、切的方法评估病证、舌象、脉象及情志状态。

2. 密切观察生命体征、意识状态及瞳孔的变化。

3. 神经功能缺损的程度及脑疝的前驱症状。

4. 有无呼吸道梗阻。

5. 有无焦虑等不良情绪。

6. 自理能力及生活习惯。

（八）一般护理

1. 急诊手术按急诊患者术前护理，术后护理按神经外科围术期护理常规护理。

2. 病情观察　严密观察意识、瞳孔、生命体征，如有异常及时通知医师。脑内血肿位于后凹者，因后颅窝空隙较小，少量血肿即可引起猝死，应严密观察呼吸变化及是否出现颈强直症状。继发性颅脑损伤者不可轻易使用止痛剂、降压药、止吐药等，以免掩盖病情变化。

3. 躁动患者及癫痫发作患者应注意安全防护，遵医嘱给予抗癫痫药物，防止因癫痫发作引起血肿增大。

4. 保持呼吸道通畅，昏迷患者头偏向一侧，及时吸痰，必要时尽早行气管切开术。

5. 昏迷及瘫痪患者保持肢体功能位，加强口腔护理、皮肤护理、翻身等，预防肺部感染及压疮的发生。

6. 高热患者行药物及物理降温，必要时给予亚低温治疗。

7. 眼睑闭合不全者注意保护眼睛，如涂眼药膏等，防止角膜溃疡。

8. 根据患者情况，制定语言、运动、智力等康复训练。

（九）健康教育

1. 向患者及家属讲解疾病的相关知识。

2. 饮食宜清淡而营养丰富，避免过度劳累。

3. 指导家属协助患者做好各项基础护理，普及健康知识。

4. 告知长期卧床患者并发症的预防措施。

5. 告知其来医院复查的时间。

第二节　脑疝

一、概述

颅内占位性病变导致颅内压增高到一定程度时，颅内各分腔之间的压力不平衡，脑组织从高压区向低压区移位，部分脑组织被挤入颅内生理孔隙中，导致脑组织、血管及神经等重要结构受压和移位，出现严重的临床症状和体征，称为脑疝（brain herniation）。脑疝是颅内压增高的危象和引起死亡的主要原因。

根据移位的脑组织及其通过的硬脑膜间隙和孔道，可将脑疝分为以下常见的三类。

1. 小脑幕切迹疝　又称颞叶钩回疝，是位于小脑幕切迹缘的颞叶海马回、钩回通过小脑幕切迹被推移至幕下。

2. 枕骨大孔疝　又称小脑扁桃体疝，是小脑扁桃体及延髓经枕骨大孔被推挤向椎管内。

3. 大脑镰下疝　又称扣带回疝，是一侧半球的扣带回经镰下孔被挤入对侧分腔。

二、病因和病机

颅内任何部位占位性病变发展到严重程度均可导致颅内各分腔压力不均而引起脑疝。常见病因有以下几方面。

1. 外伤所致各种颅内血肿，如硬脑膜外血肿、硬脑膜下血肿及脑内血肿。

2. 各类型脑出血、大面积脑梗死。

3. 颅内肿瘤尤其是颅后窝、中线部位及大脑半球的肿瘤。

4. 颅内脓肿、颅内寄生虫病及各种肉芽肿性病变。

5. 医源性因素，对于颅内压增高患者，进行不适当的操作如腰椎穿刺，可因放出脑脊液过多、过快，使各分腔间的压力差增大，而促使脑疝形成。

三、临床表现

不同类型的脑疝各有其临床特点，在此仅简述小脑幕切迹疝及枕骨大孔疝的临床表现。

（一）小脑幕切迹疝

1. 颅内压增高的症状

（1）剧烈头痛，其程度进行性加重伴烦躁不安。

（2）与进食无关的频繁喷射性呕吐。

（3）急性脑疝患者视神经盘水肿可有可无。

2. 瞳孔改变　是颅内压增高导致脑疝的重要指征之一，双侧瞳孔是否等大、等圆及对光反射是否灵敏，如果两侧瞳孔大小多变、不等圆、对光反射差或出现分离现象，常表示脑干损伤；如果一侧或双侧瞳孔散大、对光反射消失，甚至眼球固定，表示病情危重。叶沟回疝时，由于疝入脑组织直接压迫中脑或动眼神经经常出现瞳孔不等大；病侧瞳孔可先缩小后逐渐扩大，对光反射迟钝或消失。枕骨大孔疝常呈现双侧瞳孔先缩小后逐渐散大至对光反射迟钝、消失。

3. 意识改变　患者的意识由清醒转为混乱或嗜睡时，应高度警惕。一般早期呈现出烦躁不安、注意力涣散，继而出现反应迟钝或消失等意识障碍进行性加重的表现。

4. 运动障碍　表现为病变对侧肢体的肌力减弱或麻痹，病理征阳性。脑进展时可致双侧肢体自主活动消失，严重时可出现去脑强直发作，这是脑干严重受损的信号。

5. 生命体征紊乱　表现为心率减慢或不规则、血压忽高忽低、呼吸不规则、大汗淋漓或汗闭、面色潮红或苍白。体温可高达41℃以上或体温不升。最终因呼吸循环衰竭而致呼吸停止、血压下降、心脏停搏。

（二）枕骨大孔疝

由于脑脊液循环通路被堵塞，常出现颅内压增高，患者剧烈头痛，频繁呕吐，颈项强直，强迫头位的表现。

四、诊断

仔细询问病史症状与体征，由此做出初步诊断。发现有视神经盘水肿及头痛、呕吐三主征，颅内压骤然增高，进行性剧烈头痛、进行性瘫痪及视力进行性减退等症状时，都应考虑到有颅内病变的可能。对于临床疑诊病例，应及时选择恰当的辅助检查，以利于早期诊断和治疗。

五、治疗原则

患者一旦出现典型的脑疝症状，立即给予脱水治疗以降低颅内压，确诊后尽快手术去除病因。若难以确诊或虽确诊但病变无法切除者，可通过脑脊液分流术、侧脑室外引流术或病变侧颞肌下、枕肌下减压术等姑息性手术来降低颅内压。

六、护理评估

1. 按中医整体观念，运用望、闻、问、切的方法评估病证、舌象、脉象及情志状态。

2. 详细了解发病经过，脑瘫形成的原因、时间。

3. 评估患者全身情况，有无意识障碍、瞳孔改变、呼吸困难、肢体偏瘫及伴随症状。

4. 通过观察CT扫描片中，中线偏移的多少来确定脑疝的严重程度及发病的部位。

5. 了解患者家庭情况。

七、一般护理

1. 患者立即平卧，头部抬高15°～30°。

2. 遵医嘱快速静脉滴入甘露醇等脱水剂，并观察脱水效果。

3. 保持呼吸道通畅，及时吸痰，充分给氧。

4. 准备气管插管盘及呼吸机，对呼吸功能障碍者，行人工气管插管，必要时行气管切开术。

5. 密切观察生命体征、意识、瞳孔变化。

6. 紧急做好术前特殊检查及术前准备。

7. 留置导尿管，并记录尿量。

八、健康教育

1. 向患者讲解脑疝的相关知识，如原因及症状，以及相关促发因素。

2. 指导患者避免用力咳嗽和用力排便等。

3. 保持呼吸道通畅。

4. 发生脑疝及时进行急救处理。

5. 做好家属的心理疏导。

第三节　颅内肿瘤

一、概述

颅内肿瘤（intracranial tumors）又称脑瘤，包括原发性和继发性两大类。原发性颅内肿瘤发生于脑组织，如脑膜、脑神经、垂体、血管及残余胚胎组织等；继发性肿瘤是身体其他部位恶性肿瘤转移到颅内。常见的类型有神经胶质瘤、脑膜瘤、垂体腺瘤、听神经瘤、颅咽管瘤、转移性肿瘤。可发生于任何年龄，以20～50岁多见。

（一）神经胶质瘤

来源于神经上皮，是颅内最常见的恶性肿瘤，占颅内肿瘤的40%～50%。其中，多形性胶质母细胞瘤恶性程度最高，病情进展快，对放、化疗均不敏感。母细胞瘤也为高度恶性，好发于2~10岁儿童，多位于后颅窝中线部位，因阻塞第四脑室及导水管而引发脑积水，对放射治疗敏感。少突胶质细胞瘤占胶质瘤的7%，生长较慢，分界较清，可手术切除，但术后易复发，需术后放疗及化疗。室管膜瘤约占12%，肿瘤与周围脑组织分界尚清楚，有种植性转移倾向，术后需放疗和化疗；星形细胞瘤是胶质瘤中最常见的，约占40%，恶性程度较低，生长缓慢，呈实质性者与周围组织分界不清，常不能彻底切除，术后易复发，囊性者常分界清楚，若切除彻底可望根治。

（二）脑膜瘤

约占颅内肿瘤的20%，良性居多，生长缓慢，多位于大脑半球矢状窦旁，邻近的颅骨有增生或被侵蚀的迹象。脑膜瘤有完整的包膜，彻底切除可预防复发。

（三）垂体腺瘤

来源于腺垂体的良性肿瘤。按细胞的分泌功能可分为催乳素腺瘤（PRL瘤）、生长激素腺瘤（GH瘤）、促肾上腺皮质激素腺瘤（ACTH瘤）及混合性腺瘤。PRL瘤主要表现为女性闭经、泌乳、不育等；男性性欲减退、阳痿、体重增加、毛发稀少等。GH瘤在青春期前发病表现为巨人症，成年后发病表现为肢端肥大症。ACTH瘤主要表现为库欣综合征，如满月脸、水牛背、腹壁及大腿皮肤紫纹、肥胖、高血压及性功能减退等。手术摘除是首选的治疗方法。若瘤体较小可经蝶窦在显微镜下手术，瘤体较大需开颅手术，术后放疗。

（四）听神经瘤

发生于第Ⅷ脑神经前庭支的良性肿瘤，约占颅内肿瘤的10%。位于小脑脑桥角内，可出现患侧神经性耳聋、耳鸣、前庭功能障碍、同侧三叉神经及面神经受累及小脑功能受损症状。治疗以手术切除为主，直径小于3cm者可用γ刀治疗。

（五）颅咽管瘤

颅咽管瘤为良性肿瘤，大多为囊性，多位于鞍上区，约占颅内肿瘤的5%，多见于儿童及青少年，男性多于女性。主要表现为视力障碍、视野缺损、尿崩、肥胖和发育迟缓等。以手术切除为主。

（六）转移性肿瘤

多来自肺、乳腺、甲状腺、消化道等部位的恶性肿瘤，多位于幕上脑组织内，可单发或多发，男性多于女性。有时脑部症状出现在前，原发灶反而难以发现。

二、病因和病机

颅内肿瘤的病因至今尚不明确。大量研究表明，细胞染色体上存在瘤基因，加上各种后天诱因可使其发生。可能诱发脑瘤的因素有：遗传综合病证或特定基因多态性、电磁辐射、神经系统致癌物、过敏性疾病和病毒感染。颅内肿瘤发病部位以大脑半球最多，其次为蝶鞍、鞍区周围、小脑脑桥角、小脑、脑室及脑干。一般不向颅外转移，但可在颅内直接向邻近正常脑组织浸润扩散，也可随脑脊液的循环通道转移。脑瘤的预后与病理类型、病期及生长部位有密切关系。良性肿瘤单纯外科治疗有可能治愈，交界性肿瘤单纯外科治疗后易复发，恶性肿瘤一旦确诊，需要外科治疗辅助放疗和（或）化疗。

三、临床表现

因肿瘤的组织生物学特性、原发部位不同而异，以颅内压增高和神经功能定位症状为其共性。

（一）颅内压增高

1. 头痛，晨醒、咳嗽和大便时加重，呕吐后可暂时缓解。
2. 呕吐见于颅后窝肿瘤，多清晨呈喷射状发作。
3. 视神经盘水肿，颅内压增高晚期患者视力减退、视野向心性缩小，最终可失明。瘤内出血可表现为急性颅内压增高，甚至发生脑疝。

（二）癫痫

大脑半球肿瘤可表现为癫痫，发作类型与肿瘤部位有关，额叶肿瘤多为癫痫大发作，中央区及顶叶多为局灶性发作，颞叶肿瘤表现为伴有幻嗅的精神运动性发作。脑电图局灶性慢波具有诊断价值。

（三）破坏性症状

1. 中央前后回肿瘤可发生一侧肢体运动和感觉障碍。
2. 额叶肿瘤常有精神障碍。
3. 枕叶肿瘤可引起视野障碍。
4. 顶叶下部角回和缘上回可导致失算、失读、失用及命名性失语。
5. 语言运动中枢受损可出现运动性失语。
6. 肿瘤侵及下丘脑时表现为内分泌障碍。
7. 四叠体肿瘤出现瞳孔不等大、眼球上视障碍。
8. 小脑半球肿瘤出现同侧肢体共济失调。
9. 脑干肿瘤表现为交叉性麻痹。

（四）压迫症状

1. 鞍区肿瘤可引起视力、视野障碍。
2. 海绵窦区肿瘤压迫第Ⅲ、Ⅳ、Ⅵ和Ⅴ对脑神经，患者出现眼睑下垂、眼球运动障碍、面部感觉减退等海绵窦合征。患者早期出现脑神经症状有定位价值。

四、诊断

颅内肿瘤诊断包括：定位诊断，肿瘤部位和周围结构关系；定性诊断，肿瘤性质及其生物学特性。需要与脑部炎症、变性或血管等病变相鉴别。

1. 颅骨X线平片　可见垂体腺瘤蝶鞍扩大，听神经瘤侧内听道扩大、骨质破坏。颅咽管瘤鞍上斑点状或蛋壳形钙化。颅骨破坏或骨质增生多见于脑膜瘤、脊索瘤和颅骨骨帽。儿童颅内压增高颅缝分离、脑回压迹增多。

2. 头部CT和MRI扫描　CT和MRI是诊断颅内肿瘤的首选方法。结合二者检查结果，不仅能明确诊断，而且能确定肿瘤的位置、大小及瘤周组织情况。

3. 正电子发射体层摄影术（positron emission tomography，PET）　利用能发射正电子核素，如11碳（^{11}C）、13氮（^{13}N）、15氧（^{15}O）和18氟（^{18}F）等，测量组织代谢活性蛋白质的合成率、受体的密度和分布等，反映人体代谢和功能，可早期发现肿瘤，判断脑肿瘤恶性程度。

4. 活检　立体定向或神经导航技术获取标本，行组织学检查，确定肿瘤性质，选择治疗方法。

五、常见并发症

1. 颅内压增高及脑疝　由于肿瘤体积超过颅内压调节代偿能力，而产生头疼、呕吐、视神经盘水肿的颅内压增高征，它也是颅内肿瘤的主要临床症状。更为严重的是当脑瘤体积增大，脑组织从高压力区向低压力区移位导致脑组织、神经和血管等重要结构受压和移位，从而发生脑疝。

2. 脑出血　部分颅内肿瘤可以引起颅内出血，以胶质母细胞瘤多见。放射治疗、手术操作等均可引起颅内肿瘤性出血。

3. 脑脊液漏及颅内感染　颅内肿瘤致脑脊液漏多为手术引发，如垂体瘤经鼻蝶入路手术或颅内肿瘤术后硬脑膜修复欠妥或因创口感染愈合不良而引起，反复脑脊液漏有导致颅内感染风险。

六、治疗原则

（一）内科治疗

1. 降低颅内压。

2. 术前有癫痫病史或者术后出现癫痫，应连续服用抗癫痫药物，癫痫发作停止后可缓慢停药。

（二）外科治疗

切除肿瘤，降低颅内压和解除对脑神经的压迫。小骨窗入路，神经导航等微创神经外科技术，在保障患者脑功能不受损伤前提下切除肿瘤。

（三）放射治疗

1. 放射治疗　作为恶性脑瘤部分切除后辅助治疗。生殖细胞瘤和淋巴瘤对放射线高度敏感，经活检证实后可首选放射治疗；中度敏感肿瘤有髓母细胞瘤、室管膜瘤、多形性胶质母细胞瘤、生长激素垂体腺瘤和转移瘤；其他垂体腺瘤、颅咽管瘤、脊索瘤、星形细胞瘤和少枝胶质细胞瘤对放射线低度敏感。对容易种植的髓母细胞瘤、生殖细胞瘤、中枢神经系统恶性淋巴瘤和室管膜母细胞瘤，还应行全脑和第2骶椎以上全脊髓照射。

2. 瘤内放射治疗　将放射范围小的液体核素（32P、198Au等）注入瘤腔，或将颗粒状核素植入瘤体内，依靠 γ 或 β 射线电离辐射作用杀伤肿瘤细胞，适用于涎腺腺样囊性癌和星形细胞瘤。

3. 立体定向放射治疗（ γ 刀、X刀）。

4. 化学药物治疗　采用丙卡巴肼、卡莫司汀和环己亚硝脲；或VP26、VP16及顺铂等。替莫唑胺（Temozolomide）用于治疗低级别星形细胞瘤、复发的间变形星形细胞瘤和胶质母细胞瘤。如患者体质好可与放射治疗同时进行。

5. 应用免疫、基因、光疗及中药等方法治疗颅内肿瘤均在探索中。

七、护理评估

1. 按中医整体观念，运用望、闻、问、切的方法评估病证、舌象、脉象及情志状态。

2. 详细询问患者既往史、发病时间和全身营养状况。

3. 观察生命体征、舌苔、意识及神志、瞳孔变化，有无颅内高压表现、视力视野障碍及癫痫、麻痹，有无精神异常及肿瘤相关症状。

4. 通过CT扫描或MRI片判断肿瘤大小及部位。

5. 根据手术难易程度、手术部位及范围等评估术后可能发生的风险及并发症，给予预防处理。

6. 了解心理、社会因素，患者家庭情况。

八、一般护理

1. 按外科及本系统疾病一般护理常规执行。

2. 保持病房安静、整齐，室内禁止大声喧哗，空气要新鲜，每日开窗通风2次。

3. 术前护理

（1）解除心理负担，给予患者及家属心理支持。

（2）加强生活护理，观察生命体征变化。特别是视听觉障碍、面瘫、偏瘫的患者，预防意外损伤，一旦出现异常，及时通知医师处理。

（3）吸氧，保持呼吸道通畅。

（4）遵医嘱使用脱水剂，观察用药后疗效。

（5）做好术前特殊检查。术前1日剃头，并将头部洗净。口鼻蝶窦入路手术的患者，术前需剃胡须、剪鼻毛。脑膜瘤患者术前备血1000～2000mL。

4. 术后护理

（1）保持口腔清洁，防止细菌感染。经口鼻蝶窦入路手术的患者，术后应加强口腔护理。做好皮肤及管道护理，防止并发症发生。

（2）体位护理：全麻术后未醒时，半卧，头偏向健侧；清醒后血压正常者抬高床头15°～30°；幕上开颅术后患者应卧向健侧，避免切口受压。幕下开颅术后早期宜取去枕侧卧或侧俯卧位；经口鼻蝶窦入路术后取半卧位，以利于伤口引流。后组颅神经受损、吞咽功能障碍者只能取侧卧位，以免口咽部分泌物误入气管。体积较大的肿瘤切除后，因颅腔留有较大空隙，24～48小时内手术区应保持高位，以免突然翻动时脑和脑干移位，引起大脑上静脉撕裂、硬脑膜下出血或脑干功能衰竭。搬动患者或为其翻身时，应有人扶持头部使头颈部成一直线，防止头颈部过度扭曲或震动。

（3）饮食护理：维持患者营养，保持出入量及水、电解质平衡。术后次日可进流食，以后从半流食逐渐过渡到普食。颅后窝手术或听神经瘤手术后，因舌咽、迷走神经功能障碍而发生吞咽困难、饮水呛咳者，应严格禁食、禁饮，采用鼻饲供给营养，待吞咽功能恢复后逐渐练习进食。昏迷时间较长者亦可用鼻饲。

（4）病情观察：①密切观察生命体征、意识、瞳孔和肢体活动情况，术后必要时对血压和血氧饱和度进行动态监测。如患者出现意识障碍、瞳孔不等大、缓脉、血压升高或出现颅内压增高等症状时，应立即通知医师处理。②观察脱水药、激素、抗癫痫药、冬眠药的药物反应。

（5）呼吸道护理：保持呼吸道通畅，及时吸氧，必要时吸痰或给予气管插管或气管切开。定时翻身、拍背，防止肺部并发症发生。

（6）中枢性高热：按高热常规处理，首先考虑物理降温，如冰敷、酒精擦浴等，必要时给予冬眠疗法。

5. 并发症的预防与护理

（1）颅内压增高：术后密切观察生命体征、意识、瞳孔、肢体功能和颅内压的变化，遵医嘱给予甘露醇和地塞米松等，以降低颅内压。

（2）颅内积液或假性囊肿：术后在残留的创腔内放置引流物，以引流手术残腔内的血性液体和气体，使残腔逐步闭合，减少局部积液或形成假性囊肿。护理时注意以下问题。①妥善放置引流瓶：术后早期，创腔引流瓶（袋）置于头旁枕上或枕边，高度与头部创腔保持一致，以保证创腔内一定的液体压力，避免脑组织移位。术后48小时内，不可随意放低引流瓶（袋），以免引起颅内血肿。若术后早期引流量多，应适当抬高引流瓶（袋）。48小时后，可将引流瓶（袋）略放低，以期较快引流出创腔内的液体，使脑组织膨出，减少局部残腔。②拔管：引流管放置3～4日，一旦血性脑脊液转清，即可拔除引流管，以免形成脑脊液漏。

（3）脑出血：急性期应绝对卧床休息，保持安静，减少不必要的搬运，以防出血加重。脑出血昏迷患者，24～48小时内禁食，以防呕吐物反流至气管造成窒息或吸入性肺炎。及时清理呼吸道分泌物，保持通畅，防止脑缺氧。

（4）脑脊液漏：注意伤口、鼻、耳等处有无脑脊液漏。术后避免剧烈咳嗽，以防脑脊液鼻漏。若出现脑脊液漏，应及时通知医师，并做好相应护理。

（5）尿崩症：主要发生于鞍上手术后，如垂体腺瘤、颅咽管瘤等手术涉及下丘脑影响血管升压素分泌所致。患者出现多尿、多饮、口渴，每日尿量大于4000mL，尿比重低于1.005。遵医嘱给予神经垂体后叶素治疗时，准确记录出入液量，根据尿量的增减和血清电解质的水平，调节用药剂量。尿量增多期间，须注意补钾，每1000mL尿量补充1g氯化钾。

九、健康教育

1. 适当休息，坚持锻炼（如散步、打太极拳等），劳逸结合。

2. 鼓励患者保持积极、乐观的心态，积极自理个人生活。

3. 多食高热量、高蛋白、富含纤维素和维生素、低脂肪、低胆固醇饮食，少食动物脂肪、腌制品；限制烟酒、浓茶、咖啡、辛辣等刺激性食物。

4. 瘫痪肢体应保持功能位，防止足下垂，其各关节被动屈伸运动，练习行走，防止肌肉萎缩；感觉障碍时禁用热水袋以防烫伤；步态不稳者继续进行平衡功能训练，外出需有人陪同，以防摔伤。

5. 癫痫者不宜单独外出、登高、游泳、驾驶车辆及高空作业，随身带疾病卡。

6. 听力障碍者尽量不单独外出，以免发生意外，必要时可配备助听器，或随身携带纸笔。

7. 视力障碍者注意防止烫伤、摔伤等。

8. 指导面瘫、声音嘶哑患者注意口腔卫生，避免食用过硬、不易咬碎或易致误吸的食物，不要用吸管进食或饮水，以免误入气管引起呛咳、窒息。

9. 眼睑闭合不全者遵医嘱按时滴眼药水，外出时需戴墨镜或眼罩保护，以防阳光和异物伤害。夜间睡觉时可用干净湿手帕覆盖或涂眼膏，以免眼睛干燥。

10. 骨瓣减压患者，术后要注意多予以保护，外出要戴帽，尽量少去公共场所，以防止发生意外。

11. 指导患者遵医嘱按时、按量服药，不可突然停药、改药及增减药量，尤其是抗感染、脱水及激素治疗，以免加重病情。

12. 原有症状加重，如头痛、头晕、恶心、呕吐、抽搐、不明原因持续高热、肢体乏力、麻木、视力下降等应及时就医。

13. 术后3～6个月按时门诊复查CT或MRI。

第四节　椎管内肿瘤

一、概述

椎管内肿瘤也称脊髓肿瘤，是指脊髓、神经根、脊膜和椎管壁组织的原发性和继发性肿瘤，约占原发性中枢神经系统肿瘤的15%。肿瘤发生于胸段者最多，其次为颈段、腰骶段及马尾。

根据肿瘤与脊髓、硬脊膜的关系分为髓内肿、髓外硬脊膜下肿瘤和硬脊膜外肿。髓内肿瘤占24%，星形细胞瘤和室管膜瘤各占1/3，其他为海绵状血管畸形、皮样和表皮样囊肿、脂肪瘤、畸胎瘤等。髓外硬脊膜下肿瘤占51%，绝大部分为良性肿瘤，最常见为脊膜瘤、神经鞘瘤、神经纤维瘤，少见为皮样囊肿、表皮样囊肿、畸胎瘤和由髓外向髓内侵入的脂肪瘤。硬脊膜外肿瘤占25%，多为恶性肿瘤，起源于椎体或硬脊膜外组织，包括肉帽、转移瘤、侵入瘤和脂肪瘤，其他还有软骨瘤和椎体血管瘤。

二、病因和病机

1. 椎管内肿瘤可发生于任何年龄，发病高峰年龄为20~50岁，除脊膜瘤外，椎管内肿瘤男性较女性发病率略高。

2. 椎管内肿瘤的来源

（1）可由椎管周围组织直接侵入椎管，如淋巴肉瘤。

（2）可源于脊髓外胚叶的室管膜和胶质细胞，如神经胶质瘤、神经纤维瘤。

（3）可原发于脊髓的中胚叶间质，如脊膜瘤。

（4）来自身体其他部位恶性肿瘤的转移，如肺癌、鼻咽癌、乳腺癌、甲状腺癌等。

三、临床表现

椎管内肿瘤的病程可分为根性痛期、脊髓半侧损害期、不全截瘫期和截瘫期四期。临床表现与肿瘤所在脊节段，肿瘤位于髓内或髓外，以及肿瘤性质相关。

1. 根性痛　脊髓肿瘤早期最常见症状，疼痛部位与肿瘤所在平面的神经分布一致，对定位诊断有重要意义。神经根痛常为髓外占位性病变的首发症状，其中颈段和马尾部肿瘤更多见。硬脊膜外转移瘤疼痛最严重。

2. 感觉障碍　感觉纤维受压时表现为感觉减退和感觉错乱，被破坏后则感觉丧失。

3. 肢体运动障碍及反射异常　肿瘤压迫神经前根或脊前角，出现支配区肌群下位运动神经元瘫痪，即肌张力低，腱反射减弱或消失，肌萎缩，病理征阴性。肿瘤压迫脊髓，使肿瘤所在平面以下的锥体束向下传导受阻，表现为上位运动神经元瘫痪，即肌张力高，腱反射亢进，无肌萎缩，病理征阳性。圆锥及马尾部肿瘤因只压迫神经根，故也出现下位运动神经元瘫痪。

4. 自主神经功能障碍　最常见膀胱和直肠功能障碍，表现为括约肌功能损害，便秘、小便急促甚至大小便失禁。

5. 其他　髓外硬脊膜下肿瘤出血导致脊髓蛛网膜下隙出血。高颈段或腰骶段以下肿瘤，阻碍脑脊液循环和吸收，导致颅内压增高。

四、诊断

（一）诊断

详尽询问病史，全身和神经系统查体，初步定位椎管内肿瘤所在脊髓节段，选择必要的影像学检查，做出定位和定性诊断。

1. MRI　可清楚地显示肿瘤、脑脊液和神经组织，但对脊柱骨质显示不如CT和X线平片。

2. CT　扫描见病变部位椎管扩大，椎体后缘受压破坏，椎管内软组织填充。

3. X线　一半病例椎管内肿的脊柱X线平片可见椎弓根变薄、距离增宽，斜位片椎间孔扩大。

4. 脊髓血管造影　可排除脊髓动静脉畸形。

（二）鉴别诊断

椎管内肿瘤需要与颈椎病、腰椎间盘突出症、脊髓空洞症和脊柱结核等疾病鉴别，MRI对鉴别上述疾病有帮助。

五、常见并发症

1. 斜颈和脊柱侧弯　某些椎管内肿瘤可以出现剧烈疼痛，伴有代偿性脊椎骨骼的变形。髓内肿瘤可以合并肌肉的萎缩。

2. 脊柱或中线部位皮肤异常　某些先天性椎管内肿瘤容易合并脊柱或中线部位皮肤异常，如皮毛窦、色素沉着等。

3. 肿瘤的远位转移　原发于椎管内的恶性肿瘤可发生肿瘤的远位转移。

六、治疗原则

1. 手术治疗　椎管内肿瘤尤其是髓外硬膜内肿瘤属良性，一旦定位诊断明确，应尽早手术切除，多能恢复健康。

2. 放射治疗　凡属恶性肿瘤在手术后均可进行放疗，多能提高治疗效果。

3. 化学治疗　胶质细胞瘤用脂溶性烷化剂如卡莫司汀治疗有一定的疗效。转移癌（腮腺、上皮癌）应用环醚酰胺、氨甲蝶呤等。

4. 预后　脊髓肿瘤的预后取决于以下诸因素。

（1）肿瘤的性质和部位。

（2）治疗时间迟早和方法的选择。

（3）患者的全身状况。

（4）术后护理及功能锻炼，术后并发症的防治对康复十分重要。

七、护理评估

1. 按中医整体观念，运用望、闻、问、切的方法评估病证、舌象、脉象及情志状态。

2. 详细询问患者既往史、健康状况及发病时间。

3. 观察生命体征及神志瞳孔变化，评估肌力、肢体感觉有无疼痛。

4. 观察感觉平面，有无肢体活动和感觉障碍及大小便失禁。

5. 通过CT扫描或MRI片判断肿瘤大小及部位。

6. 评估心理和社会支持状况。

八、一般护理

（一）术前护理

1. 术前准备　按神经外科术前护理常规护理。

2. 心理护理　此类患者普遍有焦虑、恐惧及担心疾病预后的顾虑。对医院陌生环境感到不安，对医务人员的责任心和技术表示怀疑。护理人员应针对患者及家属的心理特点进行心理护理。

3. 术前宣教　以通俗易懂的语言向患者及家属讲解疾病病因、征象，术前有关检查项目及注意事项、麻醉知识、术后并发症的预防等，临床上有的患者疼痛难忍；有的感觉下肢麻木，有蚁走感；还有的感觉下肢冰冷，这些征象都是肿瘤压迫脊神经根所致。

4. 注意预防意外伤或并发症，如烫伤、冻伤、压疮等。

5. 有关项目训练

（1）咳嗽训练：指导患者做深呼吸，吸气时间长于呼气时间，要自然、缓慢，指导有效咳嗽，预防术后坠积性肺炎发生。

（2）排尿训练：让患者放松腹部及会阴部，用温热毛巾敷下腹部或听流水声，练习床上自然排尿，避免术后发生尿潴留及排便困难。

（3）翻身训练：教会患者配合护理人员轴线翻身的方法。

（二）术后护理

1. 体位护理

（1）术后6小时内取去枕平卧位，以利于压迫止血，搬动患者时要保持脊柱水平位，尤其是高颈段手术应颈部制动、颈托固定，应注意颈部不能过伸过屈，以免加重脊髓损伤。硬脊膜打开修补者取俯卧位。

（2）应1～2小时翻身1次，翻身时注意保持头与身体的水平位，动作轻柔，不可强拖硬拉。

（3）因术中脑脊液丢失过多，导致颅内压降低，为防止引起头痛、头晕，应将床尾垫高8～12cm。

2. 生命体征监测

（1）密切观察患者生命体征，30分钟测量血压、脉搏、呼吸1次，平稳后改为1～2小时／次，持续监测24～48小时。

（2）保持呼吸道通畅，观察呼吸频率、节律及血氧饱和度的变化，观察患者是否有出现呼吸困难、烦躁不安等呼吸道梗阻症状。

（3）注意血压的变化，肢体活动每2小时1次，及早发现椎管内出血。

3. 伤口及引流管护理　注意观察伤口有无渗血、渗液，有无感染征象，保持伤口敷料干燥固定，尤其是骶尾部。污染衣裤及时更换。引流管一般在2～3天拔除。术后3～7天易出现伤口感染，表现为局部搏动性疼痛，皮肤潮红、肿胀，压痛明显并伴有体温升高，及时通知医师，检查伤口情况并及时处理。

4. 饮食护理　麻醉清醒前应禁食，清醒6小时后可进流质饮食，出现呕吐时暂不进食，头偏向一侧。术后第1天进食高蛋白、高营养、易消化的食物，以增强机体的抵抗力。多食蔬菜及水果，多饮水，保持大便通畅。

5. 疼痛的护理　评估患者疼痛的程度及是否需要药物辅助止痛。另外，可适当变换体位，让患者舒适以便缓解疼痛。咳嗽、打喷嚏、便秘常可使腹压增加，诱发或加重疼痛，因此，应注意预防感冒及便秘。由于寒冷常使腰部以下肌肉收缩，加重疼痛，所以要注意腰部及下肢保暖，给予患者足浴和温水洗浴，水温保持41～43℃。

九、健康教育

1. 向患者讲解疾病的相关知识。

2. 指导患者养成良好的生活习惯，加强营养，进高蛋白（鸡、鱼、蛋、奶等）、高维生素、高热量、高纤维素（韭菜、芹菜等）、易消化的饮食，多食水果、蔬菜，忌浓茶、咖啡、辛辣食物等。

3. 指导患者肢体功能锻炼，做到自动运动与被动运动相结合。用健侧肢体带动瘫痪肢体做被动活动，或由家属帮助运动，完成关节活动，促进肢体功能恢复，并教导患者自我护理的方法。

4. 鼓励患者增强疾病恢复的信心，并说明功能的恢复会有各种可能性，如痊愈、好转、部分好转，并也有恶化的可能，使家属思想上有所准备。

5. 如有不适及时就医，定期复诊。

第五节　帕金森病

帕金森病（pardinson disease，PD）旧称震颤麻痹（paralysis agitans），是发生于中年以上的中枢神经系统慢性进行性变性疾病，病因至今不明。多缓慢起病，逐渐加重。病变主要在黑质和纹状体。其他疾病累及锥体外系统也可引起同样的临床表现者，则称为震颤麻痹综合征或帕金森综合征。由 James Parkinson（1817年）首先描述。65岁以上人群患病率为1000／10万，随年龄增长，男性稍多于女性。

一、诊断

（一）症状

1. 震颤　肢体和头面部不自主地抖动，这种抖动在精神紧张和安静时尤为明显，病情严重时抖动呈持续性，只有在睡眠后消失。

2. 肌强直及肌张力增高　表现为手指伸直，掌指关节屈曲，拇指内收，腕关节伸直，头前倾，躯干俯屈，髋关节和膝关节屈曲等特殊姿势。

3. 运动障碍　运动减少，动作缓慢，写字越写越小，精细动作不能完成，开步困难，慌张步态（festination）、走路前冲，呈碎步，面部缺乏表情。

4. 其他症状　多汗，便秘，油脂脸，直立性低血压，精神抑郁症状等，部分患者伴有智力减退。

（二）体征

1. 震颤　检查可发现静止性、姿势性震颤，手部可有撮丸样（pill-roll-ing）动作。

2. 肌强直　患肢肌张力增高，可因均匀的阻力而出现"铅管样强直"，如伴有震颤则似齿轮样转动，称为"齿轮样强直"。四肢躯干颈部和面部肌肉受累出现僵直，患者出现特殊姿态。

3. 运动障碍　平衡反射、姿势反射和翻正反射等障碍及肌强直导致的一系列运动障碍，写字过小症（micrographia）及慌张步态等。

4. 自主神经系统体征　仅限于震颤一侧的大量出汗和皮脂腺分泌增加等体征，食管、胃及小肠的功能障碍导致吞咽困难和食管反流，以及顽固性便秘等。

（三）检查

1. 生化检测　采用高效液相色谱（high performance liquid chromatography，HPLC）可检出脑脊液HVA含量减少。

2. 脑电图　部分患者脑电图见有异常，多呈弥漫性波活动的广泛性轻至中度异常。

3. 脑CT　颅脑CT除脑沟增宽、脑室扩大外，无其他特征性改变。

4. 脑脊液检查　在少数患者中可有轻微蛋白升高。

5. MRI　唯一的改变为在T_2相上呈低信号的红核和黑质网状带间的间隔变窄。

6. 功能影像学检测　正电子发射计算机体层扫描术（positron emission tomography，PET）可检出纹状体摄取功能下降，其中又以壳核明显，尾状核相对较轻，即使症状仅见于单侧的患者也可查出双侧纹状体摄取功能降低。尚无明确症状的患者，PET若检出纹状体的摄取功能轻度下降或处于正常下界，以后均发病。

（四）诊断要点

1. 中老年发病，慢性进行性病程。

2. 四项主征（静止性震颤、肌强直、运动迟缓、姿势步态障碍）中至少具备两项，前两项至少具备其中之一，症状不对称。

3. 左旋多巴治疗有效。

4. 患者无眼外肌麻痹、小脑体征、直立性低血压、锥体束损害和肌萎缩等。

帕金森病临床诊断与死后病理证实符合率为75%～80%。在早期的患者，诊断有时比较困难。凡是中年以后出现原因不明、逐渐出现的动作缓慢、表情淡漠、肌张力增高及行走时上肢的前后摆动减少或消失者，则需考虑本病的可能。

（五）鉴别诊断

1. 脑炎后帕金森综合征　通常所说的昏睡性脑炎所致帕金森综合征，已近七十年鲜见报道，因此该脑炎所致脑炎后帕金森综合征也随之消失。近年报道，病毒性脑炎患者可有帕金森样症状，但本病有明显感染症状，可伴有颅神经麻痹、肢体瘫痪、抽搐、昏迷等神经系统损害的症状，脑脊液可有细胞数轻（中）度增高、蛋白增高、糖降低等。病情缓解后其帕金森样症状随之缓解，可与帕金森病鉴别。

2. 肝豆状核变性　为隐性遗传性疾病，约33%有家族史，青少年发病，可有肢体肌张力增高、震颤、面具样脸、扭转痉挛等锥体外系症状。具有肝脏损害，角膜K-F环及血清铜蓝蛋白降低等特征性表现。可与帕金森病鉴别。

3. 特发性震颤　属显性遗传病，表现为头、下颌、肢体不自主震颤，震颤频率可高可低，高频率者甚似甲状腺功能亢进，低频率者甚似帕金森震颤。本病无运动减少、肌张力增高及姿势反射障碍，于饮酒后消失，普萘洛尔治疗有效等可与原发性帕金森病鉴别。

4. 进行性核上性麻痹　本病也多发生于中老年，临床症状可有肌强直、震颤等锥体外系症状。但本病有眼球突出、凝视障碍、肌强直以躯干为重、肢体肌肉受累轻而较好地保持了肢体的灵活性、颈部伸肌张力增高致颈项过伸与帕金森病颈项屈曲显然不同，均可与帕金森病鉴别。

5. Shy-Drager综合征　临床常有锥体外系症状，但因有突出的自主神经症状，如晕厥、直立性低血压、性功能及膀胱功能障碍、左旋多巴制剂治疗无效等，可与帕金森病鉴别。

6. 药物性帕金森综合征　过量服用利舍平、氯丙嗪、氟哌啶醇及其他抗抑郁药物均可引起锥体外系症状，因有明显的服药史，并于停药后减轻可资鉴别。

7. 良性震颤　指没有脑器质性病变的生理性震颤和功能性震颤。

（1）生理性震颤加强（肉眼可见），多呈姿势性震颤，与肾上腺素能的调节反应增强有关；也见于某些内分泌疾病，如嗜铬细胞瘤、低血糖、甲状腺功能亢进。

（2）可卡因和乙醇中毒及一些药物的不良反应；癔症性震颤，多有心因性诱因，分散注意力可缓解震颤。

（3）其他：情绪紧张和做精细动作时出现的震颤。良性震颤临床上无肌强直、运动减少和姿势异常等帕金森病的特征性表现。

二、治疗

（一）一般治疗

因本病的临床表现为震颤、肌强直、运动障碍、便秘和生活不能自理，故患者家属及医务人员应鼓励帕金森病早期患者多做主动运动，尽量继续工作，培养业余爱好，多食蔬菜、水果或蜂蜜，防止摔跤，避免刺激性食物和烟酒。对晚期卧床患者，应勤翻身，多在床上做被动运动，以防发生关节固定、压疮及坠积性肺炎。

（二）药物治疗

帕金森病宜首选内科治疗，多数患者可通过内科药物治疗缓解症状。各种药物治疗虽能使患者的症状在一定时期内获得一定程度的好转，但皆不能阻止本病的自然发展。药物治疗必须长期坚持，而长期服药则药效减退和不良反应难以避免。虽然有相当一部分患者通过药物治疗可获得症状改善，但即使目前认为效果较好的左旋多巴或复方多巴［苄丝肼／左旋多巴（美多芭）及卡比多巴／左旋多巴（信尼麦）］，也有15%左右的患者根本无效。用于治疗本病的药物种类繁多，现今最常用者仍为抗胆碱能药和多巴胺替代疗法。

1. 抗胆碱能药物　该类药物最早用于帕金森病的治疗，常用者为苯海索2mg，每日3次，口服，可酌情增加；东莨菪碱0.2mg，每日3～4次，口服；甲磺酸苯扎托品2～4mg，每日1～3次，口服等，因甲磺酸苯扎托品对周围副交感神经的阻滞作用，不良反应多，应用越来越少。

2. 多巴胺替代疗法　此类药物主要补充多巴胺的不足，使乙酰胆碱-多巴胺系统重获平衡而改善症状。最早使用的是左旋多巴，但其可刺激外周多巴胺受体，引起多方面的外周不良反应，如恶心、呕吐、厌食等消化道症状和血压降低、心律失常等心血管症状。目前不主张单用左旋多巴治疗，用它与苄丝肼或卡比多巴的复合制剂。常用的药物有苄丝肼／左旋多巴、卡比多巴／左旋多巴。

（1）苄丝肼／左旋多巴：是左旋多巴和苄丝肼4：1配方的混合剂。对病变早期的患者，开始剂量可用62.5 mg，每日口服3次。如患者开始治疗时症状显著，则开始剂量可为125mg，每日3次；如效果不满意，可在第2周每日增加125mg，第3周每日再增加125mg。如果患者的情况仍不满意，则应每隔1周每日再增加125mg。如果苄丝肼／左旋多巴的每日剂量＞1000mg，需再增加剂量只能每个月增加1次。该药明显减少了左旋多巴的外周不良反应，却不能改善其中枢不良反应。

（2）卡比多巴／左旋多巴：是左旋多巴和卡比多巴10：1的复合物，开始剂量可用125mg，每日口服2次，以后根据病情逐渐加量。其加药的原则和苄丝肼／左旋多巴的加药原则是一致的。卡比多巴／左旋多巴是左旋多巴和卡比多巴10：1的复合物的控释片，它可使左旋多巴血浓度更稳定并达6小时以上，有利于减少左旋多巴的剂末现象、开始现象和剂量高峰多动现象。但是，控释片也有一些缺陷，如起效慢并且由于在体内释放缓慢，有可能在体内产生蓄积作用，反而有时出现异动症的现象，改用苄丝肼／左旋多巴后消失。

3. 多巴胺受体激动药　多巴胺受体激动药能直接激动多巴胺能神经细胞突触受体，刺激多巴胺释放。

（1）溴隐亭：最常用，对震颤疗效好，对运动减少和肌强直均不及左旋多巴，常用剂量维持量为每日15～40mg。

（2）培高利特：患者使用时应逐步增加剂量，以达到不出现或少出现不良反应的目的。一般来讲，增加到每日0.3mg是比较理想的剂量，但对于个别早期的患者，可能并不需要增加到这个剂量，那么可以在医师认为合适的剂量长期服用而不再增加。如果效果不理想，还可以根据病情的需要及对药物的耐受情况，每隔5日增加0.025 mg或0.05mg。

（3）吡贝地尔：使用剂量是每日100～200mg。可以从小剂量每日50mg开始，可逐渐增加剂量。在帕金森病的早期，可以单独使用吡贝地尔治疗帕金森病，剂量最大可增加至每日150mg。如果和左旋多巴合并使用，剂量可以维持在每日50～150mg。一般每使用250mg左旋多巴，可考虑合并使用吡贝地尔50mg左右。

（三）外科手术治疗

立体定向手术包括脑内核团毁损、脑深部电刺激和神经组织移植。

1. 脑内核团毁损

（1）第一次手术适应证：长期服药治疗无效或药物治疗不良反应严重者；疾病进行性缓慢发展已超过3年；年龄在70岁以下；工作能力和生活能力受到明显限制（按Hoehne和Yahr分级为Ⅱ～Ⅳ级）；术后短期复发，同侧靶点再手术。

（2）第二次对侧靶点毁损手术适应证：第一次手术效果好，术后震颤、强直基本消失，无任何并发症者；手术近期疗效满意并保持在12个月以上；年龄在70岁以下；两次手术间隔时间要1年；目前无明显自主神经功能紊乱症状或严重精神症状，病情仍维持在Ⅱ～Ⅳ级。

（3）禁忌证：症状很轻，仍在工作者；年老体弱；出现严重关节挛缩或有明显精神障碍；严重的心、肝、肾功能不全，高血压脑动脉硬化者或有其他手术禁忌者。

2. 脑深部电刺激（deep brain stimulation，DBS）　目前DBS最常用的神经核团为丘脑腹中间核（ventrointermediatenucleus，VIM）、丘脑底核（subthalamic nucleus，STN）和苍白球腹后部慢性刺激术控制震颤的效果优于丘脑腹外侧核毁损术，后者发生并发症也常影响手术的成功。通过改变刺激参数可减少不必要的不良反应，远期疗效可靠。该法尚可用于非帕金森性震颤，如多发硬化和创伤后震颤。

丘脑底核（STN）也是刺激术时选用的靶点。曾有报道，应用此方法观察治疗1例运动不能的PD患者。靶点定位方法为脑室造影，参照立体定向脑图谱，同时根据慢性电刺激和电生理记录进行调整。发现神经元活动自发增多的区域位于AC-PC平面下2～4mm，AC-PC线中点旁10mm。对该处进行130Hz刺激，可立即缓解运动不能症状（主要在对侧肢体），但不诱发半身舞蹈症等运动障碍。观察表明，对STN进行慢性电刺激可用于治疗运动严重障碍的PD患者。

3. 神经组织移植　帕金森病脑细胞移植术和基因治疗已在动物实验上取得很大成功，但临床研究显示，胚胎脑移植只能轻微改善60岁以下患者的症状，并且50%的患者在手术后出现不随意运动的不良反应。因此，目前此手术还不宜普遍采用。基因治疗还停留在实验阶段。

三、病情观察

治疗前后应注意观察患者的症状有无改善，有无各种并发症的发生，术后的老年患者应注意生命体征的监测，注意患者的营养状况。

四、病历记录

1. 应及时、详细地记录患者的有关病史、体征、诊疗经过、病情恢复情况、向患者及其家属交代病情的情况、患者及其家属的要求与态度，需要患者及其家属签名同意的要有详细的记录。

2. 药物治疗的患者要详细地记录患者药物治疗的使用情况，药物治疗后病情的改善情况，患者的配合情况。

3. 手术治疗的患者应记录术前、术后患者的病情恢复情况，有无并发症的有关症状与体征。

五、注意事项

（一）医患沟通

1. 该类患者一般思想负担重，虽求医心切，但好多沟通有些困难，应与患者多交流，建立相互的信任关系。

2. 治疗方案应向患者及其家属交代清楚，取得患者的配合，尤其在药物治疗中，应向患者详细说明使用方法，剂量控制要严格，以求药物治疗的长久性。

3. 该病一般呈进行性进展，应向患者说明，以取得患者及其家属对病情复发及其加重的理解。

（二）经验指导

1. 帕金森病实验室检查及影像学检查多无特殊异常，临床诊断主要依赖发病年龄、典型临床症状及治疗性诊断（应用左旋多巴有效）。

2. 帕金森病诊断明确后，还须进行UPDRS评分及分级，来评判帕金森病的严重程度并指导下一步治疗。

3. 并非所有的帕金森病患者皆需手术治疗。药物治疗是帕金森病最基本的治疗手段。早期患者及症状较轻的患者通过药物治疗能基本控制症状，此类患者暂时无须手术。

4. 术后患者应继续药物治疗，相应调整剂量，康复治疗可改善症状，更好地促进康复。

第六节　新生儿缺氧缺血性脑病

一、概述

新生儿缺氧缺血性脑病（hypoxic ischemic encephalopathy，HIE）是新生儿窒息后的严重并发症，是指在围生期窒息而导致的脑缺氧缺血性损伤。脑组织以水肿、软化、坏死和出血为主要病变。病情重，死亡率高，并可产生永久性神经功能缺陷，如智力低下、癫痫和脑瘫等。

二、病因与发病机制

（一）病因

HIE的发生主要与新生儿围生期窒息有关，凡是造成母体和胎儿血液循环和气体交换障碍引起血氧浓度降低的因素均可引起HIE。

（二）发病机制

缺血缺氧性脑损伤的机制十分复杂，主要与以下因素有关。

1. 脑血流变化　一般发生于窒息开始，循环方面的改变主要有三点。

（1）血液的再分布，大量的血流入脑。

（2）全脑和脑的局部血流增加。

（3）脑血管的自身调节丧失，随着窒息的进展将会出现心排血量下降、体循环低血压，以及由此引起的脑血流减少。

2. 脑代谢的变化　脑所需的能量来源于葡萄糖氧化，缺氧时无氧糖酵解使糖消耗增加，易导致低血糖和代谢性酸中毒；由于ATP减少，细胞膜上的钠-钙泵功能不足导致钙平衡紊乱，Na^+、Ca^{2+}和水进入细胞内，使细胞发生水肿，引起细胞不可逆性损伤；缺氧时脑血流再灌注损伤可产生大量氧自由基，从而引起细胞膜裂解、血脑屏障破坏和脑水肿形成，使脑损害加重；缺氧时一些兴奋性氨基酸（如谷氨酸、天冬氨酸等）在脑脊液中浓度增高，可导致神经元死亡。

三、临床特点

（一）一般表现

1. 宫内窘迫史或出生后窒息史。

2. 出生后24小时内出现神经系统症状。

（二）临床特点

出生后12小时内出现异常神经系统症状，严重者出现过度兴奋，如肢体颤抖、睁眼时间长、凝视、惊厥等，或嗜睡、昏睡甚至昏迷。根据临床特点，将本病分为三度。

1. 轻度　兴奋、拥抱反射稍活跃。

2. 中度　嗜睡、迟钝，肌张力减低，拥抱反射、吸吮反射减弱，常伴惊厥，可有轻度中枢性呼吸衰竭，瞳孔缩小，前囟紧张或稍膨隆。

3. 重度　昏迷，松软，拥抱反射、吸吮反射消失，惊厥常见或呈持续性，常有中枢性呼吸衰竭，瞳孔不对称扩大，对光反射消失，前囟膨隆或紧张。

四、护理问题

（一）潜在并发症

惊厥、颅内高压，与脑水肿引起中枢神经系统神经元过度去极化引起放电有关。

（二）营养失调

低于机体需要量，与意识障碍及呕吐时摄入量减少、消耗量增加有关。

（三）废用综合征

与神经系统受损有关。

五、护理目标

1. 及时有效地控制惊厥，恢复颅内压。

2. 每日供给所需热量和水分。

3. 脑损伤减低到最低限度，不发生神经系统后遗症。

六、护理措施

（一）控制惊厥，恢复意识

1. 保证安全，预防自伤和窒息　保持呼吸道通畅，取平卧位，头偏向一侧。头肩部垫高2~3cm，在上下齿之间垫上牙垫防唇舌咬伤，及时清除呼吸道分泌物和呕吐物。准备好急救用品等。

2. 保持安静，室内空气新鲜流通　医护操作集中进行，禁止一切不必要刺激。

3. 一旦发生惊厥，必须在最短时间内将其控制　惊厥患儿应维持正常的通气、换气功能，保持静脉通道以备静脉给药。新生儿期抗惊厥药物首选苯巴比妥，出生后最初几日，首次先给10mg／kg，负荷量为20mg／kg，2~3分钟内静脉推注，15~20分钟后以同样剂量重复用1次。在无静脉通道时苯巴比妥可肌内注射，疗效及血药浓度与静脉注射基本相同。若经苯巴比妥足量应用后，惊厥仍未被控制，换用苯妥英钠或者苯巴比妥与地西泮合用。静脉注射苯妥英钠剂量过大或速度过快时可诱发心律失常，必须在严密监护下给药，保证安全。苯巴比妥与地西泮合用时，易引起呼吸衰竭和循环衰竭，新生儿应用地西泮必须谨慎，密切监护。

4. 针刺疗法　取穴人中、合谷、百会、涌泉，高热者配曲池、十宣。

5. 供氧　选用鼻导管、面罩、头罩给氧。保持PaO_2在6.65~9.31kPa（50~70mmHg），$PaCO_2$在5.32kPa（40mmHg）以下，但要防止$PaCO_2$过高或PaO_2过低。通过血气分析和血氧饱和度的监测使血氧饱和度保持在97%以上。吸入氧必须湿化，加温至32~34℃可增加氧分子的弥散能力，提高氧疗效果。对重度窒息新生儿紧急复苏后用高频喷射通气（high frequency jet ventilation，HFJV）治疗效果显著。

（二）降低颅内压

1. 脱水疗法护理　缺氧缺血性脑病颅内压增高症状除前囟张力增高外，缺乏其他特异性症状，症状最早在出生后4小时出现。治疗首选甘露醇，合并颅内出血患儿，通常在24小时后开始应用。前囟张力至第6天仍不见下降，多见于重度缺氧缺血性脑病，继续用甘露醇需谨慎。甘露醇定量每次1~2g／kg，足月儿每次0.5g／kg，早产儿0.25g／kg，30分钟内滴完，可反复使用，一般每6小时使用1次，注意观察前囟张力及尿量。如观察到患儿第1次排尿时间延迟，或出生后第1日内持续8小时尿量≤2mL／h，可遵医嘱用呋塞米。新生儿剂量为每次1.0mg／kg，静注或肌注。

2. 防止液体摄入过多　缺氧缺血性脑病患儿出生后最初3日内，液体摄入量应控制在60~80mL／（kg·d），用输液泵控制滴速，防止输入速度过快。准确记录24小时液体出入量。

3. 应用糖皮质激素　注意滴入速度不宜过快，出生后48小时内应用地塞米松

0.5~1.0mg/kg，连用2~3次。

（三）减低脑损伤，消除脑干症状

幼儿病情变化大，应密切观察患儿体温、脉搏、呼吸、血压、瞳孔、神志、肌张力改变。如果患儿出现呼吸深慢或节律改变，瞳孔忽大忽小，对光反射迟钝，频繁呕吐，烦躁不安或脑性尖叫，说明有脑疝和呼吸衰竭，应及时协助医师抢救。

重度缺血缺氧性脑病患儿应用纳洛酮可明显降低其死亡率，对控制惊厥发作有明显疗效。护理人员应在明确其药理作用的前提下，协助医师把握应用纳洛酮的时机并观察其疗效。纳洛酮使冠状动脉血流和心肌供氧量得到改善，并使缺氧后的脑血流量重新分布，保证脑、肾等重要部位的血流供应，减轻脑水肿，缓解瘫痪、昏迷等症状。

应用纳洛酮的指征：①中枢性呼吸衰竭明显；②瞳孔缩小或扩大，对光反射消失或有频繁的眼球震颤；③末梢循环差，前臂内侧皮肤毛细血管再充盈时间≥3秒；④心律减慢和心音低钝；⑤频繁惊厥难以用镇静剂控制；⑥胃肠功能紊乱。

（四）供给足够的营养和热卡，维持水、电解质平衡

频繁惊厥和颅内出血时，喂奶时间延至症状得到控制后或出生后72小时，禁食期间按所需热量计算后酌情以10%葡萄糖液静脉补给。开奶后不能抱喂，吸吮力差者鼻饲牛乳，注意食物的温度，注入速度要缓慢，防止发生呕吐。注意喂奶前抽胃液，观察胃管是否脱出，喂奶后用少量温水冲胃管，每周换胃管1次，换对侧鼻孔。有呕吐物或喂养困难者应静脉补液以保证热量供给。

（五）防止和早期干预后遗症

1. 早期干预是促进康复的关键，研究已表明生长发育具有"关键期"，在"关键期"内，脑在结构和功能上都具有很强的适应和重组的能力，因此目前对高危儿的干预主张从新生儿开始。

2. 国外对早产儿进行早期干预的研究结果表明，应根据患儿的情况选择在家庭和康复中心进行干预相结合的形式。

3. 指导家长学会按摩，如肢体按摩、被动运动等，加强功能训练。

4. 预防感染发生，做好基础护理。缺血缺氧性患儿应与感染患儿分开护理，限制探视，医务人员接触患儿前做好清洁消毒工作。加强口腔、脐部、臀部护理，恢复期定时翻身，避免坠积性肺炎和褥疮的发生，必要时使用抗生素。

5. 应用促进神经细胞代谢和改善脑血流的药物，可反复应用2~3个疗程或一直用至出生后28天。

6. 新生儿窒息复苏一旦成功，在常规治疗的基础上，及时给予高压氧治疗，迅速纠正缺氧，有助于预防脑细胞功能损伤，可有效防止新生儿窒息进一步发展为HIE。

第十六章　急性神经系统疾病

第一节　脑出血

脑出血是指原发性非外伤性脑实质内出血，也称自发性脑出血，占急性脑血管病的20%～30%，其死亡率和致残率在各种脑血管病中居于首位。

一、评估要点

（一）病因评估

脑出血最常见的病因是高血压合并细小动脉硬化。其他原因有脑动脉粥样硬化、脑淀粉样血管病、脑动脉瘤、脑动静脉畸形、脑肿瘤、血液病、抗凝及溶栓治疗等。诱发因素主要有情绪激动、精神紧张、兴奋、劳累、用力排便、气候变化等。

（二）症状、体征评估

1. 临床特点

（1）多见于50岁以上，有高血压病史者，男性较女性多见，冬季发病率较高。

（2）在体力活动或情绪激动时发病。

（3）起病较急，症状于数分钟至数小时达高峰。

（4）有肢体瘫痪、失语等局灶定位症状，以及剧烈头痛、喷射性呕吐、意识障碍等全脑症状。

（5）发病时血压明显升高。

2. 不同部位出血的表现

（1）壳核出血：最常见，患者常出现三偏征，即病灶对侧偏瘫、偏身感觉障碍和同向性偏盲，双眼球不能向病灶对侧同向凝视，优势半球损害可有失语。

（2）丘脑出血：约占脑出血的20%。患者常有三偏征，通常感觉障碍重于运动障碍。

（3）脑干出血：多数为脑桥出血，患者常表现为突发头痛、呕吐、眩晕、复视、四肢瘫痪等。

（4）小脑出血：主要表现为眼球震颤、病变侧共济失调、站立和步态不稳等，无肢体瘫痪。

（5）脑室出血：出血少时，仅表现为头痛、呕吐、脑膜刺激征阳性。出血量大时，很快进入昏迷，双侧瞳孔如针尖样、四肢肌张力高、脑膜刺激征阴性，早期出现去大脑强直发作。

（6）脑叶出血：以顶叶最为常见，可表现为头痛、呕吐等，肢体瘫痪较轻，昏迷少见。

（三）并发症

肺部感染，心功能不全，应激性溃疡出血，水、电解质紊乱及酸碱平衡失调，压疮等。

二、急救护理

（一）休息与体位

脑出血急性期应绝对卧床休息2~4周，尽量减少探视和不必要的搬动，床头抬高15°~30°，以减轻脑水肿。应用亚低温疗法，进行全身和头部局部降温，可降低脑代谢。病室保持安静、空气流通，减少刺激。室温保持在18~20℃。

（二）对症护理

1. 保持气道通畅，及时吸痰，必要时行气管切开。患者头偏向一侧，及时清除口腔及鼻腔分泌物。病情稳定后，定时翻身、叩背，以利于痰液排出。注意保暖，避免受凉。

2. 观察体温、脉搏、呼吸、血压、意识、瞳孔的变化，如有剧烈头痛、呕吐、烦躁不安、感染、再出血或出现脑疝先兆，应及时通知医师进行处理。

3. 急性脑出血昏迷时应暂禁食，发病第2~3天遵医嘱给予鼻饲饮食。神志清楚无吞咽困难者，给予高蛋白、高维生素、易消化、营养丰富的流质或半流质饮食，协助进食时不宜过急，以免引起呕吐或呛咳。同时，要保证足够的营养和水分。

4. 给予氧气吸入，改善脑缺氧。

5. 注意安全，对于躁动不安者，加用床档，取下活动义齿；烦躁、血压持续升高者，遵医嘱及时镇静、降压；便秘者，遵医嘱给予缓泻剂。

6. 颅内压升高时，应迅速降低颅内压。如患者出现剧烈头痛、喷射性呕吐、烦躁不安、意识障碍进行性加重、双侧瞳孔不等大、呼吸不规则等脑疝的先兆表现，应立即报告医师。用药时要注意有无水、电解质紊乱。

7. 预防泌尿系统感染　尿失禁或尿潴留患者留置导尿管，严格无菌操作。

8. 预防压疮　保持皮肤清洁、干燥，床单整洁、干燥，骨隆突处垫软枕或海绵垫，使用电动气垫床。每天床上擦浴1~2次，每2~3小时协助患者变换体位1次，变换体位时尽量减少头部摆动幅度，以免加重脑出血。

9. 保持口腔清洁，每日给予口腔护理2次。

10. 保持大便通畅　用力排便有使脑出血再发生的可能，因此，需注意饮食结构，给予低脂、高蛋白、高能量、粗纤维饮食等，并摄入足够水分，养成定时排便的习惯。

11. 两眼不能闭合时，用生理盐水纱布敷盖，以免角膜干燥。

（三）用药护理

1. 脱水治疗　降低颅内压、改善脑水肿。急性期一般不予应用降压药物，而以脱水降低颅内压为基础。

2. 控制血压　降压治疗时，血压下降不宜过快、过低，否则会影响脑血流量，加重脑缺氧。当血压≥200／110 mmHg时，应采取降压治疗，使血压维持在略高于发病前水平或180／105 mmHg左右。收缩压在180～200 mmHg或舒张压在100～110 mmHg时，暂不用降压药物。

3. 凝血、止血药物的应用　仅用于并发消化道出血或凝血功能障碍时，对高血压性脑出血无效。

（四）心理护理

脑出血病程长、恢复慢，患者常有忧郁、沮丧、烦躁、易怒、悲观、失望、思想负担重等情绪反应，应关心、体贴、安慰、鼓励患者，耐心解释病情，消除其悲观情绪，帮助其树立和巩固功能康复训练的信心及决心。

（五）功能锻炼

保持瘫痪肢体功能位是保证肢体功能顺利康复的前提。仰卧或侧卧位时，头抬高15°～30°，下肢膝关节略屈曲，足与小腿保持90°，脚尖向正上，上肢前臂呈半屈曲状态，手握一布卷或圆形物，以防肌肉萎缩、关节强直及足下垂。有运动性失语者，应进行语言训练。

（六）其他

合并消化道出血时，执行消化道出血急救护理；合并高热时，执行高热急救护理。

三、健康教育

1. 告知患者及其家属疾病的基本病因、主要危险因素和防治原则，嘱患者服用降压药，维持血压稳定。

2. 教会患者及其家属测量血压的方法和对疾病早期表现的识别。发现血压异常波动或无诱因的剧烈疼痛、头晕、晕厥、肢体麻木或语言交流困难时，应及时就医。

3. 教会患者及其家属自我护理的方法和康复训练技能，使他们认识到坚持主动或被动康复训练的意义。

4. 定期进行健康检查，复查血压、血脂、血糖，发现危险因素，及时选择合适的预防措施。

5. 建立健康的生活方式，保证充足的睡眠，适当运动，避免体力或脑力劳动过度，避免突然用力、愤怒、焦虑和惊吓等刺激。

6. 应进低脂、低盐、高蛋白、高维生素饮食，避免便秘。禁烟、酒及辛辣刺激性食物。

第二节　脑梗死

脑梗死又称缺血性脑卒中，是指各种原因导致脑部血液供应障碍，引起缺血、缺氧，造成的局限性脑组织缺血性坏死或软化，以及相应的神经系统症状和体征。引起脑梗死的主要原因是供应脑部血液的颅内或颅外动脉发生闭塞性病变而未能得到及时、充分的侧支循环供血，使局部脑组织缺血、缺氧。脑梗死发病率占全部脑卒中的60%～80%。临床上最常见的脑梗死有脑血栓形成和脑栓塞。

▎脑血栓形成

脑血栓形成是脑血管疾病中最常见的一种，是在脑动脉粥样硬化等动脉壁病变的基础上，脑动脉主干或分支动脉狭窄、闭塞或形成血栓，造成该动脉供应区局部脑组织血流中断而发生缺血、缺氧性坏死，引起偏瘫、失语等相应的神经系统症状和体征。

一、评估要点

（一）病因评估

最常见的病因是脑动脉粥样硬化，其次为脑动脉炎、高血压、糖尿病、高脂血症、吸烟、酗酒等。诱发因素为天气变化、情绪激动、不良生活习惯等。

（二）症状、体征评估

1. 多于静态情况下发病，约25%的患者发病前有短暂性脑缺血发病史。多数病例症状经数小时甚至一两天达高峰，通常意识清楚，生命体征平稳。

2. 脑血栓阻塞血管的表现

（1）颈内动脉与大脑中动脉阻塞时，出现对侧偏瘫，偏身感觉障碍；优势半球障碍时可有失语。

（2）大脑前动脉阻塞时，可出现双侧中枢性面、舌瘫及上肢轻瘫。

（3）大脑后动脉阻塞时，可出现同向性偏盲及一过性视力障碍，如黑蒙等。

（4）椎基底动脉阻塞，可出现眩晕、眼球震颤、复视、语言障碍、吞咽困难、共济失调、交叉瘫痪等症状。

（5）当大脑大面积梗死或基底动脉闭塞严重时，可出现意识障碍，甚至脑疝，引起死亡。

3. 根据起病形式和病程可分为以下临床分型

（1）完全型：起病后6小时内病情达高峰，病情重表现为一侧肢体完全瘫痪，甚至昏迷。

（2）进展型：发病后症状在48小时内逐渐进展或呈阶梯式加重。

（3）缓慢进展型：起病2周以后症状仍逐渐进展。

（4）可逆性缺血性神经功能缺失：症状和体征持续时间超过24小时，但在1～3周内完全恢复，无任何后遗症。

4. 并发症　肺部感染，肺水肿，泌尿系统感染，压疮，水、电解质紊乱及酸碱平衡失调。

二、急救护理

（一）休息与体位

1. 急性期卧床休息，应去枕平卧，头部不宜太高，以防止脑血流减少。患者的肢体应及早给予被动运动和按摩，防止关节挛缩及足下垂等。对于意识不清、躁动，合并精神症状的患者，应给予防护。急性期的患者多有严重的脑缺氧，应持续吸氧。

2. 进展型血栓形成患者应绝对卧床（取去枕平卧位），禁止使用冰袋及止血剂，以防血液凝固，加重血栓形成。

（二）病情观察

1. 注意观察血压变化，血压应维持在发病前的基础血压或患者按年龄应有血压的稍高水平，以保证脑灌注。除非血压过高［收缩压>220 mmHg（29.3 kPa）或舒张压>120 mmHg（16.0 kPa）或平均动脉压>130 mmHg（17.3 kPa）］，否则不予应用降压药。

2. 溶栓治疗应在发病后6小时之内进行。用药期间定时测出、凝血时间及凝血酶原时间，观察有无出血倾向。

3. 预防脑水肿　脑水肿常于发病后3～5日达高峰期，如发现患者有剧烈头痛、喷射性呕吐、意识障碍等高颅压征象，及时通知医师采取脱水降颅内压等治疗。

4. 防止窒息　告知患者进餐时不要讲话，不可用吸管饮水、饮茶。床边备吸引装置，保持气道通畅，预防窒息及吸入性肺炎。如果患者呛咳、窒息，应立即将头偏向一侧，及时清理口腔、鼻腔内分泌物和呕吐物，保持气道通畅。

（三）基础护理

保持床单整洁、干燥，定期按摩、抬高瘫痪肢体。必要时，对骶尾部及足跟使用减压贴，预防压疮及下肢深静脉血栓的形成。

（四）药物护理

本病常联合应用溶栓药、抗凝药、脑代谢活化剂等多种药物治疗。护士应熟悉所用药物的药理作用、注意事项、不良反应和观察要点，遵医嘱正确用药。

1. 脱水治疗　选择较大血管静脉滴注，以保证药物能快速滴入，250mL甘露醇应在15～30分钟滴完，注意观察用药后患者的尿量和尿液颜色，准确记录24小时出入水量。

2. 脑保护剂及抗自由基治疗　降低脑代谢，减少脑细胞耗氧量，使缺血灶区血流量增加，降低颅内压，清除自由基，增加高密度脂蛋白胆固醇。

3. 溶栓和抗凝药物　严格掌握用药剂量。监测凝血时间，观察有无黑便、牙龈出血、皮肤瘀斑等出血表现。如有激发颅内出血的表现（严重头痛、血压升高、恶心、呕吐等），立即停用溶栓和抗凝药物，紧急行头颅CT检查。同时观察有无栓子脱落所致的其他部位栓塞的表现。

4. 血管活性药物　观察药物的疗效及不良反应，如出现头痛、恶心、呕吐、面部潮红、心慌等症状，及时通知医师处理。输液肢体勿过多活动，避免因液体外漏而引起局部组织坏死。

5. 脑代谢活化剂治疗　具有激活、保护、修复大脑神经细胞的作用，能够抵抗物理、化学因素所致的脑功能损害，改善记忆和回忆能力。

（五）心理护理

瘫痪、失语及肢体和语言功能恢复速度慢，可使患者产生焦虑、抑郁等心理问题，应多与患者沟通，解除其思想顾虑。

（六）其他

对于昏迷患者，执行昏迷急救护理。

三、健康教育

1. 消除危险因素，积极防治高血压、脑动脉硬化、糖尿病、心脏病，戒烟、酒。

2. 按医嘱应用降压、降糖和降脂药物，定期检测血常规、血脂、血糖等指标。

3. 告知患者及其家属本病发生的基本病因和主要危险因素，识别早期症状和及时就诊的指征。

4. 合理休息，气候变化时注意保暖，防止感冒。生活规律，保持心境平和，避免过分激动及情绪紧张，以免加重病情或引起疾病复发。

5. 进食高蛋白、高维生素、低盐、低脂、清淡的饮食，多食蔬菜、水果、谷类等，少食动物脂肪及高胆固醇食物，如动物内脏、鸡蛋黄等。保持大便通畅，必要时服用缓泻剂。

6. 告知患者及其家属康复治疗的知识和功能锻炼的方法，如关节伸屈、肌肉按摩等，以促进肢体功能恢复。

7. 鼓励患者从事力所能及的家务劳动。家属在精神上和物质上给予患者帮助和支持，帮助患者树立战胜疾病的信心，同时增强其自我照顾的能力。

Ⅱ 脑栓塞

脑栓塞是指血液中的各种栓子（心脏内的附壁血栓、动脉粥样硬化的斑块、脂肪、肿瘤细胞、空气等）随血流进入颅内动脉系统，导致血管腔急性闭塞，引起相应供血区脑组织缺血坏死，出现局灶性神经功能缺损的症状和体征。

一、评估要点

（一）病因评估

脑栓塞的栓子来源可分为三类。

1. 心源性　为脑栓塞最常见的原因，尤以风湿性心脏病瓣膜赘生物附壁血栓脱落最为常见。

2. 非心源性　常见的有动脉粥样硬化斑块脱落、脂肪栓塞、空气栓塞、癌栓塞等。

3. 来源不明　少数病例查不到栓子来源。

（二）症状、体征评估

常见的临床症状为局限性抽搐、偏盲、偏瘫、偏身感觉障碍、失语等，意识障碍常较轻且很快恢复。严重者可突起昏迷、全身抽搐，可因脑水肿或颅内压增高继发脑疝而死亡。

二、急救护理

（一）休息与体位

急性期给予一级护理，绝对卧床休息，取半坐卧位。指导空气栓塞患者采取头低左侧卧位，进行高压氧治疗。

（二）对症护理

1. 心功能良好者，给予普通饮食；心力衰竭者，给予低盐饮食。

2. 对尿潴留患者，严格做好留置导尿管的护理，注意尿的量、颜色和性质的变化。应用利尿药时，准确记录尿量，注意观察有无低血钾。

3. 被动活动和按摩瘫痪肢体，并保持功能位置，预防肌肉萎缩、关节强直及足下垂。

4. 控制心率，维持正常血压，尽可能将心房颤动转为正常心律。

5. 对于颅内压高的患者，应首先降低颅内压，常用20%甘露醇250mL快速静脉滴注，防止脑水肿。

6. 抗凝治疗时，注意观察有无出血倾向。当发生出血性梗死时应立即停用溶栓、抗凝、抗血小板聚集的药物，防止出血加重，并适当给予止血药物、脱水降颅内压、调节血压等。

7. 有抽搐、烦躁的患者，给予镇静治疗。

8. 保持床单整洁、干燥，加强皮肤护理，预防压疮的发生。

（三）药物护理

1. 早期溶栓　尽快恢复脑缺血区的血液供应是急性期的主要治疗原则，早期溶栓是指发病后6小时内采用溶栓治疗。

2. 调整血压　急性期的血压维持在比发病前稍高的水平，除非血压过高，一般不使用降压药物。

3. 防止脑水肿　出现颅内压增高时，应行降低颅内压治疗，常用20%甘露醇125～250 mL快速静脉滴注。

4. 抗凝治疗　用于进展性脑梗死的患者，防止血栓继续进展。

（四）心理护理

鼓励患者解除思想顾虑，稳定情绪，增强战胜疾病的信心。

（五）其他

患者昏迷时，执行昏迷急救护理；心力衰竭时，执行心力衰竭急救护理。

三、健康教育

1. 教患者及其家属掌握防治脑栓塞形成的知识，嘱患者保持良好的精神状态，坚持康复治疗，戒烟、酒，合理饮食，作息规律，适量运动，减轻体重。

2. 定期复查血糖、血脂、血液流变学及血压，坚持在医师指导下正确服药，有糖尿病、高血压者需终身用药，用药不可间断，因为血糖及血压的剧烈波动对身体伤害更大。

3. 一旦发现手指麻木无力或短暂说话困难、眩晕、步态不稳等状况（可能为脑缺血先兆），应及时去医院就诊。

4. 教患者及其家属康复治疗的知识和功能锻炼的方法，如关节伸屈、肌肉按摩等。

5. 鼓励患者生活自理。鼓励患者从事力所能及的家务劳动，帮助患者树立战胜疾病的信心，同时增强其自我照顾的能力。

第三节　癫痫持续状态

癫痫持续状态或称癫痫状态，是指癫痫连续发作之间意识尚未完全恢复又再发，或癫痫发作持续30分钟以上未自行停止。癫痫状态是内科常见急症，若不及时治疗，可因高热、循环衰竭、电解质紊乱或神经元兴奋毒性损伤而导致永久性脑损害，致残率和死亡率均很高。

一、评估要点

（一）病因评估

癫痫持续状态有原发性和继发性之分，临床以继发性多见，包括颅脑外伤、中枢神经系统紊乱、脑血管疾病、颅内肿瘤、代谢性脑病、药物中毒等。原发因素主要是遗传因素。促发因素常见的有突然停药、减药、漏服药物，其次为感染、发热、劳累、熬夜、妊娠及分娩等。

（二）症状、体征评估

以瞬间麻木、疲乏、恐惧或无意识的动作为先兆，随后出现意识丧失，发出叫声并倒地，所有骨骼强直收缩，头后仰，眼球上翻，上肢屈肘，下肢伸直，喉部痉挛，牙关紧闭，呼吸暂停，口唇发紫，瞳孔散大，对光反射消失，持续15～20秒，随即全身肌肉痉挛，约1分钟抽搐突然停止，伴有大、小便失禁，在发作间歇期仍有意识障碍或发作持续30分钟以上未自行缓解。常见并发症有颅内压升高，脑水肿，高热，酸中毒，水、电解质紊乱等。

二、急救护理

（一）发作期护理

1. 控制发作　迅速建立静脉通路，遵医嘱应用镇静类药物。用药过程中密切观察患者呼吸、心率、血压的变化，如出现呼吸变浅、昏迷加深、血压下降，应暂停应用。值得注意的是，建立静脉通路应静脉注射生理盐水维持，而葡萄糖注射液能使某些抗癫痫药沉淀，尤其是苯妥英钠。

2. 保持气道通畅　迅速协助患者取仰卧位，松开衣领、腰带，有义齿者取出，去枕平卧，头偏向一侧，及时清除口腔和鼻腔分泌物，防止误入气道引起吸入性肺炎。将缠有纱布的压舌板（急救时用手帕、毛巾等）垫在上下牙之间，以防损伤牙齿和咬伤舌头。将患者下颌托起，防止因舌后坠堵塞气道，有舌后坠者及时用舌钳牵出，以免影响通气功能。患者昏迷，喉头痉挛，分泌物增多，应随时吸痰，防止窒息，每次吸痰不超过15秒，以免引起反射性呼吸、心搏停止。不可强行喂水、喂药，以防误吸。

3. 给氧　发作期加大氧流量和氧浓度，以保证脑部供氧，随时检查用氧的效果，必要时可行气管插管、气管切开或呼吸机辅助呼吸。

4. 安排专人护理，做好安全防护，防止患者受伤。必要时使用保护性约束用具或加床栏，防止患者坠床。对易摩擦的关节，用软垫加以保护。四肢抽动者，不能强力按压其肢体，以防脱臼和骨折。

5. 病情观察　密切观察患者生命体征、意识及瞳孔的变化，注意发作过程和有无心率增快、血压升高、呼吸减慢或暂停、瞳孔散大、牙关紧闭、大小便失禁等，观察并记录发作的类型、发作频率与发作时间；观察发作停止后患者意识完全恢复的时间，以及有无头痛、乏力及行为异常。

6. 防治并发症　频繁抽搐可引起脑水肿，因此在控制抽搐的同时可静脉滴注甘露醇或静脉注射呋塞米，4～6小时可重复使用1次。癫痫持续状态常有中枢性高热和继发性高热，使脑组织的基础代谢率增高，脑细胞需氧量增加，脑水肿加重，因此，降温是减轻脑水肿、保护脑组织的必要措施，应严密观察高热类型及持续时间，遵医嘱予以降温措施，观察降温效果。有条件时可使用冰毯降温。

（二）间歇期护理

1. 减少刺激　病室光线易暗，各种护理操作和治疗应尽可能集中进行，动作要轻柔，避免由于外界刺激而引起抽搐。

2. 保持口腔清洁　24小时不能经口进食者，应给予鼻饲流质饮食，每日口腔护理2～3次，口腔糜烂时涂以冰硼散，口唇干裂者涂以液状石蜡。

3. 预防压疮　加强皮肤护理，保持床单整洁、干燥，有大小便污染时及时更换，协助患者每2小时翻身1次，骨隆突处垫软枕，也可使用气垫床。

（三）心理护理

长期用药加之疾病反复发作，患者易产生紧张、焦虑、易怒等不良心理问题。护士应仔细观察患者的心理反应，关心、理解患者，采取积极的应对措施，配合长期药物治疗。

（四）其他

对于昏迷患者，执行昏迷急救护理。

三、健康教育

1. 指导患者养成良好的生活习惯，避免过劳、便秘、睡眠不足和情感冲突。

2. 合理饮食，饮食宜清淡无刺激，富含营养，避免饥饿或过饱，多吃蔬菜、水果，戒烟、酒。

3. 告知患者避免劳累、睡眠不足、饥饿、便秘、强烈的声或光刺激、惊吓等诱发因素。

4. 遵医嘱坚持长期规律服药，切忌突然停药、减药、漏服及擅自换药，尤其禁止在服药控制发作后不久自行停药。定期复查，首次服药后5~7日检测抗癫痫药物的血药浓度，每3个月至半年复查1次，每月做血常规和每季度做肝、肾功能化验。

5. 禁止从事高风险活动，如攀登、游泳、驾驶；禁止在炉火旁、高压电机旁作业，以免发作时危及生命。

6. 随身携带写有姓名、住址、联系电话及病史的个人资料，以备发病时，他人及时帮助联系和处理。

第四节　吉兰-巴雷综合征

吉兰-巴雷综合征又称急性炎症性脱髓鞘性多发性神经病或急性炎症性受髓鞘性多发性神经根神经炎，是一种自身免疫介导的周围神经病，常累及脑神经。主要病理改变为周围神经广泛炎症性阶段性脱髓鞘和小血管周围淋巴细胞及巨噬细胞的炎性反应。

一、评估要点

（一）病因评估

本病为神经系统一种自身免疫性疾病。可能与感染、疫苗接种、代谢及内分泌障碍、营养障碍、化学因素有关。多数患者在发病前1~4周有呼吸道、肠道感染史。

（二）症状、体征评估

1. 运动障碍　急性或亚急性起病，四肢对称性无力（首发症状），多从双下肢开始，逐渐向上发展，出现迟缓性瘫痪，多于数日至2周达高峰。病情危重者在1~2日内迅速加重，出现四肢对称性迟缓性瘫痪。严重者可因累及肋间肌及膈肌而导致呼吸麻痹，出现呼吸困难、两侧呼吸音减弱、腱反射减弱或消失，病理反射阴性。

2. 感觉障碍　发病时多有肢体感觉异常，如麻木、刺痛和不适感，感觉缺失或减退，呈手套、袜子样分布。

3. 颅神经损害症状　如鼻唇沟浅、口歪向健侧、咳嗽无力、饮水发呛、声音嘶哑、双侧周围性面瘫等。

4. 自主神经功能障碍表现　血压增高、多汗、脉快、一过性大小便潴留、皮肤潮红、手足肿胀及营养障碍。

5. 神经反射异常，深反射减弱或消失。

二、急救护理

（一）病情观察

1. 重症患者应在重症监护病房治疗，绝对卧床休息，给予生命体征监测、心电监护、血氧饱和度监测。密切观察患者的神志、呼吸及运动、感觉障碍情况。询问患者有无胸闷、气短、呼吸费力等症状，注意呼吸困难的程度和血气分析指标的改变。

2. 保持气道通畅，本病早期多因呼吸肌麻痹所致，因此，早期保持患者气道通畅非常关键。应鼓励患者咳嗽，翻身时进行拍背、体位引流以促进排痰，必要时吸痰。

3. 呼吸机管理，如有缺氧症状，如呼吸困难、烦躁、出汗、指（趾）甲及口唇发绀，肺活量降低至20～25mL／kg或以下，血氧饱和度降低，动脉氧分压低于9.3kPa，宜及早使用呼吸机。护士应熟悉血气分析的正常值，随时调节呼吸机的各项指标，严格无菌操作。

4. 备好抢救物品，如呼吸困难、两侧呼吸音减弱、吞咽困难，立即通知医师，备齐抢救药品和器械，以便随时抢救。

5. 指导患者进食高蛋白、高维生素、高热量且易消化的软食，多食水果、蔬菜，补充足够的水分，尤其注意补充维生素B_{12}。吞咽困难者应及时留置胃管，进食开始到进食后30分钟应抬高床头，防止食物反流和吸入性肺炎。

6. 高热时执行高热急救护理。

7. 保证患者瘫痪肢体处于功能位，病情稳定后协助患者做被动运动，防止肌肉萎缩，维持运动功能及正常功能位，防止足下垂、爪形手等后遗症，必要时用"T"形板固定双足。

8. 教会患者服药，告知其药物的作用、不良反应、使用时间、使用方法及使用注意事项。

（二）预防并发症

1. 患者卧床时间长，机体抵抗力低下，易发生肺部感染，每2小时翻身1次，翻身后叩背以利于排痰，痰液黏稠者给予雾化吸入，每次30分钟。定时开窗通风，限制探视，保持室内空气新鲜。加强营养，提高机体抵抗力。

2. 预防压疮，保持床单清洁、干燥，骨隆突处垫软枕，或者使用电动气垫床。每2小时翻身1次，保持皮肤清洁、干燥，翻身时按摩受压部位，定时温水擦浴按摩，促进局部血液循环。正确使用便盆，避免拖、拉、推等动作，骨隆突处可给予减压贴保护。

3. 患者长期卧床，营养低下，还可导致深静脉血栓形成、肢体挛缩和肌肉失用性挛缩。应指导和帮助患者活动肢体，每日行四肢向心性按摩，每次10～15分钟，以促进静脉血回流，或使用气栓泵防止深静脉血栓形成。

（三）心理护理

患者常因呼吸费力而紧张、恐惧，表现为躁动不安及依赖心理。护士应及时了解患者的心理状况，主动关心患者，尽可能陪伴在患者身边，耐心倾听患者的感受，使其情绪稳定、安心休息。

（四）用药护理

告知患者药物的作用、不良反应、使用时间、使用方法和使用注意事项。如应用糖皮质激素治疗时可能出现应激性溃疡所致的消化道出血，应观察有无胃部疼痛不适和柏油样大便等，留置胃管时应定时回抽胃液，观察胃液的颜色、性质和量。

三、健康指导

1. 指导患者及其家属掌握本病相关知识及自我护理方法，帮助分析和消除不利于疾病恢复的个人和家庭因素。

2. 避免诱因，加强营养，增强体质和机体抵抗力，避免淋雨、受凉、疲劳和创伤，防止复发。

3. 加强肢体功能锻炼和日常生活活动训练，减少并发症，促进康复。

4. 告知患者消化道出血、营养失调、压疮及深静脉血栓形成的表现以及预防窒息的方法。

5. 学会正确的咳嗽、咳痰方法，防止肺部继发感染。

6. 鼓励患者保持心情愉快和情绪稳定，树立战胜疾病的信心。

参考文献

［1］倪世美. 中医食疗学［M］. 北京：中国中医药出版社，2014.

［2］韩丽莎. 中医基本知识与针灸学［M］. 北京：北京大学医学出版社，2014

［3］洪杰. 中医临床技能丛书——中医针灸科临床技能［M］. 北京：人民卫生出版社，2015.

［4］毛书歌. 正骨治筋108式［M］. 北京：中国中医药出版社，2015.

［5］朱进忠. 中医临证经验与方法［M］. 太原：山西科学技术出版社，2016.

［6］杨真海，刘力红. 黄帝内针——和平的使者［M］. 北京：中国中医药出版社，2016.

［7］刘力红. 思考中医［M］. 桂林：广西师范大学出版社，2018.